はり師　きゅう師　あん摩マッサージ指圧師

国家試験 快速マスター

第5版

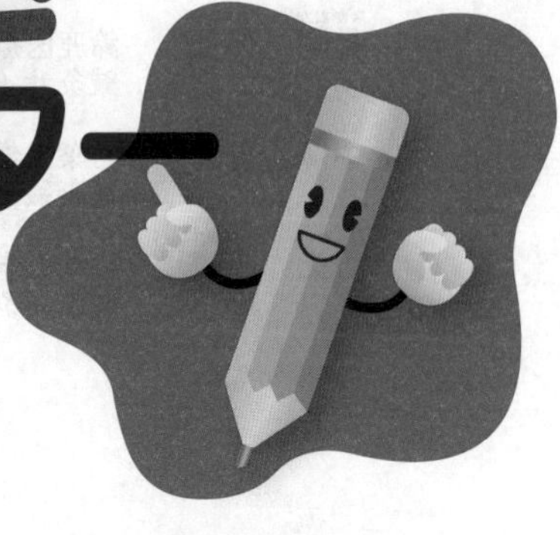

王　暁明
浦田　繁　編著

医歯薬

執筆一覧

●編著者/王《おう》　暁明《ぎょうめい》　帝京平成大学ヒューマンケア学部鍼灸学科　教授

浦《うら》田《た》　繁《しげる》　鈴鹿医療科学大学保健衛生学部鍼灸サイエンス学科　教授

●執筆者（五十音順）

有馬《ありま》　義貴《よしたか》　常葉大学健康プロデュース学部健康鍼灸学科　教授

長岡《ながおか》　伸征《のぶゆき》　鈴鹿医療科学大学保健衛生学部鍼灸サイエンス学科　助教

中澤《なかざわ》　寛元《ひろゆき》　常葉大学健康プロデュース学部健康鍼灸学科　教授

村上《むらかみ》　高康《たかやす》　常葉大学健康プロデュース学部健康鍼灸学科　准教授

第５版へのまえがき

本書では，あん摩マッサージ指圧師・はり師・きゅう師国家試験に関する13科目の内容を精選し，ハンディーな１冊にまとめました．解説と例題を重要項目ごとに見開きで閲覧でき，知識の整理にも最適です．

令和３年から，はり師・きゅう師国家試験問題は160問から180問に変わり，その難易度は高くなっています．しかしわれわれの学生指導の経験では，そのような状況だからこそ**基本事項の整理・暗記・確認**が大切であると痛感しております．したがって本書では，基本的な問題でとりこぼしをせず，確実に合格ラインに達するために，基本事項となるキーワードを国試ガイドラインから抽出し，それらを満遍なく学習できるよう構成しました．さらに，出題傾向については，改定された国家試験出題基準に従って再検討したものを収載しました．

国試合格のためには，以下の３点を目安に学習してほしい．

Ⅰ：学校での定期試験の平均点が80点以上である

Ⅱ：最近５年間の国試問題における正解率が80％以上である

Ⅲ：本書の例題の正解率が80％以上である

Ⅰ～Ⅲのいずれかを満たすようであれば，国試には自信をもって臨んでよいでしょう．しかし，それらに満たない諸氏は，あきらめるのではなく，自分の学力を冷静にチェックする必要があります．すなわち，「どの科目のどの項目が弱点であるか」を見つけ出し，ひとつひとつ克服していくことで合格の扉は開かれます．そのような作業に本書を役立てていただければ幸いです．

本書が皆さんの勉学の一助となり，国家試験合格を勝ち取られることを心から願ってやみません．最後に本書を刊行するにあたり，多大な労をとっていただきました医歯薬出版株式会社の各位に，心から厚く御礼申し上げます．

本書の特徴と使い方

●本書の特徴

本書の特徴は，以下の２点と考えます．

① **キーワードの内容を徹底的に暗記する！**

国試合格のためには，13 科目に及ぶ膨大な試験範囲の内容をより深く理解するよりも，基本的な事項を確実におさえることが大切です．したがって，重要と思われる内容を精選し，キーワード式で編集しました．まず，本書の内容を徹底的に暗記し，各科目の概要をつかんでいただきたい．そして国試直前には，これらの内容を再チェックし理解を確実にしていただきたい．

② **反復練習が肝要！**

覚えた内容を確実なものとする．つまり正確に記憶するためには学習した内容に何回も目を通す必要があります．そこで本書は，携帯電話のごとく，いつでも・どこででもアクセスできるように 13 科目の内容を圧縮し，ハンディーな１冊にまとめることで，気軽に利用できるように配慮しました．

●本書の使い方

① 本書は，解説と例題を見開きで閲覧できます．国試対策の立場から，「読む→解く→確かめる→読む」のパターンを提案します．まず解説を熟読し，キーワードをよく覚える．次に，例題を解き，暗記の程度を確かめる．あいまいな部分があれば，もう一度，解説を読んで覚える．

「熟読こそ暗記力と理解力を高める」

この繰り返しにより，効率よく知識が頭の中に刻まれていきます．

② 各科の項目分類については網羅的ではない．国試対策のために重点をしぼって編集しました．

③ 国試出題傾向や重要度（★で示す）は，過去の国試問題やわれわれの国試対策の指導経験によるもので，学習を進める上での指針にしていただきたい．

④ 例題は，国試問題から精選したものとわれわれの作成した模擬問題からなります．項目ごとに学習チェックができるように配慮しました．

⑤ ワンポイントは，単元ごとの解説の補充とまとめになります．パッと見て印象に残れば，幸いです．

●出題傾向と達成目標

以下の図表は過去の国試問題および筆者らの国試対策データにより作成しました．あくまで概要を把握するための参考資料と考えてください．
：重要項目の意味．

(1) 医療基礎の3科目群（14問/160問・9%）

この科目群の難易度は決して高くありませんが，日常の学習時間が少ないので，落とし穴となりやすい．対策の基本はキーワードをおさえ，ときどき復習することです．

Ⅰ 医療概論（2問/160問・1.3%）

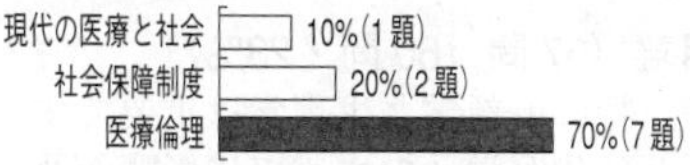

【出題傾向】
出題数は少ない．近年は医療倫理からの出題が多い．

【達成目標】
満点を目指しましょう．

Ⅱ　衛生学・公衆衛生学（8問/160問・5%）

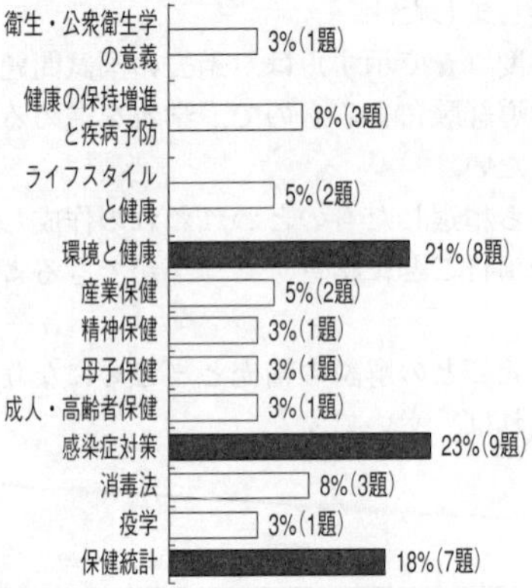

【出題傾向】

8割が基本的な内容の出題であるが，ときどき難問がある．出題率が10%以上の項目は確実におさえたい．

【達成目標】

6点を目指しましょう．

Ⅲ　関係法規（4問/160問・2.5%）

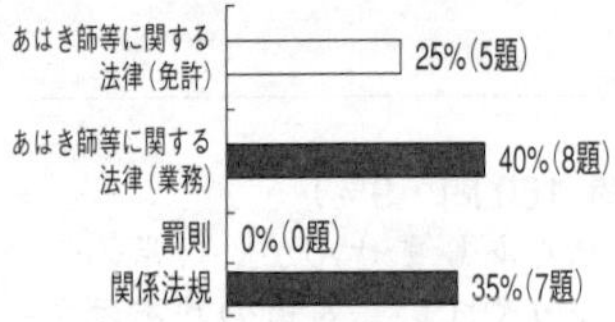

【出題傾向】

出題数は少ないが，出題傾向が明らかで，安定している．日常学習よりも国試前によくまとめ，覚えておく．

【達成目標】

満点を目指しましょう．

(2)　現代医学基礎の3科目群（37問/160問・23%）

国試対策の重点科目群で，特に解剖学と生理学は重要です．この2科目をクリアしないと現代医学系のすべてに影響が及ぶおそれがあります．

Ⅳ　解剖学（16問/160問 ・10％）

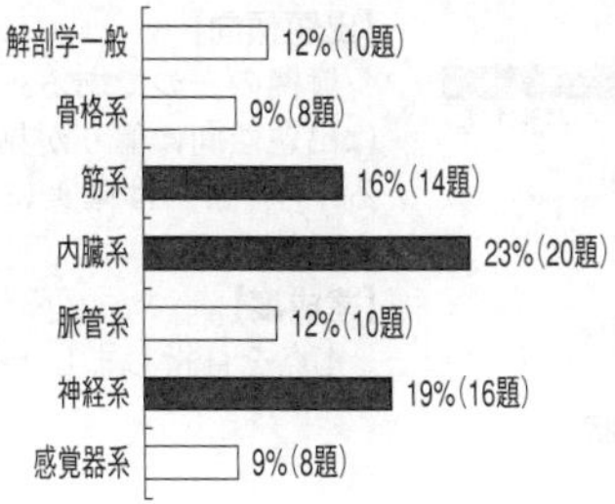

【出題傾向】

内臓系・神経系・筋系がコンスタントに出題されている．現代医学系のすべてと関係が深い．

「①どこに何があるか，②その特徴は何か」を暗記し，イメージで整理しておく．

【達成目標】

13点を目指しましょう．

Ⅴ　生理学（14問/160問 ・8.8％）

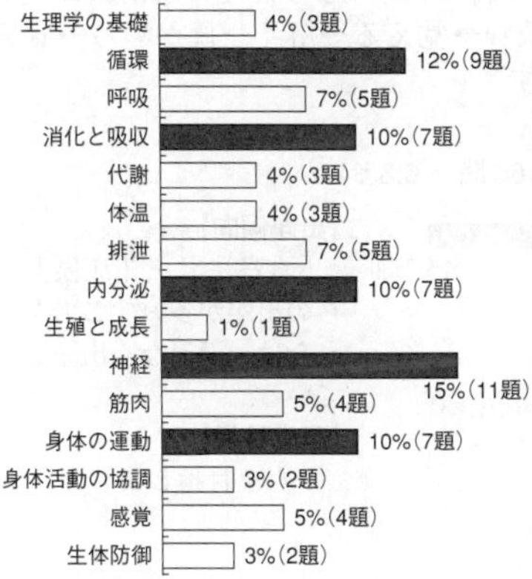

【出題傾向】

循環と神経は必須である．近年は「身体の運動」が増加傾向にある．生理学は明解な学問で，用語の暗記はもとより，内容の理解が高得点に結びつく．

【達成目標】

11点を目指しましょう．

Ⅵ　病理学（7問/160 問 ・4.4％）

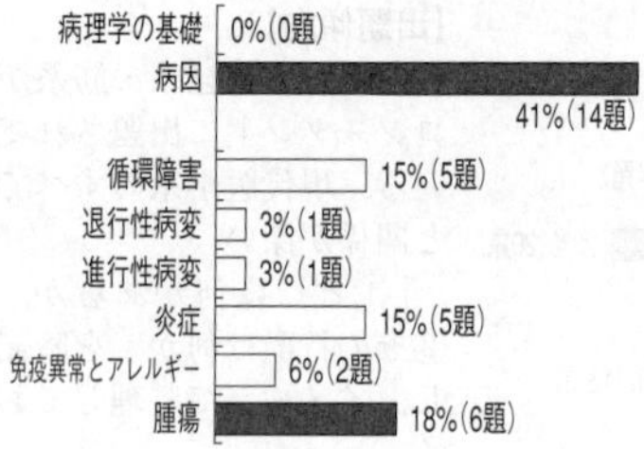

【出題傾向】

難関の一つである．近年は出題傾向に偏りが見られる．「病因」は確実におさえたい．

【達成度】

4 点を目指しましょう．

(3)　現代医学臨床の 3 科目群（40 問/160 問・25％）

この 3 科目は難関です．覚える内容が多い，覚えきれない，覚えてもすぐ忘れるなどの悩みがあります．その解消には本書のような見開き式で，“読む→覚える→解く→確かめる→覚える”のパターンが有効です．

Ⅶ　臨床医学総論（10問/160 問 ・6.3％）

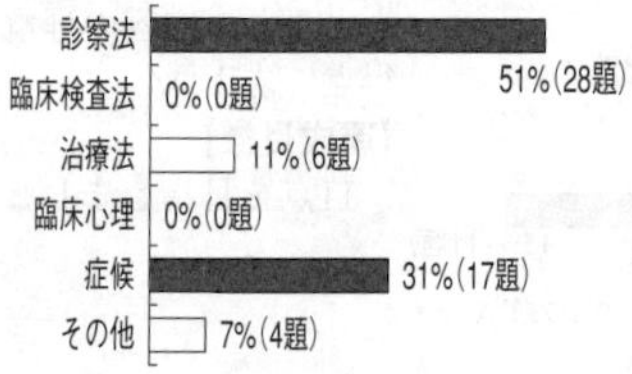

【出題傾向】

「診察法」＋「症候」からの出題が多い．この 2 つからは，満遍なく出題されている．

【達成目標】

7 点を目指しましょう．

Ⅷ　臨床医学各論（22問/160問・13.8%）

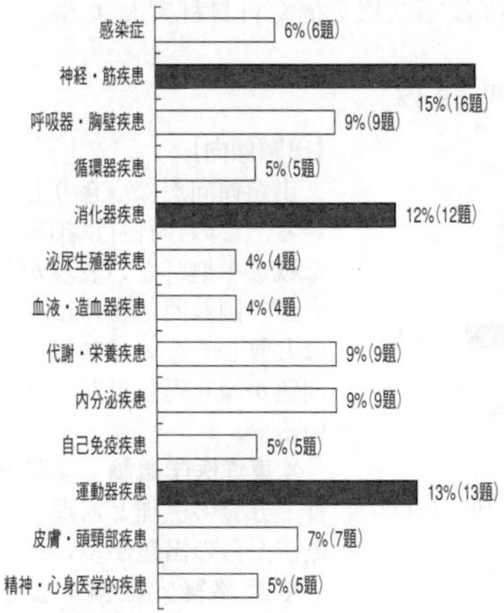

【出題傾向】

内容が多く，出題傾向がつかみにくい．しいて言えば，①神経・筋疾患，②運動器疾患，③消化器疾患の3つが頻出項目である．各疾患の特徴的な症候を優先的に学習する．

【達成目標】

16点を目指しましょう．

Ⅸ　リハビリテーション医学（8問/160問・5%）

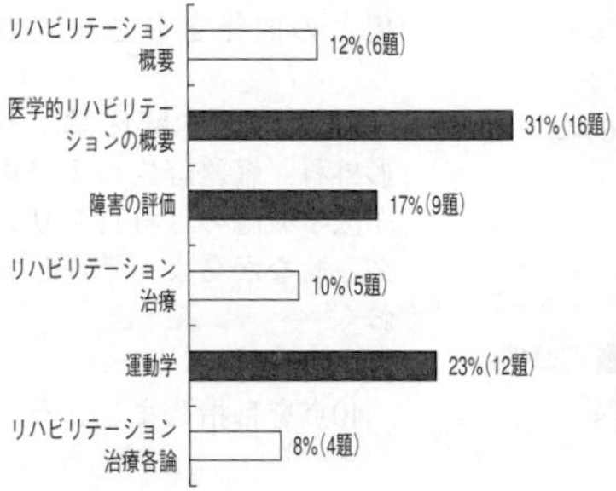

【出題傾向】

内容はそれほど多くなく，出題傾向は割合に明確であるが，学習時間数が少ない．よく覚えられないとの悩みが多い．解剖，内科，整形外科の知識を活用し，出題率の多い内容をおさえる．

【達成目標】

4点を目指しましょう．

(4) 東洋医学の3科目群（49問/160問・30.6%）

この3科目は上手に学習して点数を稼ぐ科目群でしょう.

X　東洋医学概論（14問/160問・9.4%）

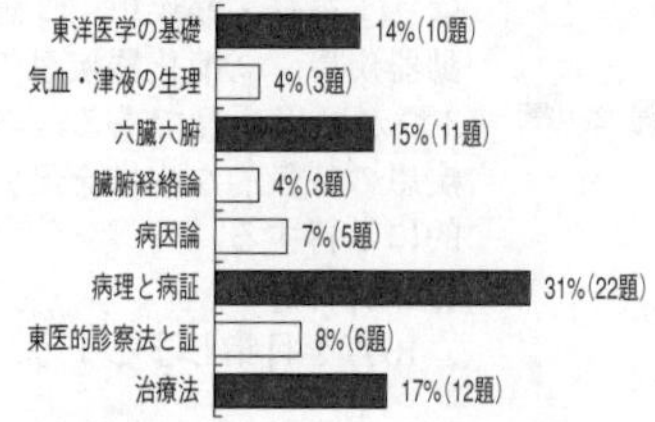

XI　経絡経穴概論（13問/160問・8.1%）

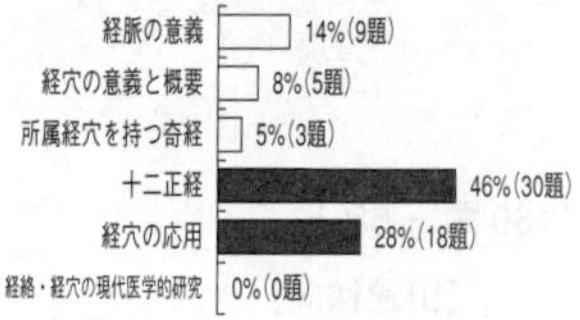

XII　東洋医学臨床論（22問/160問・10%）

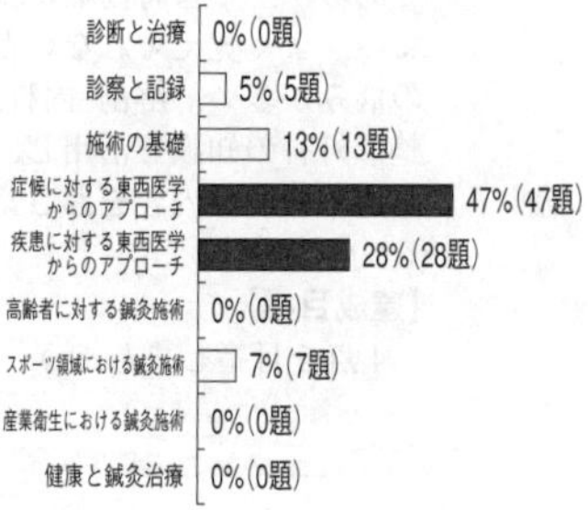

【出題傾向】

出題傾向がはっきりしている. この3科目は抽象的な概念や慣れない表現が多いが, 国試問題自体はそれほど難しくない. 類似した問題が繰り返し出題されている.

X 東洋医学概論：陰陽五行・五臓の生理と病理・治療法からの出題が多い.

XI 経絡経穴概論：まず14経脈の経穴を流注ごとに覚え, その次に骨度法, 経穴の横並び・特定穴・解剖との関係をおさえておく.

XII 東洋医学臨床論：整形外科, 経絡経穴および東洋医学概論の3科目をリンクさせながらよく整理しておく.

【達成目標】

40点を目指しましょう.

(5) はりきゅう理論の２科目群（20 問/160 問・12.5%）

重要な得点源となる科目群です．

XIII　はり理論（10問/160 問 ・6.3%）

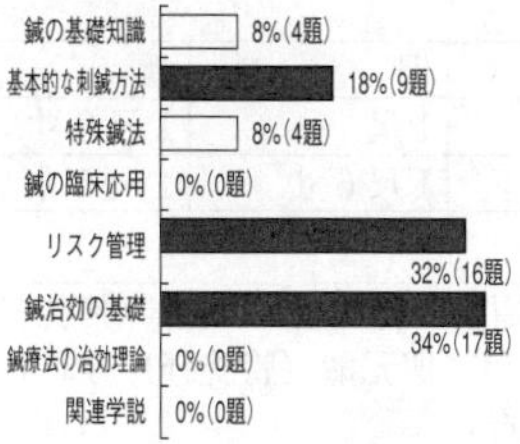

XIV　きゅう理論（10問/160 問 ・6.3%）

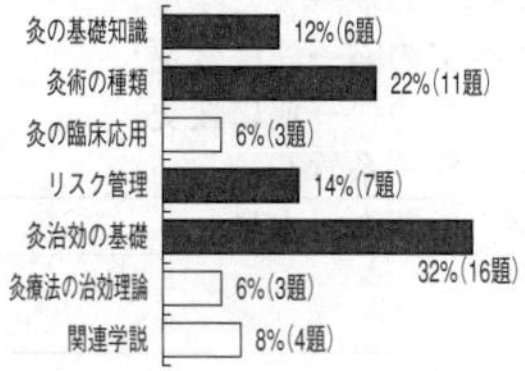

【出題傾向】

XIII はり理論・XIV きゅう理論：出題傾向がはっきりしている．刺鍼方法や灸術の種類では，基本的な内容を確実に暗記するのが合格への近道である．近年，リスク管理の出題が増加している．また治効の基礎では，生理学の神経系・感覚系，臨床医学総論の神経学的診察と重複する内容が多く，これらをしっかりとおさえれば，応用問題にも対処できる．

【達成目標】

15 点を目指しましょう．

●経絡経穴の変更

平成21年4月より，東洋療法学校協会編「経絡経穴概論」の教科書が改訂になった．本書では，その新教科書と旧教科書との主な相違点を以下に記す．

1）骨度法

	旧	新
肘窩横紋から手関節横紋まで	1尺	1尺2寸
膝窩から内果尖まで	1尺6寸	1尺5寸

2）所属経穴・名称

<table>
<tr><td colspan="2">追加の経穴
(354穴から361穴に変更)</td><td>中枢（督脈），眉衝（膀胱経），督兪（膀胱経），気海兪（膀胱経），関元兪（膀胱経），風市（胆経），急脈（肝経）</td></tr>
<tr><td rowspan="3">名称等変更の経穴</td><td>名称</td><td>客主人→上関（胆経），足陽関→膝陽関（胆経）</td></tr>
<tr><td>文字</td><td>飛陽→飛揚，大鐘→大鍾，懸鐘→懸鍾</td></tr>
<tr><td>書体
(例)</td><td>列缺→列欠（すべての缺→欠に変更）
太谿→太渓（すべての谿→渓に変更）
俠白→侠白（すべての俠→侠に変更）
頰車→頬車，絲竹空→糸竹空</td></tr>
<tr><td colspan="2">順番の変更</td><td>腎経：水泉・照海→照海・水泉</td></tr>
</table>

3）取穴法の変更

足太陰脾経：腹部では任脈の外方4寸を通る
手厥陰心包経の中衝：中指尖端の中央に取る
前腕の骨度法変更により 下廉：旧　手関節横紋から6寸，肘窩横紋から下方4寸 　　　新　手関節横紋から8寸，肘窩横紋から下方4寸 孔最：旧　太淵穴の上方7寸，尺沢穴の下方3寸に取る 　　　新　太淵の上方7寸，尺沢の下方5寸，尺沢と太淵の中点の上方1寸に取る

目次

本書の特徴と使い方/iv

Ⅰ　医療概論…………………… 2
Ⅱ　衛生学・公衆衛生学……… 6
Ⅲ　関係法規…………………… 24
Ⅳ　解剖学……………………… 30
Ⅴ　生理学……………………… 106
Ⅵ　病理学……………………… 142
Ⅶ　臨床医学総論……………… 158
Ⅷ　臨床医学各論……………… 178
Ⅸ　リハビリテーション医学… 224
Ⅹ　東洋医学概論……………… 244
Ⅺ　経絡経穴概論……………… 280
Ⅻ　東洋医学臨床論…………… 306
XIII　はりきゅう理論…………… 352

Ⅰ/Ⅷ
Ⅱ/Ⅸ
Ⅲ/Ⅹ
Ⅳ/Ⅺ
Ⅴ/Ⅻ
Ⅵ/XIII
Ⅶ

Ⅰ　医療概論

1　医療倫理

1　医の倫理

①ヒポクラテスの誓い（B.C.460−370 年）

医の倫理について記載された最古の規範である．患者の健康と生命の尊重を第一とし，患者の秘密を厳守する，人種や宗教・文化を問わず，患者の差別をしてはいけないとした

②ジュネーブ宣言（1948 年）

医の職業倫理を定めた．ヒポクラテスの誓いの現代版ともいえる

2　患者の権利

①ヘルシンキ宣言（1964 年）

臨床研究に関し患者の人権保護と生物学研究についての一般指針を規定し，最初にインフォームド・コンセントに言及した

②インフォームド・コンセント（十分な説明と同意）

すべての医療行為において，医師には患者が納得できるように説明する責任や義務があり，患者がその説明を受ける権利と，それに基づいて医療を自由に選択する権利を保障すること

③シドニー宣言（1968 年）

臓器移植の進歩や技術革新により，新たに死の定義を定めた

④アルマ・アタ宣言（1978 年）

プライマリヘルスケア（PHC）に関する宣言

⑤リスボン宣言（1981 年）

尊厳死に関して指針を示した

⑥オタワ憲章

ヘルスプロモーション：人々が自らの健康をコントロールし，改善できるようにするプロセスである

⑦バイオエシックス（生命倫理）

QOL（生命の質）の向上：自然死，尊厳死，緩和ケアなど．QOL の対義語：SOL（生命の尊厳）．ターミナル・ケア（末期医療）：脳死，臓器移植，遺伝子研究，人工授精など．人口問題と人口制限の問題．保健・福祉政策などの医療財政

3　施術者としての倫理

施術内容の患者への情報提供，施術記録の保持，患者の自己決定権の尊重，全人的な治療，賠償責任保険加入などに関する倫理

正解：1—④，2—④，3—②，4—④，5—②，6—④

例 題

1 医の倫理と関係ないのはどれか
①インフォームド・コンセント ②患者の権利宣言
③インフォームド・アセント ④公費医療給付

2 インフォームド・コンセントを含む医の倫理の国際規定はどれか
①ヒポクラテスの誓い ②アルマ・アタ宣言
③ジュネーブ宣言 ④ヘルシンキ宣言

3 施術者の取るべき態度でないのはどれか
①施術内容の患者への情報提供 ②施術者本位の施術
③施術過程の記録保持 ④患者の自己決定権の尊重

4 施術者の倫理について誤っているのはどれか
①十分な情報の提供 ②患者の QOL の向上
③施術内容の記録保存 ④患者の要求の優先

5 バイオエシックスの対象でないのはどれか
①医療財政 ②損害賠償 ③人工授精 ④安楽死

6 QOL の考え方から最も遠いのはどれか
①緩和ケア ②自然死 ③尊厳死 ④延命治療

ワンポイント

- ほぼ毎年 1 問出題される．インフォームド・コンセントやバイオエシックスなど，関連する用語の理解が必要である
- ジュネーブ宣言には医師の倫理に関するものと，子どもの権利に関するものとの 2 つがある．ただ，インフォームド・コンセントを含むのはヘルシンキ宣言なので，例題 2 の答えは④である
- 「患者の権利」に関する宣言：1981 年世界医師会で発表
- 臓器移植法：1997 年に定められた
- 安楽死：現在日本の法律では認められない
- 脳死：深昏睡・自発呼吸の消失・脳幹反射の消失など，2 回判定を行う

2　現代の医療と社会・医療従事者

1　医療と社会

①疾病構造の変化

高齢化が進み死因が老衰と判断される方が増えてきている

- 6大死因：①悪性新生物②心疾患③老衰④脳血管疾患⑤肺炎⑥誤嚥性肺炎

②国民医療費の動向

人口の増大，高齢化，医療の高度化，疾病構造の変化により，国民医療費は年々増加傾向にある

- 国民医療費：平成30年度では約43兆円（約34万円/年/人）
- 国民医療費に含まれるもの：診療報酬費，薬局調剤費，看護費など
- 国民医療費に含まれないもの：正常分娩，予防接種，人間ドック，市販薬購入，義眼・義肢購入の各費用

2　医療従事者とその現状

①**医療従事者**：医師，薬剤師，（准）看護師，はり師，きゅう師，あん摩マッサージ指圧師，歯科医師，歯科衛生士，歯科技工士，保健師，柔道整復師，助産師

②**医療施設従事者**：理学療法士，作業療法士，視能訓練士，診療放射線技師，診療X線技師，臨床検査技師，言語聴覚士など

③**医療施設従事者数**：看護師＞医師＞薬剤師＞歯科衛生士＞あん摩・マッサージ師＞はり師＞きゅう師＞歯科医師＞柔道整復師

3　わが国の医療制度の特色

医師の自由開業，国民の医療機関選択の自由，国民皆保険（現物支給）

4　介護保険制度

①**被保険者**：第1号（65歳以上），第2号（40歳以上65歳未満）

②**特定疾病**：初老期認知症，脳血管障害，ALS，後縦靭帯骨化症，末期がん，慢性閉塞性肺疾患，パーキンソン病，骨折を伴う骨粗鬆症等

③**申請と認定**：利用者→市町村窓口→認定審査（調査員訪問・主治医意見書）→要介護認定（1次判定：コンピュータ，2次判定：介護認定審査会）

④**介護認定と給付**：要支援1･2（予防給付），要介護1～5（介護給付）

⑤**介護サービス**：訪問介護，訪問入浴介護，通所介護，短期入所生活介護など

正解：1―④，2―③，3―②，4―①，5―③，6―②

例題

1　国民医療費の増加の中で医療の需要を増大させるのはどれか
①医療機械の導入　②医薬品価格の上昇
③診療の専門指向　④高度医療への患者の要求

2　国民医療費に含まれるのはどれか
①薬局でかぜ薬を求める経費　②人間ドックの経費
③診療所の初診料　④正常分娩の経費

3　医療従事者数で最も多いのはどれか
①医師　②看護師
③あん摩マッサージ指圧師　④はり師・きゅう師

4　国家資格はどれか
①公認心理師　②臨床心理士
③臨床発達心理士　④認定心理士

5　わが国の現状で正しいのはどれか
①国民健康保険にはすべての国民が加入している
② 65 歳以上のすべての人が老人保健の対象者である
③国民医療費の増加要因の 1 つに人口の高齢化がある
④国民医療費は約 15 兆円である

6　介護保険について正しい記述はどれか
①要介護レベルは 4 段階ある
②短期入所サービスは居宅者に対するサービスの 1 つである
③ケアプランは利用者が作成することはできない
④介護認定は保健所に申請する

ワンポイント

- 国民医療費と介護保険制度の問題が出題された（第 29 回）
- 臨床心理士は認定資格であるが，平成 29 年より公認心理師は国家資格となった
- わが国の国民医療費は年々増加しており，国民医療費の国民所得（NI）に対する比率は，10% を超えた
- 歯科衛生士の従事者数に注意

1　公衆衛生学の意義と健康増進・疾病予防（1）

① 日本国憲法第 25 条

「すべて国民は，健康で文化的な最低限度の生活を営む権利を有する．国は，すべての生活部面について，社会福祉，社会保障及び公衆衛生の向上及び増進に努めなければならない」

② WHO 憲章（1947 年）

「健康は身体的にも精神的にも社会的にも完全に良好な状態をいい，単に病気がないとか病弱でないということではない．健康は万人の基本的権利であり，人種・宗教・政治的信条・社会経済条件のいかんを問わない」

③ 身体障害者の健康

- 機能障害：形態的または機能的な異常（肢体不自由，高血圧など）
- 能力低下：能力が制限又は欠けた状態（個人レベルの活動制限）
- 社会的不利：機能障害や能力低下による社会的参加への制約

④ 疾病予防とその内容

段階	内容	具体例
第一次予防	健康増進 特異的予防	生活環境の改善，適切な食生活 運動・活動の励行，適正飲酒，禁煙 ストレス解消，予防接種，事故防止 職業病対策，公害防止対策
第二次予防	早期発見 早期治療	健康診断 人間ドック 臨床的治療
第三次予防	悪化予防，治療及びリハビリテーション	適切な治療，傷病進行阻止，理学療法，作業療法，機能回復訓練，日常生活動作訓練，言語療法，機能訓練，職業訓練，適正配置

⑤ 保健・医療・環境関係の法律

伝染病予防法＋性病予防法＋後天性免疫不全症候群（エイズ）の予防法
＝「感染症の予防及び感染症の患者に対する医療に関する法律」（感染症法）

正解：1—②，2—④，3—④，4—③，5—②，6—④，7—④

例題

1　WHO による健康の定義に含まれないのはどれか
①社会的に良い状態　②個人的に良い状態
③身体的に良い状態　④精神的に良い状態

2　第一次予防でないのはどれか
①健康教育　②安全な水の供給　③予防接種　④健康診断

3　公衆衛生活動的活動でないのはどれか
①健康増進　②疾病予防
③疾病の早期発見　④治療薬の開発

4　第二次予防でないのはどれか
①人間ドック　②初期の風邪治療　③職業病対策　④健康診断

5　生活習慣病の予防に関連しないのはどれか
①運動　②予防接種　③健康診査　④食生活

6　予防について正しい組み合わせはどれか
①がん検診―第一次予防　②予防接種―第二次予防
③禁酒―第二次予防　④リハビリテーション―第三次予防

7　「感染症の予防及び感染症の患者に対する医療に関する法律」のもととなった法律のなかで誤っているものを選べ
①伝染病予防法　②性病予防法
③エイズ予防法　④労働基準法

ワンポイント

・特に疾病予防とその内容について出題される
・疾病予防の段階とその具体例との組み合わせが多く出題される．具体例をすべて覚えるのではなく，内容をきちんと理解する
・日本国憲法第 25 条や WHO 憲章などの内容について，混乱しやすいので一度整理する

1　公衆衛生学の意義と健康増進・疾病予防（2）

1　保健所の業務

①保健所とは

保健所は地域保健法に基づき設置，地域公衆衛生活動の中心である

②保健所の業務：以下に関する事項が主である

人口動態統計，医事及び薬事，保健師，母性及び乳幼児並びに老人の衛生★，歯科保健★，精神保健，治療方法が確立していない疾病その他の特殊の疾病により長期に療養を必要とする者の保健★，エイズ・結核・性病・伝染病その他の疾病の予防★，衛生上の試験および検査（★は母子保健法，高齢者医療確保法，感染症法に基づく）

③市町村の役割

(1)　予防接種（予防接種法）
(2)　検診（高齢者医療確保法など）
(3)　保健事業（高齢者医療確保法）
(4)　母子健康手帳の交付（母子保健法）

2　医療保障：公的扶助と医療保険に分けられる

①**被用者保険**：（組合管掌・政府管掌）健康保険，船員保険，共済組合

②**国民健康保険**：市区町村または自営業者の保険組合により運営する

③**高齢者医療確保法による医療**：75 歳以上および 65 ～ 75 歳未満で障害のある者が対象

3　医療保険のしくみ・公費負担医療

国民健康保険，高齢者医療確保法に基づく給付，生活保護法による医療扶助，医療保障は現物支給（治療処置，薬剤，入院）

①公費医療制度

精神保健及び精神障害者福祉に関する法律，感染症の予防及び感染症の患者に対する医療に関する法律，原子爆弾被爆者に対する援護に関する法律，身体障害者福祉法，児童福祉法，母子保健法，戦傷病者特別援護法

②予算措置に基づく公費による医療の負担

特定疾患治療研究費（ベーチェット病，スモン，重症筋無力症，全身性エリテマトーデス等），小児慢性特定疾患治療研究費

正解：1—②，2—②，3—①，4—④，5—④，6—①，7—③

例題

1　保健所の健康管理の対象者で正しいのはどれか
①幼稚園児　②自営業者　③雇用者　④教職員

2　保健所の業務内容でないのはどれか
①人口動態統計　②労働衛生
③保健師の活動　④衛生検査

3　人口動態統計に含まれないのはどれか
①妊娠　②出生　③婚姻　④離婚

4　特定疾患でないのはどれか
①パーキンソン病　②クローン病
③ギラン・バレー症候群　④ハンセン病

5　医療保障に含まれないのはどれか
①国民健康保険　②医療扶助
③後期高齢者医療制度に基づく給付　④生命保険

6　わが国の医療制度の特色でないのはどれか
①現金給付制度　②自由開業医制度
③医療機関選択の自由　④国民皆保険制度

7　調査した日の通院患者数がわかるのはどれか
①国勢調査　②人口動態調査
③国民生活基礎調査　④国民健康・栄養調査

ワンポイント

- 老人保健法は高齢者医療確保法に平成 18 年改正，平成 20 年 4 月より施行
- 人口動態統計は，人口の一定期間（通常 1 年）の変動状態をいう．市区町村の業務で，出生，死亡，死産，婚姻，離婚の届出を基礎としている．人口静態統計は，総務省の業務で，5 年ごとの 10 月 1 日に国勢調査を実施する．現在，出生率→減少傾向，粗死亡率→増加傾向，年齢別死亡率→減少傾向
- 特定疾患は以前は 45 疾患だったが，2012 年現在では 130 疾患に変わっており，確認する必要がある

2　ライフスタイルと健康

1　喫煙と健康

①**喫煙率**：日本人の喫煙率は16.7％（男性27.1％，女性7.6％）．年々減少している

②**受動喫煙の防止**：健康増進法（平成14年）により，法律化される

2　食生活

カルシウム：推奨量は成人男性700 mg，成人女性650 mg

食塩：目標値が成人男性8.0 g，女性7.0 gに設定された

脂肪：成人では摂取エネルギーに占める割合の20～25％が望ましい

炭水化物：目標量：50～65 g/日（アルコール含む）

2015年度より摂取エネルギー量についての指標にBMIが採用された

3　食中毒

細菌性食中毒は感染型と毒素型に分類される．

		食中毒とその原因	キーワード
細菌性	感染型	腸炎ビブリオ食中毒（腸炎ビブリオ）	魚介類　夏に多い 60℃で死滅
		サルモネラ食中毒（ネズミチフス菌など）	予防は十分な加熱　人畜共通 ねずみ·はえ駆除
		病原大腸菌食中毒（病原性大腸菌）	十分な加熱　乳幼児は危険
	毒素型	ブドウ球菌食中毒（ブドウ球菌）	熱に強い毒素　潜伏期:短時間 エンテロトキシン
		ボツリヌス菌食中毒（ボツリヌス菌）	運動神経麻痺→呼吸筋麻痺→高死亡率 ボツリヌス毒素　四類感染症
自然毒性		ふぐ中毒（テトロドトキシン）	テトロドトキシン 呼吸麻痺→死亡
		きのこ中毒	胃腸型　コレラ様型　脳症型

- **化学物質性食中毒**：食品添加物，過誤混入（砒素粉乳事件，カネミ油症），農薬（砒素化合物，有機リン酸）などが原因

正解：1―②，2―④，3―④，4―③，5―②，6―④

例題

1　喫煙群と非喫煙群とを 10 年間観察し，肺癌の発生率を比較した研究はどれか
①患者対照研究　②コホート研究
③ランダム化比較試験　④介入研究

2　次の栄養素のうち，日本人が不足しがちなのはどれか
①炭水化物　②脂肪　③塩分　④カルシウム

3　摂取エネルギー量についての指標となるものはどれか
① BLS　② BMM　③ BMR　④ BMI

4　感染型細菌性食中毒の原因菌でないのはどれか
①腸炎ビブリオ　②サルモネラ菌
③ボツリヌス菌　④カンピロバクター

5　自家製の飯ずしを食べた者が呼吸困難と神経麻痺を起こした．病原体はどれか
①ノロウイルス　②ボツリヌス菌
③ブドウ球菌　④サルモネラ菌

6　アルコールで予防効果が期待できない食中毒の原因はどれか
①腸炎ビブリオ　②サルモネラ菌
③黄色ブドウ球菌　④ノロウイルス

ワンポイント

- 食中毒の原因，予防方法をチェックする．近年，疫学研究についての問題が出題されている
- エンテロトキシンは，加熱に強く，嘔吐を繰り返させる．水分補給をすること．ボツリヌス毒素も熱に強い
- ノロウイルスは集団感染することがあり，予防と治療法を把握する必要がある．近年増加傾向にある．消毒はアルコールではなく次亜塩素酸ナトリウム溶液を用いて行う
- 1 歳未満の乳児にはちみつを与えると，乳児ボツリヌス症にかかることがあるので注意する

3　環境と健康（1）

1 空　気

①正常成分

- 吸気の組成：酸素（20%），窒素（78.1%），二酸化炭素（0.03%）
- 呼気の組成：酸素（約17%），窒素（約79%），二酸化炭素（約4%）

※二酸化炭素は検知管法を用いて0.1%以下に保つべきである

②異常成分

一酸化炭素（CO）はO_2よりもヘモグロビンと結合しやすい→窒息→死亡または運動麻痺などの後遺症

- CO濃度〈0.02～0.03%〉：変化なし（1時間程度）
  〈0.04～0.08%〉：頭痛，悪心，めまい（1時間程度）
  〈0.3%〉：生命の危険（30分程度）

※一酸化炭素はカナリアや検知管法を用いて検出される

- イオウ酸化物：石炭と石油の燃焼による．酸性雨の原因→改善傾向
- 窒素酸化物：自動車の排ガスや高熱炉からの排煙による．酸性雨，オキシダントの原因→改善していない
- 炭化水素：自動車のガソリンによるものが多い．オキシダントの原因

2　温度条件および気候

①温度条件

- 気温・湿度の測定：アウグスト乾湿計，アスマン通風乾湿計
- 気流の測定：風速計とカタ寒暖計
- 輻（ふく）射熱：黒球温度計

②不快指数：気温＋湿度．むし暑さの不快度を示すものである
70以上で一般に不快とされるが，日本人はむし暑さになれているので，＋5をした値（75）が実態にあうとされる

③カタ冷却力：気温，湿度，気流が人体から熱を奪う力をその空気の冷却力（カタ冷却力）といい，カタ寒暖計で測定する

3　住　居

近年，シックハウス症候群とバリアフリーへの対策が注目される
騒音の大きさの単位は「デシベル（dB）」である
照度の単位は「ルクス（lx）」である

正解：1—④，2—③，3—③，4—①，5—②，6—①

例題

1　呼気中に含まれる二酸化炭素の量で正しいのはどれか
①0.1%　②0.4%　③1%　④4%

2　次のうち，輻射熱を測定するもので正しいのはどれか
①アウグスト乾湿計　②アスマン通風乾湿計
③黒球温度計　④カタ寒暖計

3　光化学オキシダントの原因物質はどれか
①二酸化硫黄　②二酸化炭素
③二酸化窒素　④オゾン

4　毒性が最も弱い気体はどれか
①二酸化炭素　②二酸化硫黄
③一酸化炭素　④二酸化窒素

5　地球環境の変化について，誤っているのはどれか
①熱帯雨林の減少　②生物種の増加
③砂漠の増加　④酸性雨の増加

6　不快指数の基準となるのはどれか
①気温と湿度　②気温と気流
③湿度と気流　④湿度と輻射熱

ワンポイント

- 地球温暖化の原因：二酸化炭素・水蒸気・メタン・フロン・一酸化窒素
- 酸性雨の原因：イオウ酸化物（改善傾向）と窒素酸化物（改善していない）
- 室内消毒：石炭酸水，クレゾール水，ホルマリン水などを用いる
- 気圧の急激な変化：減圧症（潜水夫病，潜函病）や高山病，航空病などを誘発することがある
- ビル管理法の基準では，CO_2 濃度 1,000 ppm 以下
- 新型コロナウイルス感染症により，環境と健康への注目は高まっている

3 環境と健康 (2)

1 日常生活環境

①上水道

- 水質基準：大腸菌群や有毒物質が検出されないこと
- 水質検査：保健所・都道府県の衛生研究所で行われる
- 水系感染：井戸や水道の汚染に起因する感染（コレラ，赤痢，腸チフス，パラチフスなど）．水系感染を防ぐために，沈殿，濾過，消毒（主に塩素）を用いて浄水する
- **トリハロメタン**：有機塩素化合物の1つで，発癌性がある
- **水道水のカビ臭気**：原因→生活排水などによる水源の富栄養化

②下水道

- 下水の処理：好気性菌を用いる活性汚泥法でほとんど処理されている
- 水質検査：溶存酸素（DO），生物化学的酸素要求量（BOD），化学的酸素要求量（COD）が調べられる

③廃棄物処理：廃棄物＝一般廃棄物＋産業廃棄物

- し尿処理：現在では肥料として還元されず廃棄物となっている
- ごみ処理：焼却が最も多く，埋め立てが次ぐ
- 産業廃棄物：一般廃棄物と異なる扱い．自己処理，業者に委託，地方公共団体のサービス提供をうける，の3つの方法
  医療廃棄物：医療機関等で出された，B型肝炎やエイズなどの二次感染が問題となる感染性をもった廃棄物（血液など）

2 公 害

①公害の定義（環境基本法）

公害とは，「環境の保全上の支障のうち，事業活動その他の人の活動に伴って生ずる相当範囲にわたる大気の汚染，水質の汚濁，土壌の汚染，騒音，振動，地盤の沈下及び悪臭によって，人の健康又は生活環境に係る被害が生ずること」をいう

②典型7公害

①大気汚染，②水質汚濁，③土壌汚染，④騒音，⑤振動，⑥地盤沈下，⑦悪臭

③感覚公害：騒音と悪臭．特に悪臭は近年，増加傾向

正解：1—①，2—④，3—④，4—③，5—②

例題

1　水道水の消毒に使われている方法はどれか
①塩素消毒　②活性炭ろ過
③トリハロメタン　④紫外線消毒

2　好気性菌を用いる下水処理法はどれか
①触媒法　②土壌脱臭法　③吸着法　④活性汚泥法

3　環境基本法で公害に含まれるのはどれか
①ヒ素混入ミルクによるヒ素中毒
② PCB 混入食用油による油症
③撒布後の残留農薬による農薬中毒
④メチル水銀汚染魚による水俣病

4　公害の特徴でないのはどれか
①生活環境が汚染されている　②人為的災害である
③被害は短期間で終息する　④生態系への影響がある

5　健康被害とその原因の組み合わせで誤っているのはどれか
①水俣病―有機水銀
②イタイイタイ病―ヒ素
③四日市喘息―硫黄酸化物
④ダイオキシン汚染―塩素系ゴミの不完全燃焼

ワンポイント

- 上水道の普及率は 98.1%，下水道の普及率は 79.7%（2019 年）である
- 水の消毒：塩素消毒法をよく用いる
- 下水の水質検査：溶存酸素（DO）が低いほど汚染は高く，生物化学的酸素要求量（BOD）と化学的酸素要求量（COD）が高いほど汚染は高い
- ダイオキシン：ごみ(特に塩化ビニール，プラスチック)などの廃棄物処理の不完全燃焼により発生し，発癌性や催奇性がある
- 四大公害とその原因：水俣病（熊本・新潟）―有機（メチル）水銀，四日市喘息―硫黄酸化物・重油燃焼ガス，イタイイタイ病―カドミウム

4　産業保健・精神保健

1　産業保健

①労働環境

物理的・物的・化学的・社会的の各環境要因がある

②作業条件と時間

VDT（visual display terminal）作業等による労働条件の変化など

労働基準法による少年の深夜業の禁止など

③職業病

じん肺，VDT 症候群，局所振動障害（林業），潜函病など

予防のために，環境の改善，作業時間・作業室・方法を適正化する，健康診断での早期発見などが行われる

2　精神保健

①統合失調症（精神分裂病），②躁うつ病，③てんかん，④脳器質性精神障害，⑤その他の精神病（精神遅滞（薄弱），神経症，神経病質，中毒性精神病）

3　精神保健における治療形態

①任意入院：精神障害者自身の同意に基づく入院

②措置入院

2名以上の精神保健指定医の診察の結果，精神異常者であり，かつ入院させなければ神経障害のために自分を傷つけ，または他人に害を及ぼすおそれがあると一致した場合に，都道府県知事が国もしくは都道府県立の精神病院または指定病院に入院させる制度である．措置入院の費用は全額公費負担である

③医療保護入院

自傷他害のおそれはないが，任意入院できない者．精神保健指定医の判断及び家族（保護義務者）の同意がある場合

④精神通院医療

外来に通院して治療をする．この制度を利用すると自己負担額が医療費の１割となる

⑤デイケア

患者の社会性を失わせずに自立を促し，社会復帰を容易にするための治療であり，リハビリを主とする

正解：1―④，2―④，3―④，4―④，5―④，6―②

例題

1 VDT 作業による症状で適切でないものはどれか
①手・指・腕のだるさ ②目の疲れ
③集中力低下 ④騒音性難聴

2 職業と関係が明確でない病態はどれか
①頸肩腕障害 ②局所振動障害 ③じん肺 ④三叉神経痛

3 疾病とその原因となる作業との組み合わせで誤っているのはどれか
①じん肺―トンネル掘削作業
②難聴―騒音下での作業
③眼精疲労― VDT 作業
④潜函病―溶接作業

4 精神障害者の入院について本人の同意に基づき行われるのはどれか
①措置入院 ②医療保護入院 ③応急入院 ④任意入院

5 精神障害者の医療に含まれないのはどれか
①措置入院 ②任意入院 ③通院治療 ④養育医療

6 精神障害者が入院する場合に保護義務者の同意が必要なのはどれか
①任意入院 ②医療保護入院
③措置入院 ④応急入院

ワンポイント

・近年，VDT（visual display terminal）症候群などの職業病に関する問題が多く出る傾向がある
・VDT 症候群：テクノストレス眼症ともいわれ，腕や指のしびれ，目の疲れ及び集中力低下などを主症状とする．近年は増加傾向
・潜函病：潜水病とも呼ばれる
・統合失調症：精神分裂症の新名称である
・医療保護入院では，精神保健指定医による診断が必要である

5　生活習慣病・母子保健・老人保健

1　生活習慣病などについて

三大生活習慣病として，悪性新生物（がん），心疾患（心臓病），脳血管疾患（脳卒中）があり，先進諸国での増加が著しく，それぞれ日本人の死因の上位を占める．生活習慣・遺伝・加齢等が相まって発症する．

- 日本人の死亡率：1 位悪性新生物，2 位心疾患，3 位老衰，4 位脳血管疾患，5 位肺炎，6 位誤嚥性肺炎（2019 年）

2　母子保健：母子保健法，母子福祉法など

妊産婦・乳児死亡の現状

①**妊産婦**：妊娠・出産を原因とする女性の死亡は発展途上国がその99％を占めている．

②**乳児**：先天奇形および染色体異常が主な原因となる．感染症の激減により，死亡率は世界的に最も低率

- 新生児：乳児のうち生後 4 週未満
- 乳児：生後 1 年未満
- 幼児：生後 1 年から小学校入学まで

※母子保健活動は，母子保健法に基づいて市区町村や保健所によって行われ，母子健康手帳の交付（市区町村），乳児検診，1 歳 6 か月と 3 歳児の健康診査などが行われる．

3　老人保健：高齢者の医療の確保に関する法律

①保健事業（高齢者の医療の確保に関する法律による）

健康手帳交付，健康教育，健康相談，健康診査，機能訓練，訪問指導

②対　象

医療の対象者は 75 歳以上及び 65 ～ 75 歳未満の障害をもつ者である．医療以外の保健事業は 40 歳以上を対象としている

4　介護保険

①**保険者**：市区町村および特別区，被保険者：市区町村住民の 40 歳以上の者

②**給付について**

要介護者→介護給付・要支援者→予防給付（現物支給）

住宅改修費（20万まで）・福祉用具購入費（10万まで：1割負担の現金支給）

正解：1—②，2—②，3—③，4—③，5—②，6—④，7—③

例題

1　**生活習慣病はどれか**
①エイズ　②糖尿病　③ウイルス性肝炎　④肺炎

2　**わが国の死亡原因で最も多いのはどれか**
①肝炎　②がん　③脳血管疾患　④妊産婦及び乳児の疾患

3　**母子健康手帳を交付するのは誰か**
①厚生労働大臣　②都道府県知事　③市区町村長　④保健所長

4　**乳児死亡について正しいのはどれか**
①生後1週間未満の死亡　②生後4週間未満の死亡
③生後1年未満の死亡　④生後5年未満の死亡

5　**介護保険法による福祉用具購入で誤っているのはどれか**
①腰掛便座　②車いす　③入浴補助具　④特殊尿器

6　**介護保険による在宅サービスに含まれないのはどれか**
①デイケア　②訪問看護　③住宅改装　④往診治療

7　**生活習慣病の予防に関連しないのはどれか**
①食生活　②運動　③予防接種　④健康診査

ワンポイント

- 妊産婦死亡率：妊産婦死亡数/出産（死産＋出生）数×10万．
- 死産率：死産数/出産（死産＋出生）数×1000
- 周産期死亡率：（妊娠満22週以降の死産数＋早期新生児死亡数）/（妊娠満22週以降の死産数＋出生数）×1000．外国に比べ低い
- 乳児死亡率：乳児死亡数/出生数×1000．世界的に最も良好な水準である
- 高齢者医療確保法によるがん検診：胃癌，子宮頸癌，子宮体癌，乳癌，肺癌，大腸癌
- 死の四重奏：高血圧・肥満・脂質異常症（高脂血症）・糖尿病が重なると，死亡リスクが高くなる
- レンタルに適さない便座・尿器・入浴補助具等は介護保険で購入することができる

6　感染症対策と疫学

1　病原微生物の分類：Ⅵ病理学１病因（p.144）を参照

2　感染症成立の三大要因：感染源，感染経路，宿主の感受性

3　感染症法による感染症の分類

①**１類感染症**：エボラ出血熱，クリミア・コンゴ出血熱，痘そう，南米出血熱，ペスト，マールブルグ病，ラッサ熱

②**２類感染症**：急性灰白髄炎（ポリオ），結核，ジフテリア，重症呼吸器症候群（SARS），鳥インフルエンザ(H5N1，H7N9）など

③**３類感染症**：コレラ，細菌性赤痢，腸管出血性大腸菌感染症，腸チフス，パラチフス

④**４類感染症**：黄熱，Q 熱，オウム病，日本脳炎，マラリアなど

⑤**５類感染症**：アメーバ赤痢，風しん，麻しん，梅毒，破傷風，百日咳，後天性免疫不全症候群など

4　代表的な感染経路

①**接触感染**（直接感染）：流行性角結膜炎，性感染症，B 型肝炎，MRSA など

②**経口感染**：コレラ，A 型肝炎，O157，赤痢など

③**飛沫感染**：インフルエンザ，ジフテリア，風疹など

④**飛沫核感染**：麻疹，水痘，結核など

⑤**ベクター感染**：日本脳炎・マラリア（蚊），赤痢・O157（ハエ）など

⑥**血液感染**：B 型肝炎，C 型肝炎，HIV など

⑦**母子感染**：風疹など（胎内），B 型肝炎・HIV（産道），成人 T 細胞白血病ウイルス（母乳）

5　予防接種

①**定期勧奨接種**：百日咳，ジフテリア，破傷風，急性灰白髄炎（ポリオ），麻疹（はしか），風疹，日本脳炎

②**任意接種**：おたふくかぜ，B 型肝炎，水痘，インフルエンザなど

6　ワクチン

①**生ワクチン（弱毒）**：ポリオ，麻疹，風疹，BCG，水痘

②**不活性化ワクチン**：インフルエンザ，日本脳炎，百日咳，A 型・B 型肝炎，狂犬病

正解：1 —④，2 —①，3 —②，4 —①，5 —③，6 —④，7 —①，8 —③

例題

1 ウイルスによる感染症はどれか
①百日咳 ②マラリア ③オウム病 ④エボラ出血熱

2 蚊が媒介する感染症はどれか
①マラリア ②赤痢 ③コレラ ④麻疹

3 1類感染症に分類されるのはどれか
①結核 ②南米出血熱 ③コレラ ④エイズ

4 予防接種に生菌ワクチンが使用されているのはどれか
①麻疹 ②破傷風
③ジフテリア ④インフルエンザ

5 疾病と感染経路との組み合わせで誤っているのはどれか
①インフルエンザ―飛沫感染 ②風疹―母子感染
③破傷風―経口感染 ④エイズ―性行為感染

6 予防接種法で定期勧奨接種を行う対象疾病はどれか
① BCG ② B 型肝炎 ③インフルエンザ ④麻疹

7 動物由来感染症でないのはどれか
①ポリオ ②狂犬症 ③結核 ④日本脳炎

8 蚊媒介感染症のうち最も年間罹患者が多いのはどれか
①黄熱 ②デング熱 ③マラリア ④日本脳炎

ワンポイント

- 感染症法については頻出なので疾患について確認しておくこと
- 感染経路についての出題も頻出である
- 新型コロナウイルス感染症は 2021 年現在，新型インフルエンザ等対策特別措置法・指定感染症とされているが，変更が激しいので注意が必要である
- 人畜共通感染症は，人獣共通感染症または動物由来感染症といわれるようになった

7　消毒法と保健統計

1　消毒の種類と方法

	種類	特徴およびキーワード
理学的消毒法	日光消毒法	赤外線や紫外線を利用．寝具など．不確実
	紫外線殺菌(消毒)法	表面のみ．滅菌保存や食品消毒．皮膚に有害
	乾熱滅菌法	耐高温素材の器具
	低温殺菌	ビタミンを破壊しない．牛乳など熱に弱い液体
	高圧蒸気滅菌法 (オートクレーブ)	121℃，20分間．すべての微生物を死滅させる 医療器具など
	煮沸消毒法	最もポピュラーな消毒 100℃の沸騰水中で15分以上
化学的消毒法	逆性石けん	手指洗浄．結核菌や芽胞に無効
	グルコン酸クロルヘキシジン	手指洗浄．結核菌や芽胞に無効
	エタノール（70%）	手指・皮膚の迅速消毒．芽胞・真菌には無効
	クレゾール石けん水	排泄物の消毒．結核菌に有効．芽胞に無効
	エチレンオキサイド	ディスポ製品，すべてに有効．残留ガスあり

2　保健統計

①人口静態統計（国勢調査として行い，総務省で集計）

ある時点，地域の状況を示す人口統計．わが国では国勢調査が実施され（5年ごと），性，年齢，配偶関係などが区分別に集計される

②人口動態統計（厚生労働省）

人口の変化の原因となる出生，死亡，死産，婚姻，離婚などの統計．市区町村の届出に基づき，厚生労働省で集計される．1年間の人口数の推移がわかる（出生率・死亡率・罹患率など）

3　衛生統計

①**出生率**：出生率は減少傾向にある

②**死亡率**：高齢化により粗死亡率はわずかに上昇傾向にある

③**平均寿命**：男女とも世界有数の長寿国である

正解：1―③，2―④，3―①，4―①，5―③，6―③，7―①

例題

1　鍼の滅菌に使われるのはどれか
①エタノールによる清拭　②低温殺菌
③高圧蒸気滅菌法　④乾熱滅菌法

2　理学的消毒法でないのはどれか
①乾熱滅菌　②煮沸消毒
③日光消毒　④逆性石けんによる消毒

3　紫外線消毒の対象として適切でないのはどれか
①患者の皮膚　②シャーレ　③鍼　④シーツ

4　女性の平均寿命が最も長い国はどれか
①日本　②アメリカ合衆国　③カナダ　④フランス

5　人口ピラミッドの類型で，最も人口の減少が予測されるのはどれか
①富士山型　②ピラミッド型　③つぼ型　④はこ型

6　皮膚の消毒について適切でないのはどれか
①エタノール　②逆性石けん　③ホルマリン　④ヨードチンキ

7　芽胞の消毒に有効でないのはどれか
①エタノール　②ホルムアルデヒド
③次亜塩素酸ナトリウム　④エチレンオキサイド

ワンポイント

・手指消毒：ベースン法，スクラブ法，ラビング法，スワブ法
・皮膚消毒：エタノール，逆性石けん，ヨードチンキ（黄色で白衣に使わない）
・オキシドール：傷の洗浄に用いる．嫌気性菌に有効，ウイルスや芽胞に無効
・人口ピラミッド：現在の日本はひょうたん型
・人口増加率：減少傾向．出生率：低下傾向．老齢人口：増加傾向
・粗死亡率：増加傾向．年齢調整死亡率：減少傾向．RMI（50歳以上の死亡率）：増加傾向．平均寿命：0歳児の平均余命増加傾向

Ⅲ　関係法規

1　あはき師免許

1　免許の資格要件

①**積極的要件**：免許を受けるために絶対に必要な要件

- 厚生労働省と文部科学省の認定養成施設で，3年以上，解剖学，生理学，病理学，衛生学などの施術者に必要な知識及び技能を修得すること
- 厚生労働大臣の行う国家試験に合格すること

②**消極的要件**：免許を受けることができない要件

- 厚生労働省令により心身の障害によりあはき師の業務を適正に行うことができない者
- 麻薬，大麻，あへんの中毒者
- 罰金以上の刑に処せられた者や犯罪又は不正の行為があった者

2　免許に関する事務

①**免許の申請**：厚生労働大臣に提出

- 必要な書類：申請書（登録免許税額分の領収証書又は収入印紙を添付），戸籍謄本又は抄本（外国人登録証明書），医師の診断書

②**免許証の書き換え・再交付**：**書き換え**/氏名，本籍地が変わるとき厚生労働大臣に申請する．30日以内．**再交付**/破損，汚し，紛失等では厚生労働大臣に再交付を申請できる

③**免許証の返納**：厚生労働大臣に提出．期限は，下記のとおり

- いつでも：本人の意思で取り消しの場合
- 5日以内：免許を取り消された・紛失した免許を見つけたとき
- 30日以内：死亡・失踪宣告を受けたとき

3　名簿登録・抹消：厚生労働大臣に提出

①**免許の効力**：名簿登録によって発生

②**名簿からの抹消**：死亡または失踪宣告を受けたときに，失踪の届出義務者は30日以内に申請をする．行政処分を受けたとき，もしくは自ら免許返上を望む場合，厚生労働大臣の職権による免許の取消しがある

正解：1—①，2—①，3—②，4—④，5—②，6—④，7—④

例題

1　免許証の再交付申請ができるのはどれか
①免許証を汚したとき　②本籍地を変更したとき
③現住所を変更したとき　④氏名を変更したとき

2　はり師，きゅう師の資格要件で欠格事項でないのはどれか
①外国国籍者　②麻薬中毒者
③罰金刑に処せられた者　④無免許施術を行った者

3　あはき師免許資格の消極的要件であるのはどれか
①国家試験に合格すること　②あへん中毒者
③指定養成施設で３年教育を受ける者　④身体障害者

4　施術者業務が開始できるのはいつか
①試験に合格したとき　②合格証を受領したとき
③免許証交付の申請を行ったとき　④名簿に登録されたとき

5　免許再交付後，紛失した免許を見つけたときの返納期限はどれか
①３日　②５日　③７日　④10日

6　あはき師の免許証について，返納期限が５日のものはどれか
①住所変更があったとき　②氏名の変更があったとき
③戸籍の変更があったとき　④免許の取消し処分をうけたとき

7　あん摩マッサージ指圧師，はり師，きゅう師等に関する法律で再交付を受けた後，失った免許証を発見した場合の対応で正しいのはどれか
①自身で破棄する　②保健所長に返納する
③都道府県知事に返納する　④厚生労働大臣に返納する

ワンポイント

・免許や名簿登録に関する届出は，すべて厚生労働大臣に提出
・登録・抹消の期日に関する問題は混同しやすいので，注意する
・身体障害者，国籍は，免許資格の欠格事由にあたらない

2　あはき師に関する法律業務と罰則

[1]　施術所の届け出

①**提出先**：都道府県知事（保健所のある市は市長，特別区は区長）

②**提出期日**：

- 滞在業務：あらかじめ，滞在業務地の都道府県知事へ
- 出張治療：開始時，業務（施術）を行う場所の都道府県（休止・廃止・再開も同じ）
- 施術所での業務：開設後10日以内（休止・廃止・再開も同じ）

[2]　施術所の構造設備

①6.6 m^2 以上の専用の施術室，3.3 m^2 以上の待合室を有する

②施術室は，室面積の1/7以上に相当する部分を外気に開放しうる．ただし，適当な換気装置があるときはこの限りでない

③施術に用いる器具，手指などの消毒設備を有すること

[3]　広告において許可された事項

(1)施術者である旨並びに施術者の氏名及び住所

(2)第1条に規定する業務（あん摩・マッサージ，指圧，はり・きゅう）の種類

(3)施術所名，電話番号及び所在場所を表示する事項

(4)施術日又は施術時間

(5)その他厚生労働大臣が指定する事項：①もみりょうじ，②やいと，えつ，③小児鍼（はり），④医療保険療養費支給申請ができる旨，⑤予約に基づく施術の実施，⑥休日又は夜間における施術の実施，⑦出張による施術の実施，⑧駐車設備に関する事項

[4]　罰則（罰金）

① **3年以下の懲役又は100万円以下の罰金**：医業禁止違反，薬品禁止違反

② **50万円以下**：無免許業務，不正の免許取得，守秘義務違反，医業類似行為違反，業務禁止処分に違反等，医師名称違反

③ **30万円以下**：消毒義務違反，広告制限違反，業務禁止処分に違反等施術制限に違反，施術所の届出違反，施術所の報告要求や立ち入り検査に違反，施術所の処分や命令に違反

④ **20万円以下**：医療機関名称に違反

正解：1—③，2—②，3—①，4—④，5—②

例題

1　施術所の構造設備基準で誤っているのはどれか
①6.6 m^2 以上の専用施術室　②3.3 m^2 以上の待合室
③外気開放の部屋面積は 1/8 以上　④消毒設備の常備

2　施術所開設の届出先で正しいのはどれか
①厚生労働大臣　②都道府県知事
③市区町村長　④保健所長

3　あはき法等に関する法律で広告できないのはどれか
①施術者の技能　②予約に基づく施術の実施
③出張による施術の実施　④駐車設備に関する事項

4　あはき法で広告できるのはどれか
①学位　②施術方法
③設備　④施術者の氏名

5　守秘義務違反の罰金について正しいのはどれか
①100 万円以下　②50 万円以下
③30 万円以下　④20 万円以下

ワンポイント

・療養費支給を示す場合，医師の同意が必要な旨の記載が必要
・施術所の開設者は，施術所を常に清潔に保ち，採光・照明・換気を十分にする措置を講じなければならない
・「やいと」及び「えつ」は，灸を指す
・「医」や「科」の広告使用は禁止
・守秘義務の違反は，医師法ではなく刑法により処罰される
・処罰される内容について，整理して覚えること
・無免許営業について：学校又は養成施設の生徒であっても，あん摩・マッサージ，指圧，はり・きゅうなど業として行ってはならない．また，無報酬であっても業としてみなされることがある
・療養費の受療委任を新たに取り扱う場合，研修の受講と実務経験（1 年間）が必要

3　関係法規

1　医療関係法規

①**医療法**：医療を行う場所に関する法規
- **病院**：ベッド数 20 以上，医師や歯科医師が業務を行う場所
- **診療所（医院）**：ベッド数 19 以下，医師や歯科医師が業務を行う場所
- **助産所**：ベッド数 10 以上の入所施設を有してはならない
- **特定機能病院**：ベッド数 400 以上，厚生労働大臣の許可する高度医療を提供する病院

②**医師法（歯科医師法）**：免許，試験，名称及び業務の独占，業務を規定

③**薬事法**：薬局，医療用具の製造，販売及び医薬品，医療用具に関する広告を規定

④**薬剤師法**：薬剤師の名称独占や調剤，医薬品の供給等を規定

⑤**その他の医療従事者に関する法律**（医師の指示のもとに業務を行う）
- 保健師助産師看護師法：国家資格
- 理学療法士及び作業療法士法：国家資格．理学療法士の業務/ADL や物理療法，運動療法等，作業療法士の業務/精神や身体障害者の社会復帰のために必要な作業
- 臨床工学技士法：国家資格．人工心肺装置等の操作・保守点検
- その他：国家資格．視能訓練士法，言語聴覚士法，義肢装具士法，臨床検査技師・衛生検査技師等に関する法律，歯科衛生士法，救急救命士法等

＊国家資格とは，厚生労働大臣の免許を意味する

2　衛生関係法規

①**地域保健法**：保健所や市町村保健センターの設置等，地域保健対策の基本事項等を規定

②**母体保護法**：旧優生保護法．不妊手術や人工妊娠中絶等を規定

③**その他**：学校保健法，理容師法，美容師法，栄養士法，旅館業法，公衆浴場法等

3　社会福祉関係の法規

- 身体障害者福祉法：身体障害者の更生，医療及び福祉に関する規定

正解：1—③，2—④，3—④，4—④，5—②

例題

1　誤っている組み合わせはどれか
①人工妊娠中絶―母体保護法
②医師名称の独占―医師法
③薬品の広告―薬剤師法
④医療従事者の業務―医師の指示が必要

2　医療行為と医療従事者との組み合わせで正しいのはどれか
①Ｘ線撮影―臨床検査技師　②物理療法―作業療法士
③外科手術―救急救命士　④人工心肺装置―臨床工学技士

3　医療機器について定めている法律はどれか
①医療法　②毒物及び劇物取締法
③ PL 法　④薬事法

4　はり師・きゅう師による医薬品投与が違反となる法律はどれか
①薬事法　②刑法　③医療法　④医師法

5　医療法で特定機能病院の要件に該当しないのはどれか
①高度の医療を提供する能力
②救急医療を提供する能力
③ 10 以上の診療科名
④ 400 以上の患者を入院させる施設

ワンポイント

・児童福祉法：18 歳未満の者の健全な育成と生活の保障を規定．内容は①育成医療，②療育医療，③補装具給付など
・育成医療：未熟児や身体障害児に関する自立や福祉を支援
・療育医療：骨関節結核及びその他の結核にかかっている児童の入院，学習や生活への支援
・養育医療：出生時体重が 2,000 g 以下の未熟児や医師が入院養育を必要と認めた未熟児が生活能力を得るための支援

Ⅳ　解剖学

1　解剖学の基礎（1）

① 各胚葉から分化する主要な組織と器官

外胚葉	①表皮：毛，爪，皮膚腺．②神経系：脳，脊髄，末梢神経． ③感覚器：視覚器，平衡聴覚器，味覚器，嗅覚器
中胚葉	①骨格系：骨，軟骨，結合組織．②筋系：横紋筋，平滑筋． ③循環器：心臓，血管，リンパ管，血液．④泌尿・生殖系：腎臓，精巣，子宮，卵巣
内胚葉	①消化器：胃，腸，肝臓，膵臓．②呼吸器：喉頭気管，気管支，肺．③尿路：膀胱，尿道

② 染色体と性別

①染色体数：46 個　常染色体：44 個　性染色体：2 個

②性別：男性：XY　女性：XX　精子：X か Y　卵子：X のみ

③ 細胞の分裂

①減数分裂（DNA が 1/2）：生殖細胞

②有糸分裂（DNA が 2 倍）：体細胞

以下は体細胞分裂の周期（M 期）の特徴

前期	核膜，核小体は消失し，染色体が形成される，2 対の中心体がそれぞれの両極に移動し，紡錘糸の形成を始める
中期	染色体は赤道面に配列し，紡錘糸がそれに付着する
後期	2 個の娘染色体が形成され，両極に移動する
終期	娘染色体は再び染色質に変わり，核小体が出現する

④ 上皮組織

単層扁平上皮	血管内皮・リンパ管内皮・肺胞壁・漿膜（腹胸膜）
重層扁平上皮	表皮・口腔・食道・直腸下部
単層立方上皮	甲状腺・尿細管
単層円柱上皮	胃腸の粘膜上皮・子宮内膜
重層円柱上皮	尿道
多列円柱線毛上皮	鼻腔・気道・気管支・卵管
移行上皮	腎盂・尿管・膀胱

正解：1—①，2—③，3—①，4—④，5—①

例題

1　内胚葉から分化するのはどれか
①小腸上皮　②赤血球　③表皮　④平滑筋

2　移行上皮が分布するのはどれか
①表皮　②腸上皮　③膀胱　④鼻腔

3　外胚葉由来はどれか
①脊髄　②骨　③平滑筋　④尿道

4　腹膜を形成する上皮で正しいのはどれか
①移行上皮　②円柱上皮　③線毛上皮　④扁平上皮

5　気管内面にみられるのはどれか
①多列線毛上皮　②単層立方上皮
③単層扁平上皮　④移行上皮

ワンポイント

・上皮組織の分類が出題されることがある
・近年，細胞分裂や胚葉の出題は少ない

1 解剖学の基礎（2）

1 結合組織

線維性結合組織	①線維：膠原線維・細網線維・弾性線維 ②細胞：線維細胞・大食細胞・肥満細胞・形質細胞・脂肪細胞
軟骨組織	①硝子軟骨：関節軟骨・肋軟骨・気管軟骨 ②弾性軟骨：耳介軟骨・鼻軟骨・喉頭蓋軟骨 ③線維軟骨：椎間円板・恥骨結合・膝関節半月
骨組織	骨基質と骨細胞からなる
血液とリンパ	血球：赤血球・白血球・血小板

2 筋組織（筋原線維はアクチンとミオチンからなる）

横紋筋	骨格筋	横紋あり	多核	随意筋・運動神経が支配
	心　筋	横紋あり	単核	不随意筋・自律神経が支配
平滑筋		横紋なし	単核	不随意筋・自律神経が支配

3 神経組織

神経細胞	ニューロンともいう．細胞体と軸索・樹状突起からなる シナプス：軸索の終末と他の樹状突起や筋細胞からなり，シナプス間隙がある
神経膠細胞	グリア細胞ともいう 星状膠細胞：血液脳関門の形成に関与；希突起膠細胞：髄鞘の形成に関与，末梢神経の髄鞘をつくるのはシュワン細胞ともいう

正解：1—①，2—②，3—①，4—③

例題

1 硝子軟骨として適切なのはどれか
①耳介軟骨 ②椎間円板 ③恥骨結合 ④肋軟骨

2 弾性軟骨として適切なのはどれか
①気管軟骨 ②喉頭蓋軟骨 ③関節軟骨 ④椎間円板

3 骨格筋の特徴として正しいのはどれか
①横紋構造がある ②単核細胞である
③不随意筋である ④自律神経が支配する

4 ニューロンの構成に関与しないのはどれか
①細胞体 ②軸索 ③グリア細胞 ④樹状突起

ワンポイント

・近年，出題は少ない
・軟骨組織の分類をおさえておく
・筋組織の特徴は，生理学でも出題される

2　骨格系/骨の一般

1　骨の発生と成長

①**膜内骨化（付加骨）**：頭蓋骨，鎖骨のような扁平骨のみ

②**軟骨内骨化（置換骨）**：大半の骨．軟骨が骨に置き換わる

2　骨層板

骨の基本構造で，長骨の骨幹部（緻密骨）にみられる

①**ハバース管**：骨の長軸方向に走り，その中を血管と神経が通る

②**ハバース層板**：**ハバース管**を同円心状に並ぶ骨板層（骨単位ともいう）

③**フォルクマン管**：ハバース管の間または骨膜面・骨髄面とハバース管を横走し，血管と神経を通す

3　骨膜

密性結合組織で，血管や神経に富み，痛みに敏感，骨の保護と栄養に関与する．

シャーピー線維：骨膜から分かれ，直角に骨に入り骨膜を骨表面に固定させる

4　骨の形状

長骨（上肢や下肢の大部分の骨），**短骨**（手根骨と足根骨），**扁平骨**（頭蓋骨・胸骨・肋骨で板間層がある），**含気骨**（前頭骨・上顎骨・篩骨・蝶形骨）

5　骨の連結

①**線維性の連結**：**靱帯結合・縫合**（頭蓋骨の間の結合）・釘植（歯根と歯槽骨との結合）

②**軟骨性の結合**：**軟骨結合**（硝子軟骨により結合される），**線維軟骨結合**（円板状の構造で恥骨結合と椎体間結合にみられる）

③**滑膜性の連結**：関節と呼ばれる．骨膜により２つの骨が連結される．連結部に関節腔ができている

正解：1—④，2—④，3—③，4—①，5—①

例題

1　膜内骨化を示すのはどれか
①大腿骨　②椎骨　③寛骨　④前頭骨

2　軟骨内骨化をするのはどれか
①頭頂骨　②上顎骨　③鎖骨　④寛骨

3　骨膜から分かれ，骨膜を骨表面に固定させるのはどれか
①ハバース管　　②フォルクマン管
③シャーピー線維　④ハバース層板

4　含気骨はどれか
①前頭骨　②大腿骨　③胸骨　④手根骨

5　線維性の結合はどれか
①釘植　②仙腸関節　③恥骨結合　④椎間関節

ワンポイント

・膜内骨化の骨を覚える
・含気骨や扁平骨が出題されやすい
・骨の連結は線維性をまず覚える

2　骨格系/頭蓋骨①

頭蓋骨：脳頭蓋と顔面頭蓋からなる

1　脳頭蓋

頭蓋腔をつくる．6種8骨が関与する

無対性の骨(4):前頭骨・後頭骨・篩骨・蝶形骨.**有対性の骨**(2):頭頂骨・側頭骨

前頭骨	含気骨：前頭洞・眼窩上縁・眼窩上孔
頭頂骨	四角形の扁平骨で，左右1対，冠状，矢状，鱗状及びラムダ縫合の形成に関与する
側頭骨	頬骨突起・乳様突起・茎状突起・下顎窩・頸動脈管・頸静脈孔・顔面神経管
後頭骨	大（後頭）孔・斜台・後頭顆・舌下神経管・頸静脈孔・上項線
蝶形骨	トルコ鞍・下垂体窩・視神経管・上，下眼窩裂・正円孔・卵円孔・棘孔

①頭蓋冠（縫合と泉門）

冠状縫合	前頭部で前頭骨と左右の頭頂骨からなる
矢状縫合	頭頂部で左右の頭頂骨からなる
鱗状縫合	側頭部で側頭骨と頭頂骨からなる
ラムダ縫合	後頭部で頭頂骨と後頭骨からなる，人字縫合ともいう
大泉門	前頭骨と頭頂骨からなる，生後2歳ぐらいで閉じる
小泉門	後頭骨と頭頂骨からなる，生後3カ月ぐらいで閉じる

②**頭蓋底**：内頭蓋底と外頭蓋底からなる

● **内頭蓋底**

前頭蓋窩	前頭骨・篩骨（篩板）・蝶形骨（小翼）
中頭蓋窩	蝶形骨・側頭骨：トルコ鞍・下垂体窩・視神経管・上眼窩裂・正円孔・卵円孔・棘孔・破裂孔・頸動脈孔
後頭蓋窩	側頭骨・後頭骨：大（後頭）孔・舌下神経管・頸静脈孔・内耳孔

● **外頭蓋底**

前部	上顎骨・口蓋骨・蝶形骨：骨口蓋・切歯孔・大，小口蓋孔・後鼻孔
中部	後頭骨（底部）・左右の側頭骨（錐体）：大孔・乳様突起・茎乳突孔・頸静脈孔，頸動脈管
後部	後頭骨：大孔・後頭顆・舌下神経管

正解：1—③，2—②，3—②，4—②，5—③

例題

1 頭蓋の骨で茎状突起があるのはどれか
①頬骨 ②上顎骨 ③側頭骨 ④蝶形骨

2 頭蓋骨で有対性の骨はどれか
①前頭骨 ②頭頂骨 ③篩骨 ④蝶形骨

3 大泉門を囲む骨について正しい組み合わせはどれか
①前頭骨と側頭骨 ②前頭骨と頭頂骨
③頭頂骨と側頭骨 ④頭頂骨と後頭骨

4 矢状縫合の説明で正しいのはどれか
①前頭骨と頭頂骨をつなぐ ②左右の頭頂骨をつなぐ
③側頭骨と頭頂骨をつなぐ ④頭頂骨と後頭骨をつなぐ

5 後頭蓋窩にみられるのはどれか
①トルコ鞍 ②正円孔 ③内耳孔 ④破裂孔

ワンポイント

・頭蓋骨の各特徴を覚える
・とくに突起と孔がいずれの頭蓋骨の特徴が正確に覚える

2　骨格系/頭蓋骨②

2　顔面頭蓋：9種15個の骨が関与する．3種は無対性，6種は有対性

無対性の骨	下顎骨・鋤骨・舌骨
有対性の骨	上顎骨・鼻骨・下鼻甲介・頬骨・涙骨・口蓋骨

①**眼窩**

構成(7種)	前頭骨・蝶形骨・上顎骨・篩骨・頬骨・涙骨・口蓋骨
上縁	前頭切痕・眼窩上孔（眼窩上切痕）
後端	視神経管・上眼窩裂・下眼窩裂
下縁	鼻涙管(内側下面，涙骨と頬骨より)・眼窩下孔(眼窩孔の下縁)

②**鼻腔・副鼻腔**

鼻腔	梨状口(顔面)，後鼻孔(咽頭へ)，鼻中隔(上半は篩骨，下半は鋤骨)，鼻涙管(下鼻道の前端にみられ，眼窩内壁へ交通する)
副鼻腔	鼻腔をつくる前頭骨・篩骨・蝶形骨・上顎骨は含気骨で，内部に空洞をもつ
前頭洞	中鼻道に開く
篩骨洞	中鼻道と上鼻道に開く
蝶形骨洞	上鼻道の後方（蝶篩陥凹）に開く
上顎洞	中鼻道に開く，最大の副鼻腔

③**口腔**

口腔の上壁	上顎骨・口蓋骨：前の2/3は硬口蓋で後ろの1/3は軟口蓋（横紋筋）
口腔の下部	下顎骨：オトガイ隆起・オトガイ孔

正解：1—③，2—②，3—②，4—④，5—②

例題

1　無対性の骨はどれか
①上顎骨　②鼻骨　③鋤骨　④頬骨

2　副鼻腔を有しない骨はどれか
①前頭骨　②下顎骨　③蝶形骨　④篩骨

3　眼窩の構成に関与しない骨はどれか
①前頭骨　②側頭骨　③頬骨　④上顎骨

4　下鼻道に開口するのはどれか
①耳管　②上顎洞　③蝶形骨洞　④鼻涙管

5　鼻腔について正しいのはどれか
①前頭洞は上鼻道に開く
②梨状口は顔面に向かっている
③鼻涙管は上鼻道の前端にみられる
④鼻中隔は篩骨と鼻骨からなる

ワンポイント

・眼窩を構成する骨，副鼻腔を有する骨を覚える
・副鼻腔がいずれの鼻道に開口するか正確に覚える
・頭蓋骨と同様に骨の有対性・無対性をチェックする

2　骨格系/体幹の骨

1　脊柱

頸椎7個・胸椎12個・腰椎5個・仙骨1個（仙椎5個）・尾骨1個

①**脊柱の弯曲**：**前弯→**頸部と腰部・**後弯→**胸部と仙骨部

②**椎骨**：**椎体と椎弓**からなる．典型の椎弓（胸椎）は4種7個の突起（棘突起1，横突起2，上・下関節突起は各2）がある

頸椎	横突孔は頸椎のみ，椎骨動脈はC1～C6の横突孔を通る
	①環椎（C1）：椎体が欠如する．②軸椎（C2）：歯突起がみられる．③隆椎（C7）：体表で棘突起を触診する起点
胸椎	肋骨窩と横突肋骨窩がみられる
腰椎	肋骨突起・副突起・乳頭突起（上関節突起の上外面）がみられる
仙骨	仙骨底（上面），横線（椎体の癒合で前面にある），仙骨裂孔（仙骨管下端），耳状面（外側面）；前・後仙骨孔（仙骨神経が通る）

③**椎骨の連結**

椎間円板	線維輪（線維軟骨が層板をなし重なった）；髄核（線維輪の中心部）
椎間関節	椎骨間の下・上位関節突起からなる
脊柱靱帯	①前・後縦靱帯（椎体と椎間円板を）．②黄色靱帯（椎弓の間を結ぶ一番強い靱帯）．③棘間靱帯．④棘上靱帯（頸部では項靱帯という）

2　胸郭

胸椎・肋骨・胸骨からなる．左右径は前後径より大きい．第9肋骨の高さで最大となる

①**胸骨**

胸骨柄	頸切痕（上縁正中部），鎖骨切痕（頸切痕の両側）
胸骨体	胸骨角（胸骨柄と胸骨体との結合縁，第2肋骨が付着し，肋骨を体表から数える基準点，肋骨切痕（胸骨体の両縁）
剣状突起	鳩尾ともいう

3　肋骨

12対の扁平骨

真肋	第1～7肋骨は肋軟骨を通じて直接に胸骨につく
仮肋	第8～12肋骨は胸骨と直接に連なっていない
肋骨弓	第7～10肋骨のつくった連結
浮遊肋	第11～12肋骨は，遊離している

正解：1―③，2―③，3―③，4―②，5―①

例題

1　脊柱について正しいのはどれか
①歯突起は環椎にみられる
②胸椎の連結による弯曲は前弯である
③腰椎には肋骨突起がみられる
④腰椎には横突孔がある

2　頸椎について正しいのはどれか
①生理的後弯がある
②椎骨動脈は第7頸椎の横突孔を通る
③環椎には椎体がない
④第6頸椎を隆椎と呼ぶ

3　椎弓を結ぶ靱帯はどれか
①前縦靱帯　②後縦靱帯　③黄色靱帯　④棘間靱帯

4　胸骨角に付着するのはどれか
①第1肋骨　②第2肋骨　③第3肋骨　④第4肋骨

5　胸郭について正しいのはどれか
①胸郭は胸椎・胸骨・肋骨からなる
②肋骨切痕は胸骨柄の両縁にある
③第9肋骨は肋軟骨を介して胸骨とつながる
④第10肋骨は浮遊肋である

ワンポイント

・脊柱の前弯と後弯をしっかり覚える
・各椎骨の特徴が出題されやすい
・胸郭については図柄のイメージで覚える

2　骨格系/上肢の骨

1　上肢帯の骨

鎖骨	S字状で上肢骨と体幹を結ぶ骨で，外側の1/3点が骨折しやすい
肩甲骨	逆三角の扁平骨．肩甲骨下角(T7棘突起の高さ)，肩甲下窩(前面「肋骨面」)，棘上窩・棘下窩(後面「背面」)；関節窩(外側角が肥厚し先端にできたくぼみ)，烏口突起(関節窩と肩甲切痕との間で前外側方への鉤状の突起)，肩甲切痕(烏口突起の基部)，肩甲棘(後面「背面」)，肩甲棘内側端(T3棘突起の高さ)，肩峰(肩甲棘の外側端が関節窩より外側上方に突出し肩関節の頂上で形成する)

2　自由上肢の骨：上腕骨・前腕骨・手の骨からなる

①上腕骨

近位端	上腕骨頭；解剖頸（上腕骨頭の基部），小結節（上腕骨頭の前面），大結節（上腕骨頭の外側面），大・小結節稜（大，小結節の下方），結節間溝（大，小結節の間），外科頸（大，小結節から骨体への移行部で骨折しやすい）
骨体	三角筋粗面（ほぼ中央の外側面）；橈骨神経溝（後面に内上方から外下方へ斜走する）
遠位端	外側上顆・内側上顆，上腕骨窩（外・内側上顆の間），上腕骨滑車（上腕骨窩の内側の2/3），鉤突窩（滑車前面の上方），肘頭窩（滑車の後面），上腕骨小頭（上腕骨窩の外側の1/3），橈骨窩（上腕骨小頭の上方），尺骨神経溝（内側上顆の後面）

②前腕骨

尺骨	近位端	鉤状突起(前面)，肘頭(後面)，滑車切痕(鉤状突起と肘頭との間)，橈骨切痕(鉤状突起の外側)，尺骨粗面(鉤状突起の下方)
	骨体	三角柱状，骨間縁（橈骨に向かう鋭い外側縁，橈骨との間に骨間膜が付く）
	遠位端	尺骨頭（下端），茎状突起（内側）
橈骨	近位端	橈骨頭（上端），関節環状面（尺骨の橈骨切痕に対する環状の関節面），橈骨頸（橈骨頭の下方が細くできた），橈骨粗面（橈骨頸の下方で前内側にある）
	骨体	三角柱状，骨間縁がみられる
	遠位端	茎状突起（外側），尺骨切痕（内側），手根関節面（下面）

③手の骨

- **手根骨**：近位列：橈側から舟状骨・月状骨・三角骨・豆状骨（手根関節に関わらない）
  遠位列：大菱形骨・小菱形骨・有頭骨・有鉤骨
- **中手骨**：底（近位端）・体（中央）・頭（遠位端）を分ける
- **手指骨**：基節骨・中節骨・末節骨を分ける．母指では中節骨がない

正解：1—①，2—③，3—④，4—②，5—①

例 題

1　上腕骨近位端に見られるのはどれか
①結節間溝　②橈骨神経溝　③尺骨神経溝　④外側上顆

2　鉤状突起が見られるのはどれか
①肩甲骨　②上腕骨　③尺骨　④中手骨

3　骨間縁が見られる骨はどれか
①鎖骨　②肩甲骨　③上腕骨　④尺骨

4　手の骨において母指に見られないのはどれか
①末節骨　②中節骨　③基節骨　④中手骨

5　遠位列手根骨はどれか
①有頭骨　②舟状骨　③三角骨　④月状骨

ワンポイント

・時々出題される
・上腕骨では，筋の付着とともに整理しておく
・肘関節回りの構造は図柄のイメージで覚える
・尺骨と橈骨についてもイメージで覚える

2 骨格系/下肢の骨①

1 下肢帯の骨

①**寛骨**：成人では腸骨・坐骨・恥骨が癒合して1つになる

腸骨	寛骨の上半部をなす：腸骨窩（内側面の前2/3），耳状面（内側面の後1/3），殿筋面（外側面，前・後・下殿筋線がみられる），腸骨稜（上縁が肥厚しできた），上前腸骨棘・上後腸骨棘
坐骨	寛骨の後下部をなす：坐骨結節（後縁の下端に大きな隆起），坐骨棘（後方に向かって突出する），大坐骨切痕（坐骨棘の上方），小坐骨切痕（坐骨棘の下方），大・小坐骨孔（坐骨棘と仙骨・尾骨の間に仙棘靱帯と仙結節靱帯によってつくられる）
恥骨	寛骨の前下内側をなす：恥骨結合面（恥骨体の前内側端），恥骨結合（対側の恥骨結合面と結合してなす），恥骨結節（恥骨結合の前外側面）

- **寛骨臼**：腸骨・坐骨・恥骨の3骨会合部（寛骨の外側面の中央）にある
- **閉鎖孔**：坐骨と恥骨からなる，寛骨の前下部にある

②**骨盤**：左右の寛骨と仙骨・尾骨からなる

骨盤上口	男性：ハート形	女性：横楕円形
恥骨下角	男性：小（60°）	女性：大（90°）
骨盤腔	男性：狭く，漏斗形	女性：広く，円筒形
閉鎖孔	男性：卵円形	女性：三角形

正解：1—①，2—④，3—③，4—④

例題

1　寛骨について正しいのはどれか
①耳状面は腸骨の内側にある
②恥骨結節は恥骨結合の後面にある
③坐骨棘は前方にむかって突出する
④恥骨は寛骨の後下部をなす

2　寛骨を構成しない骨はどれか
①腸骨　②坐骨　③恥骨　④仙骨

3　閉鎖孔に関与する骨の組み合わせで正しいのはどれか
①腸骨と坐骨　②腸骨と恥骨　③坐骨と恥骨　④坐骨と仙骨

4　骨盤について正しいのはどれか
①男性の骨盤上口は楕円形である
②恥骨下角は女性より男性のほうが大きい
③骨盤腔は女性より男性のほうが広い
④男性の閉鎖孔は卵円形である

ワンポイント

・出題は少ない
・寛骨の構成と構成する骨の特徴を覚える

2　骨格系/下肢の骨②

[2] 自由下肢の骨

①大腿骨

近位端	大腿骨頭（内上方），大腿骨頭窩（大腿骨頭の中央で大腿骨頭靱帯（関節内靱帯）が付着し血管が大腿骨頭の内部に入る），大腿骨頸（大腿骨頭の中央より外側下方に傾く），頸体角（大腿骨頸と大腿骨体との間にできた傾斜角），大転子（大腿骨頸の基部の外側上方），転子窩（大転子の基部の内側面），小転子（大腿骨頸の基部の内側下方）
骨体	粗線（後面に縦走する線状の隆起），内・外側唇（粗線の両側），殿筋粗面（外側唇が大転子の下方に達する部位）
遠位端	内側顆・外側顆；顆間窩（内・外側顆の間にできたくぼみ），内側・外側上顆（外・内側顆はそれぞれ側方に突出した部位），膝蓋面（内・外側顆の前面）

②膝蓋骨：逆三角形の扁平骨で，大腿四頭筋腱に包まれる種子骨

③下腿の骨：**脛骨**と**腓骨**からなる

- **脛骨：下腿の内側にある長管骨で大腿とともに体重を支える**

近位端	内・外側顆（上端の両側）；顆間隆起（内・外側顆の上面中央）
骨体	脛骨粗面（鋭く突出した前縁の近位端にみられる），骨間縁（外側，腓骨と下腿骨間膜が張る）
遠位端	内果（下端は内側に突起する）・腓骨切痕（外側面）

- **腓骨：下腿の外側にある細い長骨**

近位端	腓骨頭（膝関節の外側下方に触れる）
骨体	細長くねじれている，骨間縁（内側）
遠位端	外果（下端は外側に突起する）

④足の骨：**足根骨**・**中足骨**・**足指骨**からなる

- **足根骨**

近位	距骨：足関節に関わる唯一の足根骨，3つの関節面（距骨滑車・舟状骨との関節面・踵骨との関節面），踵骨：距骨の下にかかとをつくる；踵骨隆起にアキレス腱がつく
遠位	舟状骨・内側楔状骨・中間楔状骨・外側楔状骨・立方骨

- **中足骨**：5本の骨で底（近位端）・体（中央）・頭（遠位端）を分ける
- **足指骨**：近位端より基節骨・中節骨・末節骨の順に並べ，母指には中節骨がない

正解：1—②，2—②，3—④，4—①，5—①

例題

1　下肢の骨について誤っている記述はどれか

①大腿骨の後面に粗線がある
②大腿骨と腓骨は関節をつくる
③脛骨と腓骨は関節をつくる
④脛骨には腓骨切痕がある

2　腓骨について正しいのはどれか

①下腿の内側に位置する　②下端に靱帯結合がある
③膝関節を構成する　④含気骨に分類される

3　下肢の骨について正しいのはどれか

①距骨には載距突起がある　②腓骨にはヒラメ筋線がある
③脛骨には粗線がある　④大腿骨には恥骨筋線がある

4　種子骨であるのはどれか

①膝蓋骨　②恥骨　③坐骨　④距骨

5　アキレス腱が付着するのはどれか

①踵骨　②腓骨　③脛骨　④距骨

ワンポイント

・膝関節および足関節に関与する骨を整理しておく
・粗面や粗線のある骨をチェックしておく

2　骨格系/主要な関節

頭部	環椎後頭関節		環椎上関節面と後頭顆	楕円関節
	正中環軸関節		軸椎の歯突起と環椎前弓（歯突起窩）	車軸関節
	顎関節		下顎頭と側頭骨の下顎窩	顆状関節；関節円板
上肢の関節	胸鎖関節		鎖骨の内側端と胸骨柄	球関節；関節円板
	肩関節		肩甲骨の関節窩と上腕骨頭	球関節；関節唇
	肘関節	腕尺関節	上腕骨滑車と尺骨の滑車切痕	蝶番関節
		腕橈関節	上腕骨小頭と橈骨頭	球関節
		上橈尺関節	橈骨頭と尺骨の橈骨切痕	車軸関節；輪状靱帯
	下橈尺関節		尺骨頭と橈骨の尺骨切痕	車軸関節；関節円板
	橈骨手根関節（手関節）		橈骨の手根関節面と近位手根骨	楕円関節（豆状骨がなし）
	CM 関節：手根中手関節；MP 関節．中手指節関節；IP 関節．指節間関節（PIP：近位，DIP：遠位）			
下肢の関節	股関節		大腿骨頭と寛骨臼	臼状関節；関節唇
	膝関節		大腿骨の内･外側顆と脛骨の内･外側顆（腓骨が関与しない）	顆状関節；内，外側副靱帯・関節内，膝蓋靱帯；半月板
	距腿関節（足関節）		脛骨の下関節面，内果関節面と腓骨の外果関節面と距骨の距骨滑車	ラセン関節；内側靱帯（三角靱帯）
	踵立方関節		踵骨と立方骨（踵立方関節と距踵舟関節をショパール関節という）	
	リスフラン関節		足根中足関節のこと（舟状骨が関与しない）	
	足の指節間関節（IP 関節）；PIP：近位指節間関節，DIP：遠位指節間関節			

正解：1―①，2―③，3―②，4―②，5―③

例題

1　手関節に関与しない手根骨はどれか
①豆状骨　②舟状骨　③三角骨　④月状骨

2　頭蓋で下顎骨が関節をなすのはどれか
①前頭骨　②上顎骨　③側頭骨　④蝶形骨

3　ラセン関節はどれか
①腕尺関節　②距腿関節　③肩関節　④仙腸関節

4　リスフラン関節に関与しない骨はどれか
①楔状骨　②舟状骨　③立方骨　④中足骨

5　関節円板が関与しないのはどれか
①顎関節　②胸鎖関節　③腕橈関節　④下橈尺関節

ワンポイント

・関節の種類を整理しておく
・関節を構成する骨を覚える
・関節の特徴をおさえておく

3　筋系/頭・頸部の筋

1　頭部の筋群

①表情筋

後頭前頭筋	前頭筋・帽状腱膜・後頭筋からなる．前頭筋は眉を引き上げ，額にしわをつくる	顔面神経
眼輪筋	眼裂を輪状に取り込み，目を閉じる．目を開くのは上眼瞼挙筋	
鼻　筋	外鼻孔を広げる	
口輪筋	口を閉じる	
頬　筋	(起)上・下顎骨とその靱帯．(止)口輪筋．口角を外側にひく	

②咀嚼筋

咬筋	(起)頬骨弓．(止)下顎枝・下顎角．下顎骨の挙上・歯を咬みあわせる	下顎神経（三叉神経の第3枝）
側頭筋	(起)側頭骨・頭頂骨．(止)下顎骨の筋突起．下顎の挙上・後方にひく	
外側翼突筋	(起)蝶形骨の翼状突起．(止)下顎関節突起．下顎骨の前方移動	
内側翼突筋	(起)蝶形骨の翼突窩．(止)下顎角の内面．下顎の挙上・左右に移動	

2　頸部の筋群

広頸筋	(起)下顎骨下縁．(止)下胸部の上部皮膚．口角を下方に引き下げる	顔面神経
胸鎖乳突筋	(起)側胸骨柄上縁・鎖骨内側1/3．(止)側頭骨乳様突起．頭の側屈・回旋（1側）．頭の前後屈（両側）	副神経・頸神経ワナ
舌骨上筋群	顎二腹筋・顎舌骨筋・オトガイ舌骨筋・茎突舌骨筋等	
舌骨下筋群	胸骨舌骨筋・肩甲舌骨筋・胸骨甲状筋・甲状舌骨筋等	
斜角筋	前・中・後斜角筋の3筋．(起)頸椎の横突起．(止)第1～2肋骨．肋骨の挙上・胸郭上口を支持する	頸神経(C2–7)の前枝
斜角筋隙	前斜角筋と中斜角筋からなる．腕神経叢と鎖骨下動脈が通る	
椎前筋	頸長筋・頭長筋・前頭直筋・外側頭直筋	

● 頸部における三角

顎下三角	顎二腹筋の前腹と後腹と下顎骨の下縁	顎下腺・リンパ節
頸動脈三角	顎二腹筋後腹と肩甲舌骨筋上腹と胸鎖乳突筋前縁	総頸動脈を内・外頸動脈に分ける
筋三角	肩甲舌骨筋下より下方の筋三角	喉頭気管部ともいう
後頸三角	胸鎖乳突筋後縁と鎖骨の中1/3と僧帽筋の前縁	腕神経叢・鎖骨下動脈

正解：1—③，2—④，3—①，4—③，5—③

例題

1　下顎神経支配の筋はどれか
①頬筋　②口輪筋　③咬筋　④眼輪筋

2　舌骨上筋はどれか
①肩甲舌骨筋　②胸骨甲状筋　③甲状舌骨筋　④顎舌骨筋

3　咀嚼筋で下顎骨を前方に移動させる働きがあるのはどれか
①外側翼突筋　②内側翼突筋　③咬筋　④側頭筋

4　咀嚼筋であるのはどれか
①鼻筋　②口輪筋　③側頭筋　④頬筋

5　頸動脈三角に関与しないのはどれか
①顎二腹筋　②肩甲舌骨筋　③斜角筋　④胸鎖乳突筋

ワンポイント

・表情筋や咀嚼筋の働きがでやすい
・舌骨下筋群を正確に覚える
・頸部における三角の構成要素をおさえていく

3　筋系/胸・腹部の筋

1　胸筋：浅胸筋・深胸筋・横隔膜に分類される

①**浅胸筋**：胸郭から起こり上肢帯または上腕骨につく．腕神経叢の支配

大胸筋	(起)鎖骨内側 1/2・肋軟骨・腹直筋鞘．(止)上腕骨大結節稜．肩関節の屈曲・内転・内旋	内側胸筋神経 外側胸筋神経
小胸筋	(起)第 2–5 肋骨．(止)肩甲骨の烏口突起．肩甲骨を前下方にひく	
鎖骨下筋	(起)第 1 肋骨．(止)鎖骨下面．鎖骨を内下方にひく	鎖骨下筋神経
前鋸筋	(起)第 1–8 肋骨．(止)肩甲骨内側縁．肩甲骨を前外方にひく	長胸神経

②**深胸筋**：胸郭に起始と停止をもつ固有の胸筋で呼吸作用にかかわる

外肋間筋	(起)肋骨外面下縁．(止)下位肋骨外面上縁．吸気筋	肋間神経
内肋間筋	(起)肋骨内面下縁．(止)上位肋骨内面上縁．呼気筋	
最内肋間筋	肋間隙の最内層筋で，筋線維の走行は内肋間筋と同じ．呼気筋	
肋下筋	(起)肋骨後端内面．(止)上位肋骨内面．呼気筋	
胸横筋	(起)胸骨後面．(止)第 2–6 肋軟骨．呼気筋	
肋骨挙筋	(起)第 7 頸椎–12 胸椎の横突起．(止)下位肋骨；吸気筋	脊髄神経後枝

③**横隔膜**：(起)①腰椎部：上位腰椎の椎体前面．②肋骨部：下位 6 対肋骨と肋軟骨．③胸骨部：胸骨剣状突起の内面・(止)**腱中心**：主力な**吸気筋**で**横隔神経**（C3–5）の支配を受ける

大動脈裂孔	大動脈・奇静脈・胸管・大，小内臓神経（交感神経叢）が通る
食道裂孔	食道・迷走神経・左横隔神経・左胃動脈が通る
大静脈孔	下大静脈・右横隔神経が通る

2　腹筋

腹直筋		(起)恥骨結合・恥骨．(止)第 5–7 肋骨，剣状突起．腱画・白線・腹直筋鞘・臍輪
側腹筋	外腹斜筋	表層：前下方に斜走する．脊柱の前屈・側屈
	内腹斜筋	中層：外腹斜筋と交叉し内上方に斜走する．脊柱の前屈・側屈
	腹横筋	内層：水平に横行する
鼠径靱帯と鼠径管		外腹斜筋腱膜の下縁が肥厚し靱帯となって，上前腸骨棘と恥骨結節との間に張る．鼠径管は鼠径靱帯の上縁に沿って内下方へ斜走するもので，腸骨鼠径神経とともに男性では精索（精管，精巣動・静脈），女性では子宮円索が通る
腰方形筋		(起)腸骨稜．(止)第 12 肋骨．腰椎の側屈，後屈．腰神経叢

正解：1—①，2—①，3—②，4—③，5—①

例題

1 上腕骨大結節稜に停止する筋はどれか
①大胸筋 ②大円筋 ③小円筋 ④広背筋

2 烏口突起に停止する筋はどれか
①小胸筋 ②三角筋 ③烏口腕筋 ④上腕二頭筋短頭

3 横隔膜について誤っている記述はどれか
①停止部は腱中心である ②上面には肝臓が接する
③大動脈裂孔には胸管が通る ④頚神経叢の枝で支配される

4 横隔膜について誤っている記述はどれか
①頚神経の枝に支配される ②吸気筋としてはたらく
③大動脈裂孔を迷走神経が通る ④腰椎の椎体に起始をもつ

5 呼気筋でないのはどれか
①外肋間筋 ②内肋間筋 ③肋下筋 ④胸横筋

ワンポイント

・呼気筋と吸気筋を整理する
・横隔膜の特徴が出題されやすい
・裂孔をとおる末梢神経などをおさえる

3　筋系/背筋

①**浅背筋**：脊柱から起こり上肢帯または上肢の骨につく，上肢帯筋として上肢の運動に関与する

僧帽筋	(起)外後頭隆起・項靱帯・C7と全胸椎の棘突起.(止)肩甲棘・肩峰・鎖骨外側1/3.肩甲骨の挙上(上)・内方にひく(中)・回転(下)	副神経・第2-4頸神経
広背筋	(起)T7以下の全椎骨の棘突起・腸骨稜・下位肋骨・肩甲骨下角.(止)上腕骨小結節稜;肩関節の内転・内旋，およびさらに背部へ回るように働く	胸背神経
肩甲挙筋	(起)C1-4の横突起.(止)肩甲骨上角.肩甲骨を内上方にひく	肩甲背神経
小菱形筋	(起)C6-7棘突起.(止)肩甲骨内側縁.肩甲骨を内上方にひく	
大菱形筋	(起)T1-T4.(止)肩甲骨内側縁.肩甲骨を内上方にひく	

②**深背筋**：由来と機能により棘肋筋・固有背筋の2層に分けられる

- 棘肋筋

上後鋸筋	(起)C5-T2の棘突起・項靱帯.(止)第2-5肋骨;吸息の補助筋	T1-4肋間神経
下後鋸筋	(起)T10-L2の棘突起4.(止)第9-12肋骨;呼息の補助筋	T9-12肋間神経

- 固有背筋

板状筋	(起)C4-T5の棘突起.(止)乳様突起・C1-2横突起;頭,脊柱の背屈と側屈	脊髄神経後枝
脊柱起立筋	腸肋筋(外)・最長筋(中)・棘筋(内)の3筋；頭,脊柱の背屈と側屈	
横突棘筋	(起)横突起.(止)上位の棘突起.頭，脊柱の背屈と側屈	

③**後頭下筋**：項部の深層にある4対の小筋からなり，頭の後屈と回転に関与する

小後頭直筋	(起)C1の後結節.(止)後頭骨の下項線の内側部	後頭下神経
大後頭直筋	(起)C2の棘突起.(止)後頭骨の下項線の外側部	
上頭斜筋	(起)C1の横突起.(止)大後頭直筋を一部おおってその外上方	
下頭斜筋	(起)C2の棘突起.(止)環椎の横突起	後頭下神経と大後頭神経

正解：1—④，2—②，3—②，4—②，5—④

例題

1　上腕骨小結節稜に停止するのはどれか
①大菱形筋　②小菱形筋　③肩甲挙筋　④広背筋

2　肩甲骨上角に付着するのはどれか
①板状筋　②肩甲挙筋　③小菱形筋　④大菱形筋

3　固有背筋でないのはどれか
①板状筋　②僧帽筋　③脊柱起立筋　④横突棘筋

4　僧帽筋の上肢帯に対する作用でないのはどれか
①内方へ引く　②外方へ引く　③引き上げる　④引き下げる

5　脊柱起立筋を構成する筋はどれか
①僧帽筋　②広背筋　③板状筋　④棘筋

ワンポイント

・脊柱起立筋をよく理解しておく
・僧帽筋など浅背筋の作用を整理しておく
・筋と支配神経について整理しておく

3　筋系/上肢の筋①

1　上肢帯の筋

棘上筋	(起)肩甲骨棘上窩. (止)上腕骨大結節. 肩関節の外転	肩甲上神経
棘下筋	(起)肩甲骨棘下窩. (止)上腕骨大結節. 肩関節の外旋	
小円筋	(起)肩甲骨外側縁. (止)上腕骨大結節. 肩関節の外旋	腋窩神経
三角筋	(起)肩峰・肩甲棘・鎖骨外側 1/3. (止)三角筋粗面. 肩関節の外転(側方挙上)・屈曲(前方挙上)・伸展(後方挙上)	
肩甲下筋	(起)肩甲下窩. (止)上腕骨小結節. 肩関節の内旋	肩甲下神経
大円筋	(起)肩甲骨下角. (止)上腕骨小結節稜. 肩関節の内旋・内転	
回旋筋腱板	棘上筋・棘下筋・肩甲下筋・小円筋(大円筋がない). 上腕骨の回旋	

2　上腕の筋

①**上腕の屈筋群**：すべて**筋皮神経**が支配する

烏口腕筋	(起)烏口突起. (止)上腕骨体. 肩関節の屈曲・内転
上腕二頭筋	(起)長頭：関節上結節（肩甲骨）・短頭：烏口突起. (止)橈骨粗面；肘関節の屈曲・前腕の回外
上腕筋	(起)上腕骨体前面の下部. (止)尺骨粗面；肘関節の屈曲

②**上腕の伸筋群**：すべて**橈骨神経**が支配する

上腕三頭筋	(起)長頭：関節下結節（肩甲骨）・外側頭：上腕骨外側面・内側頭：上腕骨後面. (止)肘頭. 肘関節の伸展
肘筋	(起)上腕骨外側上顆. (止)尺骨上部後面. 肘関節の進展

3　前腕の筋

①**前腕の屈筋群**

● **前腕浅層の屈筋群**

円回内筋	(起)上腕頭：上腕骨内側上顆. 尺骨頭：鉤状突起. (止)橈骨の円回内筋粗面. 前腕の回内・肘関節の屈曲	正中神経
橈側手根屈筋	(起)上腕骨内側上顆. (止)第 2・3 中手骨底. 手関節の屈曲・橈屈	
長掌筋	(起)上腕骨内側上顆. (止)手掌腱膜. 手関節の屈曲	
浅指屈筋	(起)上腕尺骨頭：内側上顆と尺骨粗面・橈骨頭：橈骨上部の前面. (止)第 2–5 中節骨底. 手指 MP と PIP の屈曲	
尺側手根屈筋	(起)上腕頭：内側上顆・尺骨頭：尺骨上半部の後縁. (止)豆状骨・第 5 中節骨底. 手関節の屈曲・尺屈	尺骨神経

正解：1—①，2—④，3—②，4—④，5—③

● 前腕深層の屈筋群

深指屈筋	(起)尺骨前面・前腕骨間膜. (止)第 2–5 末節骨底. 第 2–5 手指 DIP の屈曲	橈側半：正中神経・尺側半：尺骨神経
長母指屈筋	(起)橈骨前面・前腕骨間膜. (止)母指末節骨底. 母指 MP と IP の屈曲	正中神経
方形回内筋	(起)尺骨下部前面. (止)橈骨下部前面. 前腕の回内	

例題

1　尺骨粗面に停止する筋はどれか
①上腕筋　②上腕二頭筋　③烏口腕筋　④腕橈骨筋

2　上腕骨外側上顆に起始する筋はどれか
①円回内筋　②橈側手根屈筋　③長掌筋　④肘筋

3　上腕骨大結節に停止する筋はどれか
①三角筋　②棘下筋　③大円筋　④肩甲下筋

4　上腕骨小結節に停止する筋はどれか
①棘上筋　②棘下筋　③小円筋　④肩甲下筋

5　上腕二頭筋について正しい記述はどれか
①長頭は肩甲骨の関節下結節に起こる
②短頭は肩甲骨の肩峰に起こる
③橈骨粗面に停止する
④尺骨神経に支配される

ワンポイント

- 出題されやすい
- 筋と支配神経を整理しておく
- 大結節および小結節に付着する筋を整理しておく
- 上腕の筋群の作用をおさえておく

3 筋系/上肢の筋②

②**前腕の伸筋群**

すべて**橈骨神経**が**支配**する

- **前腕浅層の伸筋群**

腕橈骨筋	(起)上腕骨下部外側縁．(止)橈骨茎状突起．肘関節の屈曲
長橈側手根伸筋	(起)外側上顆．(止)第 2 中手骨底．手関節の背屈と橈屈
短橈側手根伸筋	(起)外側上顆．(止)第 3 中手骨底．手関節の背屈と橈屈
総指伸筋	(起)外側上顆．(止)第 2–5 中手骨・末節骨．手関節の背屈と 2–5 指の伸展
小指伸筋	(起)外側上顆．(止)第 5 指の指伸筋腱．第 5 指の伸展
尺側手根伸筋	(起)外側上顆・尺骨後面．(止)第 5 中手骨底．手関節の伸展と尺屈

- **前腕深層の伸筋群**

回外筋	(起)外側上顆・尺骨回外筋稜．(止)橈骨上部外側面．前腕の回外
長母指外転筋	(起)橈・尺骨後面・前腕骨間膜．(止)第 1 中手骨底．母指の外転
短母指伸筋	(起)橈骨下部後面・前腕骨間膜．(止)母指基節骨底．母指 MP の伸展
長母指伸筋	(起)尺骨下面・前腕骨間膜．(止)母指末節骨底．母指 IP 関節の伸展
示指伸筋	(起)尺骨下面・前腕骨間膜．(止)第 2 指の背側腱膜．示指の伸展

- **屈筋支帯と手根管**：手根の掌側で**屈筋支帯**と**手根溝**によってつくられる．中には**深指屈筋・浅指屈筋・長母指屈筋・正中神経**が通る
- **尺骨神経管（ギヨン管）**：屈筋支帯尺側の浅層にあり，**尺骨神経・尺骨動脈**が通る

4 手の筋

母指球筋	短母指外転筋（正中神経）：母指の外転．母指対立筋（正中神経）：母指の対立運動．短母指屈筋（尺骨神経）：母指 MP 屈曲．母指内転筋（尺骨神経）：母指の内転
小指球筋	短掌筋：小指尺側の皮膚緊張．小指外転筋：小指外転．短小指屈筋：小指 MP の屈曲．小指対立筋：小指が母指と向かい合う．すべて尺骨神経が支配する
中手筋	虫様筋（第 1–2 虫様筋は正中神経で他は尺骨神経）：第 2–5 指 MP の屈曲・IP の伸展．掌側骨間筋（尺骨神経）：指の内転．背側骨間筋（尺骨神経）：指の外転

正解：1—②，2—③，3—②，4—②，5—②

例題

1　橈骨神経支配の筋はどれか
①方形回内筋　②回外筋　③円回内筋　④橈側手根屈筋

2　橈骨茎状突起に停止する筋はどれか
①回外筋　②円回内筋　③腕橈骨筋　④橈側手根屈筋

3　上腕骨外側上顆に起始するのはどれか
①円回内筋　②尺側手根伸筋　③長母指伸筋　④腕橈骨筋

4　筋とその作用との組合せで誤っているのはどれか
①三角筋―肩関節の外転　②腕橈骨筋―肘関節の伸展
③腸腰筋―股関節の屈曲　④半腱様筋―膝関節の屈曲

5　手根管を通過しない筋はどれか
①深指屈筋　②長掌筋　③長母指屈筋　④浅指屈筋

ワンポイント

・前腕の伸筋群は，橈骨神経支配である
・長掌筋は，手根管外を走行する
・上腕骨外側上顆に付着しない筋を整理する

3　筋系/下肢帯の筋と，大腿の筋①

1　下肢帯の筋

①**内寛骨筋**

<table>
<tr><td rowspan="2">腸腰筋</td><td>腸骨筋</td><td>(起)腸骨窩．(止)小転子;股関節の屈曲(大腿の前方挙上)</td><td>大腿神経</td></tr>
<tr><td>大腰筋</td><td>(起)全腰椎の肋骨突起，T_{12} ～ L_4 椎体と椎間円板．
(止)小転子;股関節の屈曲(大腿の前方挙上)</td><td>腰神経叢</td></tr>
</table>

②**外寛骨筋**

<table>
<tr><td>大殿筋</td><td colspan="2">(起)腸骨外面・仙骨と尾骨の後面・仙結節靱帯．(止)大腿骨の殿筋粗面;股関節の伸展・外転・外旋と直立姿勢を保つ</td><td>下殿神経</td></tr>
<tr><td>中殿筋</td><td colspan="2">(起)腸骨外面．(止)大転子．股関節の外転(側方挙上)</td><td rowspan="3">上殿神経</td></tr>
<tr><td>小殿筋</td><td colspan="2">(起)腸骨外面．(止)大転子．股関節の外転・内旋</td></tr>
<tr><td>大腿筋膜張筋</td><td colspan="2">(起)上前腸骨棘．(止)腸脛靱帯．股関節の屈曲・外転・内旋と膝関節の伸展・外旋</td></tr>
<tr><td>梨状筋</td><td>(起)仙骨前面．(止)大転子</td><td rowspan="4">股関節の外旋．股関節が屈曲しているときは股関節の外転</td><td rowspan="5">仙骨神経叢</td></tr>
<tr><td>内閉鎖筋</td><td>(起)閉鎖膜の内面．(止)転子窩</td></tr>
<tr><td>上双子筋</td><td>(起)坐骨棘．(止)転子窩</td></tr>
<tr><td>下双子筋</td><td>(起)坐骨結節．(止)転子窩</td></tr>
<tr><td>大腿方形筋</td><td colspan="2">(起)坐骨結節．(止)転子間稜．股関節の外旋</td></tr>
</table>

2　大腿の筋

①**大腿前面の筋（伸筋群）**：すべて**大腿神経**が支配する

<table>
<tr><td colspan="2">縫工筋</td><td colspan="3">(起)上前腸骨棘．(止)脛骨粗面の内側．股関節の屈曲・外転・外旋と膝関節の屈曲・内旋</td></tr>
<tr><td rowspan="4">大腿四頭筋</td><td>大腿直筋</td><td>(起)下前腸骨棘</td><td rowspan="4">(止)4つの筋は合して膝蓋骨につき，膝蓋靱帯をへて脛骨粗面に停止する</td><td rowspan="4">膝関節の伸展．大腿直筋は股関節の屈曲を行う</td></tr>
<tr><td>外側広筋</td><td>(起)大腿骨の粗線外側唇</td></tr>
<tr><td>中間広筋</td><td>(起)大腿骨前面</td></tr>
<tr><td>内側広筋</td><td>(起)大腿骨の粗線内側唇</td></tr>
<tr><td colspan="2">膝関節筋</td><td colspan="3">(起)大腿骨下部前面．(止)膝関節包．膝関節の関節包を上方にひく</td></tr>
</table>

正解：1—①，2—③，3—④，4—①，5—①

例題

1　大腿骨大転子に停止しない筋はどれか
①大殿筋　②梨状筋　③小殿筋　④中殿筋

2　股関節外転に関与する筋はどれか
①大腿方形筋　②恥骨筋　③中殿筋　④腸腰筋

3　大腿四頭筋に属するのはどれか
①半腱様筋　②半膜様筋　③大内転筋　④中間広筋

4　膝蓋靱帯と関係のない筋はどれか
①縫工筋　②外側広筋　③中間広筋　④大腿直筋

5　下殿神経支配の筋はどれか
①大殿筋　②中殿筋　③小殿筋　④大腿筋膜張筋

ワンポイント

・外寛骨筋の停止部を整理しておく
・大殿筋は下殿神経支配，中・小殿筋は上殿神経支配
・縫工筋は，股関節と膝関節をまたぐ２関節筋である

3　筋系/大腿の筋②

②大腿内面の筋（内転筋群）

<table>
<tr><td>恥骨筋</td><td>(起)恥骨櫛.(止)大腿骨の恥骨筋線.股関節の内転・屈曲</td><td>大腿神経</td></tr>
<tr><td>長内転筋</td><td>(起)恥骨体前面.(止)粗線内側唇.股関節の内転・屈曲</td><td rowspan="6">閉鎖神経（大内転筋の一部は坐骨神経が支配する）</td></tr>
<tr><td>短内転筋</td><td>(起)恥骨下枝.(止)粗線内側唇.股関節の内転・屈曲</td></tr>
<tr><td>大内転筋</td><td>(起)恥骨下枝・坐骨結節・坐骨枝(止)粗線内側唇・内転筋結節.股関節の内転（上方：屈曲，下方：伸展）</td></tr>
<tr><td>薄筋</td><td>(起)恥骨下枝.(止)脛骨粗面の内側.股関節の内転と膝関節の屈曲・内旋</td></tr>
<tr><td>外閉鎖筋</td><td>(起)閉鎖膜の外面.(止)転子窩.股関節の外旋・内転</td></tr>
</table>

③大腿後面の筋（屈筋群）

<table>
<tr><td rowspan="2">大腿二頭筋</td><td>長頭</td><td colspan="2">(起)坐骨結節.(止)腓骨頭.股関節の伸展と膝関節屈曲・外旋</td><td>脛骨神経</td></tr>
<tr><td>短頭</td><td colspan="2">(起)粗線外側唇.(止)腓骨頭.膝関節の屈曲・外旋</td><td>総腓骨神経</td></tr>
<tr><td colspan="2">半腱様筋</td><td>(起)坐骨結節.(止)脛骨粗面の内側</td><td rowspan="2">股関節の伸展と膝関節屈曲・内旋</td><td rowspan="2">脛骨神経</td></tr>
<tr><td colspan="2">半膜様筋</td><td>(起)坐骨結節.(止)脛骨内側顆の後部</td></tr>
</table>

④**大腿三角（スカルパ三角）**：大腿前面の上内側部にある．上側は鼠径靱帯，外側は縫工筋の内側縁，内側は長内転筋の外側縁で囲み，大腿動脈・静脈・大腿神経及び鼠径リンパ節がある

⑤**内転筋管**：大腿の中央部の内側で，縫工筋の中央1/3の深層にある．前側は広筋内転筋膜，外側は内側広筋，内側と後側は大内転筋で囲まれる，上口は大腿三角の下端，下口は内転筋腱裂孔を通して膝窩にいたる．その中を大腿動脈・静脈・伏在神経・閉鎖神経及びリンパ管が走る

⑥**鵞足**：脛骨粗面の内側に終わる**縫工筋**，**薄筋**，**半腱様筋**からなる

⑦**ハムストリングス（ハムストリング筋）**：**大腿二頭筋**，**半腱様筋**と**半膜様筋**からなる

⑧**膝窩**：膝関節の後面にある．上半部では外側が大腿二頭筋の腱，内側が半腱様筋・半膜様筋の腱で囲まれる．下半部では両側の腓腹筋の内・外両側頭からなる．その中には膝窩動・静脈，神経（脛骨神経・総腓骨神経・後大腿皮神経・閉鎖神経の枝），リンパ節がある

正解：1—②，2—①，3—③，4—②，5—①

例 題

1 腓骨に停止する筋はどれか
①縫工筋 ②大腿二頭筋 ③薄筋 ④半腱様筋

2 股関節の運動で腸腰筋の拮抗筋はどれか
①半膜様筋 ②大腿筋膜張筋 ③大腿直筋 ④縫工筋

3 鵞足の形成に関与するのはどれか
①長内転筋 ②大腿二頭筋 ③半腱様筋 ④半膜様筋

4 大腿三角の一辺を形成する筋はどれか
①恥骨筋 ②長内転筋 ③大内転筋 ④内側広筋

5 膝窩の上外壁を形成する筋はどれか
①大腿二頭筋 ②外側広筋 ③半腱様筋 ④腓腹筋

ワンポイント

・大腿三角や鵞足の構成要素をおさえておく
・とくに鵞足は，半腱様筋が関与する点に注意する
・腓骨側は下腿外側であることに注意する

3　筋系/下腿の筋・足の筋

1　下腿の筋

①下腿前面の筋（伸筋群）：すべて**深腓骨神経**が支配する

前脛骨筋	(起)脛骨外側面・下腿骨間膜．(止)内側楔状骨，第1中足骨底；足の背屈・内反
長母指伸筋	(起)腓骨内側面・下腿骨間膜．(止)足背の母指末節骨底．母指の伸展・足の背屈・内反
長指伸筋	(起)腓骨内側面・脛骨外側顆・下腿骨間膜．(止)第2–5指の中・末節骨．第2–5指の伸展・足の背屈・内反
第3腓骨筋	(起)長指伸筋の分束．(止)足底の第5中足骨．足の背屈・外反

②下腿外側面の筋（腓骨筋群）：すべて**浅腓骨神経**が支配する

長腓骨筋	(起)腓骨頭・腓骨上部外側面．(止)内側楔状骨・第1中足骨底．足の底屈・外反
短腓骨筋	(起)腓骨下部外側面．(止)第5中足骨粗面．足の底屈・外反

③下腿後面の筋（屈筋群）：すべて**脛骨神経**が支配する

下腿三頭筋	腓腹筋	内側頭：(起)大腿骨内側上顆．外側頭：(起)大腿骨外側上顆．(止)両頭は合してアキレス腱となり踵骨隆起に終わる．足の底屈・膝関節の屈曲
	ヒラメ筋	(起)腓骨頭・ヒラメ筋線．(止)腓腹筋と同じ．腓腹筋と合わせてアキレス腱となり，踵骨隆起に終わる．足の底屈
足底筋		(起)大腿骨外側上顆．(止)踵骨腱の内側縁．下腿三頭筋の働きを助ける
膝窩筋		(起)大腿骨外側上顆．(止)脛骨上部後面．膝関節の屈曲・内旋
後脛骨筋		(起)下腿骨間膜後面．(止)内側楔状骨，舟状骨．足の底屈・内反
長指屈筋		(起)脛骨後面．(止)第2–5指の末節骨底．第2–5指の屈曲・足の底屈・内反
長母指屈筋		(起)腓骨下部後面．(止)母指末節骨底．母指の屈曲・足の底屈・内反

2　足の筋

足背筋		短母指伸筋・短指伸筋の2筋：伸筋群で深腓骨神経の支配を受け，指を伸ばす
足底筋	母指球筋	母指外転筋（内側足底神経・母指の外転，屈曲）・短母指屈筋（内側足底神経・母指の中足指節関節の屈曲）・母指内転筋（外側足底神経・母指の内転）
	小指球筋	小指外転筋（外側足底神経・小指の外転，屈曲）・短小指屈筋（外側足底神経・小指の中足指節関節の屈曲）
	中足筋	短指屈筋（内側足底神経）・足底方形筋（外側足底神経）・虫様筋（第1は内側足底神経・第2–4は外側足底神経）・底側骨間筋（外側足底神経）・背側骨間筋（外側足底神経）

正解：1—②，2—④，3—②，4—④，5—③

例題

1　足を外反させる筋はどれか
①前脛骨筋　②長腓骨筋　③長指屈筋　④長母指伸筋

2　踵骨隆起に停止しない筋はどれか
①腓腹筋　②ヒラメ筋　③足底筋　④後脛骨筋

3　浅腓骨神経の支配を受ける筋はどれか
①第3腓骨筋　②短腓骨筋　③前脛骨筋　④長指伸筋

4　アキレス腱を構成するのはどれか
①足底筋　②後脛骨筋　③長指屈筋　④ヒラメ筋

5　筋とその作用の組み合わせで正しいのはどれか
①烏口腕筋—前腕の屈曲　②長掌筋——手の背屈
③膝窩筋——下腿の内旋　④長腓骨筋—足の内反

ワンポイント

・浅腓骨神経支配の筋は，下腿外側の腓骨筋群
・脛骨神経支配の筋は，下腿後面の屈筋群
・起始部が，脛骨のものと腓骨のものを整理しておく

4　脈管系/血管一般と心臓

1　血管一般

①**血管壁の3層構造**：内膜→単層扁平上皮　中膜→平滑筋や弾性線維　外膜→線維性結合組織

②**毛細血管**：1層の内皮細胞＋基底膜，平滑筋と弾性線維がない

③**終動脈**：脳・心臓・肺・脾臓・腎臓などにみられる

④**静脈の特徴**：動脈と伴走・静脈弁

2　心臓形態：2心房＋2心室，心尖が左下端

①**房室弁**：僧帽弁（二尖弁）→左房室弁，三尖弁→右房室弁

②**動脈弁（半月弁）**：左心室→大動脈弁，右心室→肺動脈弁

③**左・右冠状動脈**：上行大動脈の枝．心臓の栄養動脈：左→心臓前壁，右→心臓後壁

④**冠状静脈洞**：大心臓静脈や中心臓静脈等の静脈血が集まり右心房へ

3　心臓の刺激伝導系：神経組織でなく特殊な心筋線維（特殊心筋）

①**洞房結節**：心臓のペースメーカーで，右心房の上大静脈開口部にある

②**房室結節**：右心房の下壁にあり，興奮を心室へ伝える

③**房室束（ヒス束）**：心房と心室とを連絡する束，右脚と左脚に分枝

④**プルキンエ線維**：興奮を心室全体に伝える

⑤**心臓リズム**：洞房結節の周期的な自律興奮による

期外収縮：洞房結節以外の興奮による心収縮

房室ブロック：心房の興奮が房室結節や心筋に伝わらない状態

4　心　音

①**第1心音**：房室弁の閉鎖，心尖拍動と同時，心室収縮の始まり

②**第2心音**：動脈弁の閉鎖，心室拡張（弛緩）の始まり

5　肺循環：右心室→肺動脈（静脈血）→肺→肺静脈（動脈血）→左心房

6　体循環：左心室→大動脈→全身→上・下大静脈→右心房

7　心外膜：心嚢をつくる膜，表層は線維性心膜，深層は漿膜性心膜

正解：1―④，2―①，3―①，4―②，5―③

例 題

1　心臓の動脈弁はどれか
①二尖弁　②三尖弁　③僧房弁　④半月弁

2　冠状静脈洞が注ぐ部位はどれか
①右心房　②左心房　③上大静脈　④下大静脈

3　正しい組み合わせはどれか
①洞房結節―右心房　②僧房弁―三尖弁
③肺静脈―半月弁　④房室結節―心室中隔

4　僧房弁が存在する部位はどれか
①右心室口　②左心室口　③肺動脈口　④大動脈口

5　右心房に開口しないのはどれか
①上大静脈　②下大静脈　③肺静脈　④冠状静脈洞

ワンポイント

・左側は，僧房弁・左心房・肺静脈・大動脈など片側をまず正確に覚える
・心臓は，冠状動脈により外側から栄養される
・刺激伝導系は，洞房結節から順に整理しておく
・体循環と肺循環の経路をイメージできるようにしておく

4　脈管系/動脈（1）

1　大動脈

①**上行大動脈**：枝→左右の冠状動脈
②**大動脈弓の枝**（左右で3本）
- 右側：腕頭動脈→右総頸動脈・右鎖骨下動脈
- 左側：左総頸動脈・左鎖骨下動脈

③**胸大動脈**：枝→肋間動脈，上横隔動脈，食道動脈，気管支動脈

2　頭頸部の動脈

①**外頸動脈と内頸動脈**：総頸動脈→甲状軟骨の上縁→内・外頸動脈
②**頸動脈三角**：顎二腹筋後腹＋肩甲舌骨筋上腹＋胸鎖乳突筋前縁
動脈の触診部，総頸動脈が内頸・外頸動脈に分岐
③**頸動脈洞**：血圧センサー→血管壁に伸展受容器（圧受容器）
④**頸動脈小体**：血液の化学受容器→内外頸動脈の交叉部にある
⑤**内頸動脈**：頸動脈管→頭蓋内→脳や眼に血液を供給
⑥**外頸動脈**：頸部，顔面，頭蓋の外面及び脳硬膜に血液を供給
- 外頸動脈枝：上甲状腺動脈・舌動脈・顔面動脈・後頭動脈・浅側頭動脈・顎動脈

3　腹大動脈の主な枝

①**腹腔動脈**：枝→左胃動脈，脾動脈，総肝動脈
上腹部の臓器を栄養
②**上腸間膜動脈**：膵臓・小腸全域・横行結腸を栄養
③**下腸間膜動脈**：下行結腸から直腸を栄養
④**腎動脈**：左右の腎臓を栄養
⑤**生殖器の動脈**：男性→精巣動脈，女性→卵巣動脈
⑥**腰動脈**：腹壁の筋を栄養
⑦**総腸骨動脈**：内腸骨動脈と外腸骨動脈

正解：1―①，2―④，3―④，4―④，5―①

例題

1　冠状動脈を分枝するのはどれか

①上行大動脈　②大動脈弓　③胸大動脈　④肺動脈

2　大動脈弓の直接分枝でないのはどれか

①腕頭動脈　②左鎖骨下動脈　③左総頸動脈　④右総頸動脈

3　正しいのはどれか

①眼動脈は外頸動脈の枝である

②浅側頭動脈は内頸動脈の枝である

③右総頸動脈は大動脈弓から起こる

④総頸動脈の拍動は頸動脈三角の部位で触れる

4　胸腹部の動脈について正しい記述はどれか

①気管支動脈は上行大動脈から分枝する

②腹腔動脈は回腸に分布する

③上腸間膜動脈は直腸に分布する

④卵巣動脈は腹大動脈から分枝する

5　腹大動脈から起こる枝について正しい記述はどれか

①腹腔動脈は脾臓を養う

②腎動脈は第 4 腰椎の高さで起こる

③下腸間膜動脈は回腸を養う

④精巣動脈は鼠径靱帯の深層を通る

ワンポイント

・大動脈弓からの分枝について左右別に整理しておく

・眼動脈は内頸動脈の枝である

・腹大動脈の枝について系統的に整理しておく

4　脈管系/動脈（2）

1　上肢の主な動脈

①**鎖骨下動脈**：右側→腕頭動脈，左側→大動脈弓
- 椎骨動脈：鎖骨下動脈の枝，C6 以上の頸椎の横突孔→大後頭孔→頭蓋腔→左右合流→脳底動脈→脳後部を栄養
- 内胸動脈：筋横隔動脈と上腹壁動脈に分かれる
- 他の枝：甲状頸動脈・肋頸動脈

②**腋窩動脈**：鎖骨下動脈→第 1 肋骨の外側縁→腋窩動脈．触診できる

③**上腕動脈**：腋窩動脈→大胸筋の下縁→上腕動脈．触診できる

④**橈骨動脈**：上腕動脈→肘窩→橈骨動脈．触診できる

⑤**尺骨動脈**：上腕動脈→肘窩→尺骨動脈．触診できる

2　骨盤と下肢の主な動脈

①**総腸骨動脈**：腹大動脈→総腸骨動脈→内・外腸骨動脈

②**内腸骨動脈**：骨盤内臓・骨盤壁・下肢近位部を栄養

③**大腿動脈**：外腸骨動脈→血管裂孔→大腿動脈
- 大腿三角：上縁→鼠径靱帯，外縁→縫工筋，内縁→長内転筋．大腿動・静脈・大腿神経が走る．スカルパ三角ともいう

④**膝窩動脈**：大腿動脈→内転筋腱裂孔→膝窩動脈→膝窩→前脛骨動脈（→足背動脈）・後脛骨動脈
- 前脛骨動脈：前脛骨筋外側を下行しながら下腿伸筋群を養う
- 後脛骨動脈：ヒラメ筋と深層の屈筋の間を下行しながら下腿屈筋を養う．腓骨動脈を分枝する．内果の太渓穴で触診できる
- 足背動脈：長母指伸筋腱と長指伸筋腱の間で触診ができる

正解：1—①，2—③，3—④，4—②，5—②

例題

1　外頸動脈の枝でないのはどれか
①椎骨動脈　②舌動脈　③顎動脈　④顔面動脈

2　頭頸部の動脈で大後頭孔を通るのはどれか
①顎動脈　②後頭動脈　③椎骨動脈　④内頸動脈

3　骨盤内臓器を栄養するのはどれか
①上腸間膜動脈　②下腸間膜動脈
③外腸骨動脈　④内腸骨動脈

4　下肢の動脈で拍動を触れるのはどれか
①前脛骨動脈　②後脛骨動脈
③内側足底動脈　④外側足底動脈

5　腹大動脈の枝でないのはどれか
①腎動脈　②内腸骨動脈　③下腸管膜動脈　④卵巣動脈

ワンポイント

・頭蓋内を栄養する血管は，内頸動脈と脳底動脈である
・脳底動脈は，鎖骨下動脈の枝であることに注意する
・内腸骨動脈が骨盤内臓器に分布する点に注意する

4　脈管系/静脈系とリンパ系

1　特殊な静脈構造

①**門脈**：脾静脈＋上腸・下腸間膜静脈

- 門脈側副路：食道下部→食道静脈→奇静脈→上大静脈（食道静脈瘤）
  直腸下部→内腸骨静脈→総腸骨静脈→下大静脈（痔核）
  臍傍静脈→臍周囲の皮静脈→上下の大静脈（メズーサの頭）

②**胎児循環の特殊構造**

- 臍動脈：胎児の静脈血→胎盤．生後→臍動脈索
- 臍静脈：母体の動脈血→胎児．生後→肝円索
- 動脈管：肺動脈と大動脈弓を結び，生後→動脈管索
- 静脈管：臍静脈と下大静脈をバイパスし，動脈血が流れる．生後→静脈管索
- 卵円孔：心房中隔を貫く孔．右心房→左心房．生後→卵円窩

③**奇静脈**：脊柱の両側を走る静脈．右側→奇静脈，左側→半奇静脈
半奇静脈は奇静脈に，奇静脈は直接上大静脈に静脈血を注ぐ

2　リンパ系：リンパ管＋リンパ節

①**リンパ液の還流**：右上半身のリンパ液→右静脈角→静脈．右上半身以外のリンパ液→胸管→左静脈角→静脈

- 胸管：腰・腸リンパ本幹が合流して乳ビ槽となり，胸管に移行
- 静脈角：内頸静脈と鎖骨下静脈の合流部
- 中心乳ビ腔：小腸の粘膜絨毛にある特殊なリンパ管

②**リンパ節**

- リンパ門：凹んだ面にあり，輸出リンパ管．血管・神経が通る
- リンパ節：リンパ洞とリンパ小節からなる
- 胚中心：リンパ小節の中央部，未熟なリンパ球の集合，Bリンパ球が増生
- ウィルヒョウ転移：左鎖骨上窩リンパ節への胃癌転移

3　脾臓：腹腔の左上部で横隔膜に接する

- 赤脾髄：赤血球が集合
- 白脾髄：リンパ球が集合したリンパ小節からなる

4　胸腺：左右１対で思春期以降，しだいに退縮していく

リンパ小節がない．骨髄で産生されたＴリンパ球が胸腺内で成熟

正解：1―①，2―①，3―③，4―①，5―①

例題

1　静脈が門脈系に注ぐ臓器はどれか
①脾臓　②腎臓　③副腎　④子宮

2　門脈の形成にかかわらないのはどれか
①奇静脈　②脾静脈　③上腸間膜動脈　④下腸間膜動脈

3　胎児循環に直接関与しないのはどれか
①胎盤　②臍動脈　③門脈　④静脈管

4　胸管について正しいのはどれか
①乳び槽から続く　②大静脈孔を通過する
③右上半身のリンパが集まる　④右静脈角に注ぐ

5　集められたリンパ液が胸管を通らない部位はどれか
①右上肢　②左上肢　③右下肢　④左下肢

ワンポイント

・門脈は，側副路となる静脈を整理しておく
・胎児循環に関与する部位の生後についてまとめておく
・リンパ系は胸管が出題されやすい

5　内臓系/消化器系（1）

1　口　腔

①**口腔前庭**→歯列と口唇との間．固有口腔→歯列の後方
②**口蓋**：**硬口蓋**→口蓋の前2/3で，**軟口蓋**→口蓋の後ろ1/3
③**唾液腺**：顎下腺と舌下腺→舌下小丘に開く混合腺．耳下腺→口腔前庭に開く最大の唾液腺（漿液腺）

2　歯

①**ゾウゲ質**：特殊な骨組織→歯の主体
②**エナメル質**：歯冠の表面→生体では，最も硬い組織
③**セメント質**：歯根部のゾウゲ質を覆う特殊な骨組織
④**歯髄**：血管や神経は歯髄腔に入り，歯髄となる
⑤**本数**：乳歯は20本，永久歯は32本

3　**咽頭**：上端→後鼻孔と口峡．下端→C6の高さで食道に移行．筋→随意筋，舌咽神経・迷走神経の支配

4　**食道**：C6の高さで始まり，全長は約25 cm

①**位置関係**：前方→気管，後方→脊柱，横隔膜の食道裂孔を貫く
②**組織構造**：粘膜上皮→重層扁平上皮，筋層→上部は随意筋，下部は平滑筋
③**3つの狭窄部**：輪状軟骨狭窄部・大動脈弓狭窄部・横隔膜狭窄部

5　胃

①**組織構造**：粘膜，筋層，漿膜からなる．粘膜→単層円柱上皮で胃液を分泌．胃底腺→主細胞・壁細胞・副細胞，幽門腺→G細胞
②**噴門**：胃の入口で食道から連なり，弁や括約筋はない
③**幽門**：胃の出口で十二指腸に連なり，幽門括約筋を有する
④**胃底**：胃体上方の丸くなった膨隆部
⑤**腹膜との関係**：小網→胃の小弯と肝臓を結ぶ．大網→胃大弯から出て，横行結腸に付着
⑥**胃の分泌細胞**：壁細胞→塩酸，主細胞→ペプシン，副細胞→粘液，G細胞→ガストリン（胃液分泌促進）

正解：1—③，2—①，3—④，4—①，5—①

例題

1　口腔について誤っている記述はどれか
①歯根膜はセメント質の周囲にある
②口腔粘膜上皮は重層扁平上皮である
③軟口蓋は口蓋の前方にある
④舌筋の一部は下顎骨から起こる

2　咽頭について誤っている記述はどれか
①咽頭筋は平滑筋から成る　②咽頭扁桃は咽頭上部にある
③後鼻孔で鼻腔とつながる　④脊柱の直前に位置する

3　咽頭について正しい記述はどれか
①咽頭口部に耳管が開口する
②咽頭喉頭部に声帯がある
③咽頭筋は平滑筋である
④第6頸椎の高さで食道に移行する

4　胃について正しい記述はどれか
①胃体の上方への膨大部を胃底という
②大弯から小網が垂れ下がる
③噴門には発達した弁がある
④胃体部粘膜には輪状ヒダがある

5　胃について正しい記述はどれか
①食道から胃への入り口を噴門とよぶ
②下部を胃底とよぶ
③主細胞は塩酸を分泌する
④パイエル板がみられる

ワンポイント

- 胃に関する出題が多い
- 噴門や幽門，胃底などの特徴を整理しておく
- 胃の分泌細胞については生理学で出題されることがある
- 腹膜と胃の関係もおさえておく

5　内臓系/消化器系（2）

1　**小腸**：十二指腸→空腸→回腸，全長約6.5 m

①**小腸の特殊な構造**：輪状ヒダ・腸絨毛．集合リンパ小節（パイエル板）

②**十二指腸の特徴**：全長約25 cm・膵頭を囲む，腹膜後器官

- 膵管と総胆管の開口部：大十二指腸乳頭（ファーター乳頭），オッディ括約筋が膵液や胆汁の流れを調節

③**空腸と回腸**：空腸上部→輪状ヒダが発達．回腸下部→集合リンパ小節が多い．腸間膜があり，その間を血管・リンパ・神経が走る

2　**大腸**：盲腸→結腸→直腸，全長約1.7 m

①**盲腸の特徴**：回盲弁・虫垂（リンパ小節）

②**結腸**：上行結腸→横行結腸→下行結腸→S状結腸

結腸の特殊な構造：結腸ヒモ・結腸膨起・半月ヒダ・腹膜垂

腸間膜：横行結腸とS状結腸はあるが，上行・下行結腸にはない

③**直腸**：消化管の終端で，全長約20 cm．腹膜に覆われない

3　**肛門**：上皮→重層扁平上皮，外肛門括約筋→横紋筋，内肛門括約筋→平滑筋

4　**肝臓**：右葉・左葉・尾状葉・方形葉に区分される．右葉が最大
肝鎌状間膜で右葉と左葉が区分される

①**腹膜との関係**：肝臓上面と肝門を除き，腹膜に覆われる

②**肝門**：固有肝動脈・門脈・肝管・リンパ管・神経が出入りする

③**肝小葉**：肝臓の機能単位で，形状は六角形．グリソン鞘に包まれ，中心静脈に向かって放射状に肝細胞が並ぶ

④**肝臓の血液循環の特徴**：栄養血管と機能血管

- 肝臓を栄養する血管：固有肝動脈→小葉間動脈→洞様毛細血管→中心静脈→肝静脈→下大静脈
- 肝臓の機能血管：門脈→小葉間静脈→洞様毛細血管→中心静脈→肝静脈→下大静脈

⑤**胆汁の経路**：肝細胞→毛細胆管→小葉間胆管→（左右の）肝管→総肝管→胆嚢管→胆嚢→胆嚢管→総胆管→十二指腸乳頭

正解：1—②，2—②，3—③，4—①，5—③

例 題

1　小腸について誤っている記述はどれか
①空腸は腸間膜を持つ　②粘膜に半月ヒダがある
③腸腺は絨毛の根元に開口する　④二層の筋層からなる

2　小腸について正しいのはどれか
①粘膜上皮は多列円柱上皮である
②粘膜固有層にパイエル板がある
③全長にわたって腸間膜がある
④表面に腹膜垂がある

3　正しい記述はどれか
①大腸には内腔に輪状ヒダがある
②腹膜垂は小腸に見られる
③門脈は肝門に入る
④胃の角切痕は大弯にある

4　肝臓について正しいのはどれか
①実質はグリソン鞘により肝小葉に分けられる
②肝鎌状間膜は方形葉と尾状葉の間にある
③右葉よりも左葉の方が大きい
④肝静脈は肝門を通る

5　大腸にみられないのはどれか
①半月ヒダ　②結腸ヒモ　③腸絨毛　④腹膜垂

ワンポイント

- 輪状ヒダは小腸の特徴
- 半月ヒダと腹膜垂は大腸の特徴
- ファーター乳頭は十二指腸の特徴
- 小腸と大腸の特徴を問う問題が多い
- 肝門を出入りする血管に注意

5 内臓系/呼吸器系（1）

1 鼻 腔

鼻粘膜→多列線毛上皮．鼻中隔→篩骨＋鋤骨，鼻腔を正中に仕切る．鼻甲介→鼻腔外壁から鼻腔内に上・中・下鼻甲介の3つの骨板．鼻道→鼻甲介により鼻腔を上・中・下の3つの鼻道に分ける

①**副鼻腔**：鼻腔を作る骨→含気骨→空洞あり→4つに大別
- 上顎洞：上顎骨・最大・中鼻道に開口
- 前頭洞：前頭骨・中鼻道に開口
- 蝶形骨洞：蝶形骨（下垂体下方）・上鼻道に開口
- 篩骨洞：篩骨・多数の小空洞・中鼻道に開口（大部分）

②**鼻涙管**：下鼻道に開く

2 **喉頭**：咽頭と気管を結ぶ部分，C4−C6の高さにある

①**喉頭の軟骨**
- 甲状軟骨：硝子軟骨，無対．喉頭隆起をつくる．声帯筋が付着
- 輪状軟骨：硝子軟骨，無対．甲状軟骨下方．触診できる
- 喉頭蓋軟骨：弾性軟骨，無対．甲状軟骨の後上方，咽頭と喉頭の境．嚥下時→喉頭上口を遮断→誤嚥を防ぐ
- 披裂軟骨：有対，輪状軟骨の後上縁．声帯靱帯が付着．発声に関与

②**発声**：声帯ヒダが振動
- 声帯ヒダ（声帯）：声帯靱帯＋声帯筋＋粘膜・甲状軟骨と披裂軟骨の間に張るヒダ，有対
- 声門裂：左右の声帯間の隙間
- 声門：声帯＋声門裂
- 神経支配：声帯筋→迷走神経（反回神経）の支配
  反回神経麻痺では，声帯は不動となり，嗄声をきたす
- 発声器官：喉頭
- 構音器官：咽頭・鼻・口

正解：1—①，2—①，3—③，4—④，5—④

例題

1 鼻腔について誤っている記述はどれか
①鼻甲介によって左右に分けられる
②副鼻腔は鼻道と交通する
③下鼻道に鼻涙管が開口する
④口蓋で口腔と境される

2 副鼻腔とその開口部で正しい組合せはどれか
①前頭洞―中鼻道　②上顎洞―上鼻道
③篩骨洞―下鼻道　④蝶形骨洞―中鼻道

3 喉頭の軟骨のうち対をなすのはどれか
①喉頭蓋軟骨　②甲状軟骨　③披裂軟骨　④輪状軟骨

4 喉頭について誤っている記述はどれか
①甲状軟骨は輪状軟骨と関節する
②喉頭隆起は甲状軟骨にある
③披裂軟骨は対をなす
④声帯靱帯は輪状軟骨につく

5 声帯について誤っている記述はどれか
①左右の声帯の間を声門裂という
②声帯と声門裂とを合わせて声門という
③声帯筋は迷走神経により支配される
④声帯靱帯は輪状軟骨につく

ワンポイント

・蝶形骨洞のみ上鼻道に開口し，他は中鼻道に開口する
・鼻涙管は下鼻道に開口する
・披裂軟骨のみ有対
・喉頭の軟骨の特徴を整理しておく

5　内臓系/呼吸器系（2）

1　**気管**：C6–T5の高さ・全長10 cm

①**位置関係**：上端→輪状軟骨の下縁，下端→胸骨角，前側→甲状腺峡部，胸骨舌骨筋，後側→食道，反回神経
胸骨上縁の頸切痕で触診できる

②**気管壁**：馬蹄形の気管軟骨→硝子軟骨，気管後部→膜性壁→平滑筋膜，気管筋→平滑筋

③**粘膜**：気管の内面・粘膜上皮→線毛円柱上皮

④**血管と神経**：血管；鎖骨動脈→甲状頸動脈→下甲状腺動脈，神経；下喉頭神経（反回神経の枝）と交感神経

2　**気管支**：気管→T5の高さ→左・右気管支→肺門→肺→さらに細分岐

①**右気管支**：太く短く垂直・異物が落ち込みやすい

②**左気管支**：細く長く水平・大動脈弓がその上方を前から後に走る

③**血管と神経**：動脈；胸大動脈→気管支動脈，神経：気管と同じ

3　**肺の大きさ**：右肺＞左肺

①**右肺**：上・中・下の3葉．斜裂と水平裂を持つ

②**左肺**：上・下の2葉．斜裂のみを持つ

③**肺尖**：鎖骨上方約2横指の高さに出る

④**血管**：栄養血管→気管支動脈，機能血管→肺動脈と肺静脈

⑤**神経**：肺神経叢→迷走神経（大部分）＋交感神経

⑥**肺門**：肺の内側部で，縦隔に面し，胸膜がない
肺動脈，肺静脈，気管支，気管支動脈などが出入りする

⑦**胸膜**：2層性の結合組織膜．臓側胸膜→肺の表面，壁側胸膜→胸壁

⑧**胸膜腔**：胸膜に裏打ちされた腔，漿液で満たされる

4　**縦隔**：左右肺の間にある隔壁部

①**位置関係**：上方→頸部，下方→横隔膜，両側→肺，前方→胸骨，後方→胸椎

②**縦隔の内容**：脈管系：心臓・上行動脈・大動脈弓・上大静脈・腕頭静脈・奇静脈・胸腺，胸管などリンパ管．神経：迷走神経・横隔神経・交感神経幹

正解：1—②，2—①，3—④，4—③，5—②

例 題

1 気管について誤っている記述はどれか
①喉頭の下方に続く ②食道の後方に位置する
③内面は粘膜に被われる ④気管軟骨は馬蹄形をしている

2 気管について正しい記述はどれか
①輪状軟骨の下縁に始まる
②食道の後方にある
③第２胸椎の高さで左右の気管支に分岐する
④軟骨が全周を取り囲む

3 気管支について正しい記述はどれか
①気管支分岐部は第１胸椎の高さである
②気管支壁は肺動脈によって栄養される
③左気管支は３本の葉気管支に分かれる
④右気管支は左よりも垂直に近く傾斜する

4 肺について誤っている記述はどれか
①右肺には水平裂がみられる
②肺の表面は臓側胸膜で包まれる
③胸膜腔は滑液で満たされる
④肺尖は鎖骨上方へ突出する

5 呼吸器について誤っている記述はどれか
①右肺は３葉からなる
②左気管支は右気管支より太い
③肺表面は臓側胸膜で覆われる
④胸膜腔は陰圧である

ワンポイント

・気管と食道の位置関係などをおさえておく
・気管支の左右の違いをおさえておく
・右肺は３葉，右気管支は３本分岐
・肺は気管支動脈で栄養され，肺動脈で栄養されない

5　内臓系/泌尿器系

1 腎　臓

①**位置**：T11–L3の高さ．右腎は左腎より低い．腹膜後器官

②**構造**：表層→皮質，深層→髄質，内側縁→腎門

- 腎門：腹側から背側へ→腎静脈・腎動脈・尿管の順．リンパや神経も出入りする
- 腎小体：糸球体(毛細血管が集合)＋ボーマン嚢（糸球体を包む上皮)→原尿を生成
- 尿細管：ボーマン嚢と集合管をつなぐ細い尿管．近位と遠位に分類
- ネフロン（腎単位)：腎小体＋尿細管→尿生成の機能単位
- 集合管：遠位尿細管と腎杯を結ぶ管で，腎乳頭先端に開口する
- 腎乳頭：集合管が腎門に向かって突起するふくらみ
- 腎盂：広がった尿管上端部
- 腎杯：広がった腎盂の枝で，腎乳頭を包む

③**血管**：腹大動脈→腎動脈→葉間動脈→弓状動脈→小葉間動脈→腎静脈→下大静脈

2 尿管：腹膜後器官・移行上皮・腎盂から膀胱まで

尿管の3つの狭窄部：腎盂から尿管への移行部，総腸骨動脈との交叉部，膀胱壁を貫く部

3 膀　胱

①**位置**：男性→直腸前，女性→子宮の前

②**腹膜との関係**：上部のみ腹膜に覆われる（腹膜下器官)

③**上皮と筋層**：上皮→移行上皮，筋層→平滑筋（自律神経の支配)

④**膀胱三角**：左右の尿管口と内尿道口により構成→伸展しない

⑤**膀胱括約筋（内尿道括約筋)**：平滑筋→内尿道口にみられる

⑥**尿道括約筋（外尿道括約筋)**：横紋筋→膀胱括約筋の下にみられる

4 尿道：男性は長い，女性は短い（感染しやすい)

①**男性の尿道**：膀胱内尿道口→前立腺と尿道海綿体を貫通→外尿道口

②**女性の尿道**：膀胱内尿道口→膣の前壁（上方）→外尿道口

正解：1—③，2—②，3—④，4—①，5—③

例題

1　腎臓について誤っている記述はどれか
①腹膜後器官である
②右腎は左腎より低い位置にある
③腎門は腎臓の外側にある
④腎小体は皮質にある

2　腎小体を構成するのはどれか
①腎杯　②ボーマン嚢　③尿細管　④集合管

3　泌尿器について誤っている記述はどれか
①腎乳頭と腎葉の数は同一である
②腎杯は腎乳頭を包む
③尿管は膀胱の後壁を貫く
④男性の尿道は前立腺の後ろを通る

4　尿が流れる方向について正しいのはどれか
①尿細管から集合管へ　②腎盂から腎杯へ
③尿道から膀胱へ　④膀胱から尿管へ

5　泌尿器について誤っている記述はどれか
①膀胱の上面は腹膜で覆われる
②腎杯の内面は移行上皮で覆われる
③膀胱の筋層は横紋筋である
④尿道括約筋は横紋筋である

ワンポイント

・腎臓の構造は，尿の流れる順序でそれぞれの特徴を整理する
・尿管⇒膀胱⇒尿道
・平滑筋由来か横紋筋由来かを整理しておく
・膀胱の位置関係を男女別に整理しておく

5　内臓系/生殖器系

1 男性生殖器

①**精巣（睾丸）**：有対・精子を産生
- 精上皮（精細管の内腔）：精子をつくる部位
- セルトリ細胞：精上皮に点在→精子産生細胞を支持・栄養する
- ライディッヒ細胞：精細管の間にある→テストステロンなどの男性ホルモンを分泌

②**精巣上体**：精巣上方にある→精子を成熟させ貯蔵する
③**精管**：精巣上体管に続き，精管→鼠径管→膀胱の後ろ→前立腺→尿道．精管膨大部→膀胱後面を走る部分．射精管→前立腺を貫く部分
④**前立腺**：男性のみ．尿道と射精管が貫く
⑤**尿道球腺（カウパー腺）**：男性のみ．尿道に開口する性腺
⑥**陰茎**：陰茎海綿体→有対，勃起に関与．尿道海綿体→無対

2 女性生殖器：卵巣・卵管・子宮・膣・外陰部

①**卵巣**：有対・表層の皮質と中心部の髄質に分けられる
②**卵胞**：皮質にある
- グラーフ卵胞→大量の卵胞液を含む成熟卵胞
- 原始卵胞→一次卵胞→二次卵胞→胞状卵胞→成熟卵胞

③**排卵**：思春期から閉経まで，成熟の卵胞→卵子→卵管へ放出
④**卵管**：卵管峡部→卵管膨大部→卵管漏斗→卵管采→卵巣へ
⑤**受精**：卵管膨大部が多い，着床→子宮体が多い
⑥**黄体**：卵子が受精し着床すると妊娠黄体になる．プロゲステロンを分泌
受精しないときは月経黄体→白体
⑦**子宮**：膀胱と直腸の間．上部→子宮底部．下部→子宮頸部．卵巣は子宮と直接につながらない
⑧**膣**：膣の前→尿道（外尿道口）．後ろ→直腸（肛門）
⑨**外陰部**：大前庭腺（バルトリン腺）→女性のみにみられ，男性の尿道球腺にあたる

正解：1—④，2—③，3—①，4—①，5—②

例 題

1　男性生殖器について正しいのはどれか
①セルトリ細胞は男性ホルモンを分泌する
②射精管は陰茎を貫いている
③精子は精嚢に蓄えられる
④精巣上体は陰嚢内にある

2　男性生殖器について誤っている記述はどれか
①精索は鼠径靱帯の上を通る
②陰嚢の正中部に縫線がみられる
③精管は膀胱に開口する
④尿道球腺は左右1対ある

3　子宮に直接つながっていないのはどれか
①卵巣　②子宮広間膜　③子宮円索　④卵管

4　子宮について正しい記述はどれか
①膀胱の後方に位置する　②子宮底で膣につながる
③子宮頸管は卵管につながる　④子宮筋層は横紋筋から成る

5　通常，卵子が受精する部位はどれか
①腹膜腔内　②卵管内　③子宮内　④膣内

ワンポイント

・男性ホルモンは，ライディッヒ細胞が分泌
・前立腺を貫くのは，尿道と射精管
・子宮に関する出題が多い
・卵巣と卵管は，直接つながらない

5　内臓系/内分泌系

1　内分泌系の特徴

導管欠如．分泌物→直接に血液へ．特定の標的器官や細胞の機能を調節する

2　下垂体

①**位置**：内頭蓋底のトルコ鞍に乗る

②**腺性下垂体**：前葉・中間部・隆起部に分類される
下垂体門脈系を形成．視床下部により調節される

③**神経性下垂体**：後葉と漏斗からなる．腺細胞はない
視床下部で産生されたホルモンが後葉で蓄積放出される

3　松果体：間脳の背面にあり，メラトニン分泌（日内リズム）

4　甲状腺：頸の前面下部にあり，甲状軟骨を下から取り囲む

①**濾胞**：単層立方上皮，甲状腺ホルモン（サイロキシン）を分泌

②**傍濾胞細胞**：カルシトニンを分泌

5　上皮小体：甲状腺の背面（後面）に，上下1対で4個ある
パラソルモンを分泌→血中カルシウム濃度を高める

6　膵のランゲルハンス島（膵島）：膵臓の尾部にある
α細胞→グルカゴン，β細胞→インスリン，δ細胞→ソマトスタチン

7　副腎：有対，腎臓の上端・表層から皮質と髄質に分けられる

①**皮質**：表層から球状帯，束状帯，網状帯の3層構造

- 球状帯：アルドステロンを分泌→ Na イオンの再吸収促進（腎臓）
- 束状帯：糖質コルチコイド（コルチゾールやコルチコステロン）を分泌→糖新生
- 網状帯：男性ホルモンを分泌

②**髄質**：クロム親性細胞→アドレナリンとノルアドレナリンを分泌

8　性腺

①**精巣**：間細胞（ライディッヒ細胞）により男性ホルモン（テストステロン）が分泌される

②**卵巣**：卵胞膜から卵胞ホルモン（エストロゲン），黄体から黄体ホルモン（プロゲステロン）
妊娠中には胎盤の絨毛膜から性腺刺激ホルモンが分泌され，卵巣からのプロゲステロン分泌を促進し，妊娠を維持する

正解：1—④，2—①，3—③，4—③，5—③

例題

1 下垂体について誤っている記述はどれか
①トルコ鞍の中に位置する
②腺性下垂体と神経性下垂体からなる
③前葉には下垂体門脈系の血液が注ぐ
④後葉には後葉ホルモン産生細胞がある

2 内分泌腺について誤っている記述はどれか
①下垂体前葉は神経性下垂体とよばれる
②上皮小体は甲状腺の背面にある
③副腎髄質は外胚葉に由来する
④膵臓の内分泌細胞で一番多いのはβ細胞である

3 甲状腺について正しい記述はどれか
①甲状軟骨の上方に位置する　②前面に上皮小体がある
③多数の濾胞がある　④導管を有する

4 内分泌系について正しい記述はどれか
①アドレナリンは副腎皮質から分泌される
②上皮小体は甲状腺の前面にある
③下垂体の後葉は神経性下垂体とも呼ばれる
④男性ホルモンは前立腺から分泌される

5 副腎について正しい記述はどれか
①ランゲルハンス島を有する
②腎臓の内部に散在する
③皮質と髄質がある
④リンパ性器官である

ワンポイント

・下垂体に関する出題が多い
・上皮小体は，甲状腺の背面（後方）にある
・副腎皮質と髄質の違いを整理しておく

6　神経系/基本の概念と脊髄

1　基本の概念

①**神経系の分類**：中枢神経＋末梢神経

②**中枢神経**：脊髄＋脳

- 灰白質（灰質）：神経細胞の集まり
- 白質：神経線維の集まり
- 神経核：白質の中にある神経細胞の集まり
- 神経節：中枢以外の部位にある神経細胞の集まり

③**末梢神経**：脊髄神経＋脳神経

- 求心性：感覚神経→中枢へ刺激を伝える
- 遠心性：運動神経→末梢へ中枢の興奮を伝える

④**神経組織**

- ニューロン：神経細胞体＋樹状突起＋軸索突起
- 神経膠細胞：神経細胞を支持し，代謝や栄養を助ける細胞
- グリア細胞：中枢神経にある→血液脳関門の形成にも関与
- シュワン細胞：末梢神経にある→髄鞘形成に関与
- シナプス：軸索と他の神経細胞や筋・腺に接続する部位

2　脊　髄

①**構造**：脊柱管の中を走る．上端→大後頭孔の高さで延髄に続く．下端→L1～L2の高さに終わる

- 灰白質：中心部にある
- 白質：外縁部にあり，腹面から前索・側索・後索等の神経線維束がある
- 前角：運動性の神経細胞群
- 側角：自律神経の神経細胞群
- 後角：感覚性の神経細胞群

②**馬尾**：脊柱管にあるが，中枢神経ではない

正解：1―①，2―④，3―②，4―④，5―③

例題

1　中枢神経系について正しい記述はどれか
①神経線維の集まっているところを白質という
②シュワン細胞の数は神経細胞の数と等しい
③神経節は白質の中にある
④感覚神経は遠心性である

2　成人の脊髄で誤っている記述はどれか
①下端は第１～２腰椎の高さで終わる
②中心部は灰白質からなる
③前角には運動神経細胞がある
④後角には自律神経細胞がある

3　自律神経性の神経細胞が集合する部位はどれか
①前角　②側角　③後角　④馬尾

4　中枢神経系以外の部位にある神経細胞の集まりを何と呼ぶか
①灰白質　②白質　③神経核　④神経節

5　脊髄について正しい記述はどれか
①上端は橋に続く
②下端の高さは第 10 胸椎である
③外縁部が白質である
④前角には感覚性の神経細胞が集まる

ワンポイント

- 神経核は白質内にある
- 求心性は，中枢に向かう感覚神経
- 遠心性は，末梢に向かう運動神経
- 脊髄の構造は，横断面の図をイメージできるようにしておく

6　神経系/脳（1）

1　延髄と橋

①**延髄**：脊髄を延長した部分．呼吸・循環及び嚥下等の生命基本中枢

- 錐体と錐体交叉：延髄の上半部の腹面にある
- オリーブ核：錐体の外側にあり，脊髄や脳を小脳につなぐ中継核
- 薄束核と楔状束核：後索路の中継核である

②**橋**：延髄上部と中脳の間．橋底部と橋背部（被蓋）に分けられる

- 菱形窩：延髄と橋の背面にあり，第４脳室の底をなす

2　小脳：橋と延髄の背面と大脳の後下面にある

①**構造**：左右の小脳半球＋正中部の虫部，表層→小脳皮質（灰白質），深層→小脳髄質（白質）

②**歯状核**：小脳の白質にある最も大きい灰白質塊

3　中脳：橋の吻側に続く部分

①**中脳水道**：正中の背側寄り，被蓋の背側を通る

②**大脳脚**：腹側面にあり，錐体路をはじめとする伝導路の束

③**被蓋**：赤核と黒質（錐体外路系の灰白質）．眼球運動に関する脳神経核等

④**中脳蓋（四丘体）**：背側面にある．上丘→視覚，下丘→聴覚

4　間脳：中脳と大脳半球の間にあり，視床と視床下部に分けられる

①**視床**：背側面にあり，大脳皮質の１次感覚野に投射する感覚中継核があり，意識や情動にも関与する

- 外側膝状体：視覚伝導路の中継核
- 内側膝状体：聴覚伝導路の中継核

②**視床下部**：腹側と内側面にあり，視床下溝により視床と境される．自律神経の最高中枢

5　脳幹：延髄＋橋＋中脳（＋間脳）

正解：1―①，2―③，3―④，4―②，5―④

例題

1　脳幹について正しい記述はどれか
①橋は脳幹に含まれる　②オリーブ核は錐体路に関与する
③延髄には四丘体がある　④中脳には孤束核がある

2　小脳について正しい記述はどれか
①小脳は間脳の背面にある　②小脳皮質は白質である
③小脳核は髄質にある　④下小脳脚は中脳と連絡する

3　脳の部位と神経核との組合せで正しいのはどれか
①大脳半球―黒質　②間脳―赤核
③中脳―扁桃体　④小脳―歯状核

4　中脳にみられるのはどれか
①視床　②被蓋　③脳弓　④脳梁

5　脳について誤っている記述はどれか
①大脳は２つの半球に分かれる
②間脳には視床下部がある
③脳室は脊髄中心管とつながる
④小脳は脳幹に属する

ワンポイント

・オリーブ核は延髄にあり，錐体外路系に関与する
・橋は後面の菱形窩で第４脳室の底をなす
・赤核と黒質は中脳にあり，錐体外路系に関与する
・脳幹部の生理学的な機能が問われることがある

6　神経系/脳（2）

1　大脳半球（終脳）

①**構造**：表層→大脳皮質（6層に区分），深層→大脳髄質
②**連合線維**：同一半球内の皮質の間を連絡する線維
③**交連線維**：左右の半球を連絡する線維
④**脳梁**：交連線維の横行束
⑤**投射線維**：下位中枢と連絡する線維
⑥**内包**：大脳深部にある線維束→大脳皮質と脳幹と脊髄をつなぐ主要通路
⑦**大脳基底核**：尾状核＋レンズ核（被殻・淡蒼球）
⑧**大脳溝・大脳回と大脳皮質の機能局在**

- 中心溝：前頭葉と頭頂葉の間
- 外側溝：前頭葉・頭頂葉と側頭葉の間
- 頭頂後頭溝：頭頂葉と後頭葉の間
- 前頭葉→意思，思考等の高次精神活動
- 運動野→中心前回
- 体性感覚野→中心後回
- 聴覚野→側頭葉の上面
- 嗅覚野→側頭葉の内側面
- 視覚野→鳥距溝（後頭葉の内側面）
- 運動性言語野（ブローカ中枢）→前頭葉の外側面
- 感覚性言語野（ウェルニッケ中枢）→聴覚野の後方（側頭葉）

⑨**大脳辺縁系**：海馬・扁桃及び脳弓等の大脳半球内側面の辺縁部またはその近くの構造をさす．内分泌や自律運動系，情動に働く

2　脳室系

①**側脳室**：左右の大脳半球の深部にあり，アーチ状である
②**第3脳室**：左右の間脳の間
③**第4脳室**：橋，延髄及び小脳に囲まれ，三角錐状．正中口と外側口があり，クモ膜下腔に通じ，その下端は脊髄中心管につながる
④**室間孔**：側脳室と第3脳室とを交通する
⑤**中脳水道**：第3脳室と第4脳室とを交通する

正解：1―②，2―④，3―②，4―③，5―②

例題

1　交連線維はどれか
①大脳脚　②脳梁　③視放線　④内包

2　側頭葉にみられるのはどれか
①運動野　②視覚野　③体性感覚野　④聴覚野

3　正しいのはどれか
①大脳皮質の視覚野は頭頂葉にある
②視床は間脳の一部である
③前頭葉と側頭葉は中心溝で区切られる
④第４脳室は間脳の中にある

4　大脳の領野と脳葉との組合せで正しいのはどれか
①体性感覚野―側頭葉　②嗅覚野―前頭葉
③視覚野―後頭葉　④聴覚野―頭頂葉

5　脳室について正しいのはどれか
①室間孔は左右の側脳室をつなぐ
②第３脳室は左右の間脳の間にある
③中脳水道には脈絡叢がある
④第４脳室は硬膜下腔に開口する

ワンポイント

- 同一半球内が連合線維，左右の半球間は交連線維
- 大脳の機能局在は生理学でも出題される
- 脳室系は，側脳室からイメージできるようにしておく
- 室間孔は側脳室と第３脳室，中脳水道は第３脳室と第４脳室を連絡する

6　神経系/脳（3）

1　**髄膜と脳脊髄液**：脳と脊髄の表面→3枚の結合組織性膜（硬膜・クモ膜・軟膜）→その間を満たす液体→脳脊髄液

①**硬膜**：最外層をなす膠原線維の板で，内外2葉からなる

- 大脳鎌：左右の大脳半球を正中面から仕切る硬膜
- 小脳鎌：小脳を正中面から仕切る硬膜
- 小脳テント：小脳を水平方向から仕切る硬膜→大脳と小脳を境する

②**クモ膜**：硬膜の内面にある半透明の膜

- 硬膜下腔：硬膜とクモ膜との隙間で，リンパ隙ともいう

③**軟膜**：最内面（脳と脊髄の表面）の膜

- クモ膜下腔：クモ膜と軟膜との隙間で，脳脊髄液に満たされる

④**脳脊髄液の循環**：血液→脳室内の脈絡叢→髄液→脳室系を循環→クモ膜顆粒→硬膜静脈洞に吸収される

2　**脳の血管**：内頸動脈（頸動脈管を通る）＋椎骨動脈（大後頭孔を通る）

①**脳底動脈**：無対（1本）．2本の椎骨動脈に由来する

②**前大脳動脈と中大脳動脈**：内頸動脈に由来する

③**後大脳動脈**：脳底動脈（椎骨動脈）に由来する

④**前交通動脈**：左右の前大脳動脈が前交通動脈により吻合

⑤**後交通動脈**：内頸動脈に由来し，後交通動脈は後大脳動脈と吻合

⑥**大脳動脈輪（ウイリス動脈輪）**：前方では左右の前大脳動脈が前交通動脈により吻合，後方では左右の後大脳動脈が後交通動脈を介して内頸動脈と吻合．下垂体を取り囲む動脈の輪

正解：1―①，2―③，3―③，4―④，5―④

例題

1　硬膜について正しいのはどれか
①硬膜は２葉からなる
②小脳鎌は大脳と小脳の境となる
③硬膜静脈洞は硬膜の内側に形成される
④硬膜外腔は脳脊髄液により満たされる

2　脳室系について誤っているのはどれか
①側脳室は大脳半球の深部にある
②脈絡叢は脳脊髄液を分泌する
③第３脳室はクモ膜下腔と交通する
④脳脊髄液はクモ膜顆粒から吸収される

3　脳室系について正しい記述はどれか
①側脳室は視床の間にある
②第３脳室は中脳にある
③脳脊髄液は脈絡叢で産生される
④脳室は硬膜下腔に通じる

4　脳の血管系について正しい記述はどれか
①前大脳動脈は脳底動脈の枝である
②中大脳動脈は椎骨動脈の枝である
③前交通動脈は総頸動脈の枝である
④後交通動脈は内頸動脈の枝である

5　脳底動脈はいずれの動脈に由来するか
①前大脳動脈　②外頸動脈　③内頸動脈　④椎骨動脈

ワンポイント

・髄膜は３層，硬膜は２葉
・第４脳室はクモ膜下腔も通じる
・脳脊髄液は脈絡叢で産生される
・ウィリス動脈輪に関与する血管をイメージできるようにしておく

6　神経系/脳神経（12 対）

脳神経：12 対で感覚性，運動性及び混合性の 3 種類に分ける

名称と番号	特　徴	経　路	機能など
Ⅰ嗅神経	感覚性	鼻上部の嗅細胞—篩板—嗅球	嗅覚
Ⅱ視神経	感覚性	眼球網膜—視神経管—視覚野	視覚
Ⅲ動眼神経	混合性	中脳—上眼窩裂—眼筋	眼球運動
		瞳孔括約筋・毛様体筋に分布	副交感性
Ⅳ滑車神経	運動性	中脳—上眼窩裂—上斜筋	眼球運動
Ⅴ三叉神経	混合性	顔面感覚と咀嚼筋の運動	
①眼神経	感覚性	上眼窩裂—眼球，前頭部の皮膚等	知覚
②上顎神経	感覚性	正円孔—頬部，下眼瞼から上顎	知覚
③下顎神経	混合性	卵円孔—側頭下窩，下顎等	知覚
		咀嚼筋	運動
Ⅵ外転神経	運動性	橋—上眼窩裂—外側直筋	眼球運動
Ⅶ顔面神経	混合性	橋—茎乳突孔—表情筋	表情運動
		舌の前 2/3	味覚
		涙腺と顎下腺と舌下腺	副交感性
Ⅷ内耳神経	感覚性	顔面神経とともに内耳に入る	聴覚・平衡
Ⅸ舌咽神経	混合性	延髄—頸静脈孔，咽頭筋	嚥下運動
		舌の後 1/3（味覚と舌咽頭の感覚）	知覚
		耳下腺	副交感性
Ⅹ迷走神経	混合性	延髄—頸静脈孔，外耳と咽頭	知覚
		声帯筋を含む咽頭筋	発声
		頸胸部及び腹部内臓器に分布	副交感性
Ⅺ副神経	運動性	頸静脈孔，胸鎖乳突筋と僧帽筋	頸部運動
Ⅻ舌下神経	運動性	延髄—舌下神経管—舌筋群	舌運動

脳神経の中では副交感神経線維が含まれるのはⅢ，Ⅶ，ⅨとⅩ

正解：1—③，2—②，3—①，4—①，5—②

例題

1 脳神経において正円孔を通るのはどれか
①視神経 ②眼神経 ③上顎神経 ④外転神経

2 瞳孔括約筋を支配する脳神経はどれか
①視神経 ②動眼神経 ③滑車神経 ④外転神経

3 中脳から出る脳神経はどれか
①動眼神経 ②顔面神経 ③内耳神経 ④三叉神経

4 頸静脈孔を通るのはどれか
①迷走神経 ②内耳神経 ③顔面神経 ④舌下神経

5 頭部において迷走神経が分布するのはどれか
①耳下腺 ②外耳道 ③鼓室 ④鼓膜張筋

ワンポイント

- 脳神経は，生理学でもよく出題される
- 脳神経と脳幹部との接続をおさえておく
- 脳神経が通る部位を整理しておく

6　神経系/脊髄神経・自律神経と伝導路

1　脊髄神経：頸神経8対・胸神経12対・腰神経5対・仙骨神経5対・尾骨神経1対に分類される

①**頸神経叢**（C1～C4の前枝）：皮枝→後頭部・頸部・鎖骨上部に分布
筋枝→C1～3は頸神経ワナ，横隔神経

②**横隔神経**（C3～C5）：前方の胸腔を下行し横隔膜（筋）を支配

③**腕神経叢**（C5～T1の前枝）：上肢を支配．神経枝→腋窩神経・橈骨神経・筋皮神経・正中神経・尺骨神経

④**腰神経叢**（T12～L4の前枝）：L1は鼠径部．L2～4は大腿内側から前面の皮膚と筋を支配．L4～5の前枝は腰仙骨
神経幹を構成して仙骨神経叢に合流

⑤**仙骨神経叢**（L4～S4の前枝）：臀部と大腿後面と下腿と足の筋と皮膚を支配．S2～4の枝は陰部神経として骨盤底の筋と会陰部の皮膚を支配

2　自律神経：交感神経＋副交感神経

①**交感神経**：節前ニューロンが胸髄や腰髄の側角から始まる

②**副交感神経**：動眼神経と顔面神経と舌咽神経と迷走神経には副交感神経が含まれる．骨盤内臓神経（S2～4）は骨盤部の副交感神経

3　伝導路：感覚性（上行性）・運動性（下行性）

①**体性感覚伝導路**：触圧覚を除く皮膚感覚→脊髄で交叉，深部知覚と皮膚の一部→延髄で交叉する

②**遠心（運動）性伝導路**：錐体路と錐体外路，骨格筋に運動指令を伝える

- 錐体路：中心前回→内包→延髄で大部分は錐体交叉（一部は脊髄で交叉）→脊髄の前角細胞に至る
- 錐体外路：錐体路以外の運動性伝導路の総称で，複雑なニューロン連鎖の反射弓をつくる．小脳皮質や歯状核，大脳基底核，赤核，オリーブ核等が関与し，筋群を自律的に調節する

正解：1—①，2—①，3—②，4—③，5—②

例題

1　8対である脊髄神経はどれか
①頸神経　②胸神経　③腰神経　④仙骨神経

2　横隔神経の由来となる脊髄神経はどれか
①頸神経　②胸神経　③腰神経　④仙骨神経

3　腋窩神経の由来となる神経叢はどれか
①頸神経叢　②腕神経叢　③腰神経叢　④仙骨神経叢

4　副交感神経を含まないのはどれか
①動眼神経　②顔面神経　③内耳神経　④骨盤内臓神経

5　錐体路が通過するのはどれか
①脳梁　②内包　③橋被蓋　④後索

ワンポイント

・横隔神経は頸神経由来である
・神経叢は，脊髄神経の前枝由来で後枝は関与しない
・胸神経は，神経叢に関与しない
・伝導路は，生理学でも出題される

7　感覚器系/視覚器

1　眼球の構造

①**角膜と強膜**：角膜→眼球の前 1/6．強膜→眼球の後方 5/6

②**水晶体**：眼球は水晶体により前後に二分される．眼房水：毛様体内面の上皮から分泌．硝子体：ゼリー状→眼球の後方 3/5

③**虹彩**：毛様体の前縁からできたもので，その中央に瞳孔があり，瞳孔散大筋と瞳孔括約筋により，光量を調節する

④**眼房水**：毛様体から分泌され，強膜静脈洞（シュレム管）に吸収される

⑤**網膜**：光刺激を神経の興奮に変えて視神経に伝える

⑥**視神経乳頭（円板）**：視神経が眼底に入るところ．光を感じない

⑦**黄斑と中心窩**：視神経乳頭のやや外側にあり，その中心のくぼみは中心窩といい，視力の最もよいところ

2　眼球の付属器

①**眼瞼と結膜**：上下 2 枚．眼瞼にはマイボーム腺がある．結膜は眼瞼の裏側にあり，その奥で折れ返り，眼球の前面を覆う

②**涙腺と涙小管**：涙は涙腺から分泌され，涙小管に吸収される

③**眼筋**：6 つの横紋筋がある

- 4 つの直筋：上直筋・下直筋・内側直筋・外側直筋により眼球を上下と内外に動かす
- 2 つの斜筋：上斜筋は滑車神経を通して眼球を下外側方に，下斜筋は眼球を上外側方に向ける
- 眼筋の神経支配：上斜筋→滑車神経，外側直筋→外転神経，他の眼筋→動眼神経

正解：1—③，2—④，3—②，4—②，5—②

例題

1 瞳孔を形成するのはどれか
①角膜 ②水晶体 ③虹彩 ④網膜

2 眼房水の吸収部位はどれか
①角膜 ②水晶体 ③毛様体 ④シュレム管

3 眼球に入る光量を調節しているのはどれか
①角膜 ②虹彩 ③水晶体 ④硝子体

4 上斜筋を支配する脳神経はどれか
①動眼神経 ②滑車神経 ③外転神経 ④眼神経

5 眼球を下外側方に動かす眼筋はどれか
①上直筋 ②下直筋 ③上斜筋 ④下斜筋

ワンポイント

- 眼球の構造をイメージできるようにしておく
- 毛様体筋は水晶体の厚さを変えることで遠近調節を行う
- 虹彩は瞳孔散大筋と瞳孔括約筋の作用により光量調節を行う
- 視覚の調節は，生理学的な知識とセットで暗記する

7　感覚器系/平衡・聴覚器と味覚・嗅覚器

1　平衡・聴覚器

①**外耳**：耳介＋外耳道．耳介→音波の収集器官．外耳道→外耳孔から鼓膜に至る部位．アポクリン汗腺は外耳道の皮膚にあり，耳垢を分泌する

②**鼓膜**：外耳と中耳を境する円形の膜

③**中耳**：鼓膜の内側にある鼓室をさす

- 耳管：鼓室と咽頭を連絡するパイプ
- 耳小骨：ツチ骨・キヌタ骨・アブミ骨の3つの小骨→音波による鼓膜の振動を内耳に伝える

④**内耳**：骨迷路と膜迷路からなる構造で，聴覚と平衡覚を司る

- 骨迷路：側頭部の内部にある腔
- 膜迷路：骨迷路の内部にあり，骨迷路と同じ形状を持つ
- 外リンパと内リンパ：外リンパ→骨迷路と膜迷路との間，内リンパ→膜迷路の中

⑤**聴覚の感受器**：蝸牛の基底板にあるラセン器（コルチ器）とラセン神経節

⑥**平衡の感受器**：（前庭の）球形嚢と卵形嚢の平衡斑・半規管

- 平衡斑：身体姿勢と直進する方向の加速度を感受する
- 半規管：3つの管で互いに直角な3つの面．その中にある膨大部稜が身体の回転運動とその加速度を感受する

2　味覚器

①**味蕾**：味の感覚器で，舌根部にある有郭乳頭と葉状乳頭の側面にあるが，舌下面，喉頭蓋及び咽頭壁にも散在する

②**味を伝える神経**：舌の前2/3→顔面神経，後1/3→舌咽神経

3　嗅覚器

①**嗅上皮**：嗅上皮は鼻腔の天井で，篩骨の篩板の下面を覆う．においを感じる嗅覚器

②**嗅細胞**：神経細胞．その軸索が集まって嗅神経となり，篩板の孔を通り，嗅球に入る．嗅細胞の先端は嗅毛という

正解：1―③，2―④，3―①，4―①，5―②

例題

1　鼓室について誤っている記述はどれか
①耳管を介して咽頭と連絡する
②3個の小骨がある
③リンパ液で満たされている
④鼓膜を介して外耳と連絡する

2　コルチ器があるのはどの部位か
①半規管　②卵形嚢　③球形嚢　④蝸牛

3　平衡班があるのはどれか
①前庭　②蝸牛　③鼓室　④半規管

4　内耳において膨大部稜があるのはどれか
①半規管　②球形嚢　③卵形嚢　④蝸牛

5　舌前2/3に分布し味覚に関与する脳神経はどれか
①三叉神経　②顔面神経　③舌咽神経　④迷走神経

ワンポイント

・中耳には耳小骨と空気が入っている
・鼓膜は外耳と中耳の境界である
・耳小骨の並びは，鼓膜側からツチ骨⇒キヌタ骨⇒アブミ骨

7　感覚器系/皮膚

1　皮膚の構造

表皮・真皮・皮下組織の３層の構造

①**表皮**：角化した重層扁平上皮．基底細胞層にメラノサイト

- メラニン：色素産生細胞→褐色の色素→皮膚の色
- メルケル小体：触覚の受容器

②**真皮**：表皮の下，強靱な結合組織．血管と神経が豊富

- 乳頭：表皮下面に向かう小突起で，毛細血管が入り，表皮を養う
- マイスネル（マイスナー）小体：触覚の受容器
- 自由神経終末：痛みの受容器
- パチニ小体：真皮の下層や皮下組織にあり，触覚の受容器
- ルフィニ終末：真皮の下層や皮下組織にあり，触覚の受容器

③**皮下組織**：真皮の下，皮膚を深部の組織と結合する疎性結合組織．多量の脂肪細胞が集まる

2　皮膚の付属器：皮膚腺・毛・爪

①**皮膚腺**：汗腺・脂腺及び乳腺がある

- 汗腺：エクリン汗腺→全身に広く分布→体温調節（温熱性発汗）．アポクリン汗腺→腋窩・乳輪・肛門等の部位→粘い汗や体臭に関与
- 脂腺：毛包に付属→毛のある皮膚に存在．独立脂腺→口唇・肛門・乳輪及び陰茎亀頭：手掌や足底には脂腺がない
- 乳腺：思春期以降の女性の乳房を形成する皮膚腺

②**毛**：表皮の変形したもの．その下に付着した立毛筋が交感神経の支配を受ける

③**爪**：表皮の変形したもの

正解：1—①，2—③，3—④，4—④，5—③

例題

1　皮膚について正しいのはどれか
①立毛筋は交感神経が支配する
②ルフィニ終末は痛覚に関与する
③メラノサイトは角質層に存在する
④アポクリン汗腺は全身の皮膚に分布する

2　皮膚について誤っている記述はどれか
①メルケル小体は表皮の中にある
②メラノサイトは基底細胞層にある
③立毛筋は副交感神経の支配を受ける
④爪は表皮の一部である

3　皮膚について正しい記述はどれか
①パチニ小体は表皮にある
②アポクリン汗腺は全身に分布する
③爪は真皮が変形したものである
④手掌には脂腺はみられない

4　皮膚に脂腺がない部位はどれか
①項部　②腋窩　③腰部　④足底

5　皮脂腺が存在しない部位はどれか
①頭部　②腋窩　③手掌　④背部

ワンポイント

・表皮と真皮の特徴をおさえておく
・皮膚の受容器については，生理学で出題される
・エクリン汗腺とアポクリン汗腺の違いを押さえておく
・手掌や足底に脂腺がないことがよく出題されていた

V　生理学

1　生理学の基礎

1　細胞の特徴

①**細胞膜**：リン脂質の二重層膜，半透膜，選択透過性

②**DNA**：4つの塩基(アデニン，グアニン，チミン，シトシン)，二重らせん構造，RNAはチミンがウラシルにかわる

③**ミトコンドリア**：ATP合成

④**リボソーム**：蛋白質合成

⑤**ライソソーム(リソソーム)**：加水分解酵素による物質分解

⑥**粗面小胞体**：表面にリボソームが付着し，蛋白質合成

2　代　謝

①**異化作用**：物質が分解されること

②**同化作用**：物質が合成されること

③**ATP産生**：1分子のブドウ糖より，解糖系でATP2分子，TCAサイクルでATP2分子，電子伝達系でATP34分子が産生される

- 解糖系は細胞質内で，TCAサイクルと電子伝達系はミトコンドリア内で行われる

④**基礎代謝量**：男性1,500 kcal/日，女性1,200 kcal/日

3　酸塩基平衡

①**体液pH**：7.4．血中の重炭酸イオンによる中和・肺のCO_2排泄・腎臓のH^+排泄とHCO_3^-再吸収により維持される．体液の浸透圧は，約290 mOsm/Lに保たれている

②**アシドーシス**：pHが7.4より小さい状態

- 呼吸性アシドーシス：乳酸増加，換気障害（二酸化炭素蓄積）
- 代謝性アシドーシス：糖尿病

③**アルカローシス**：pHが7.4より大きい状態

- 呼吸性アルカローシス：過換気
- 代謝性アルカローシス：嘔吐

④**体液分布**：体重の60%は水分．そのうち40%は細胞内液，20%は細胞外液(15%は間質液，5%は血漿)

4　物質移動

①**拡散**：濃度の高い方から低い方へ溶質(イオン等)が移動すること

②**浸透**：濃度の低い方から高い方へ溶媒(水など)が移動すること

正解：1—④，2—③，3—③，4—①，5—②

例 題

1　RNA を構成する塩基でないのはどれか
①アデニン　②グアニン　③シトシン　④チミン

2　不要な物質を分解処理する細胞小器官はどれか
①粗面小胞体　②ミトコンドリア
③リソソーム　④ゴルジ装置

3　1分子のグルコースから最も多くの ATP を合成するのはどれか
①解糖系　②クエン酸回路　③電子伝達系　④ローマン反応

4　細胞小器官とその働きとの組合せで正しいのはどれか
①リボゾーム―タンパク質合成
②リソソーム―遺伝情報伝達
③中心体―物質運搬
④ゴルジ装置―細胞分裂

5　健康成人の体液について誤っている記述はどれか
①体液は体重の約 60% を占める
②細胞内液は間質液と血漿に区分される
③細胞外液にはナトリウムイオンが多い
④細胞内液にはカリウムイオンが多い

ワンポイント

- 細胞内小器官の機能が出題されやすい
- リボゾーム（粗面小胞体）は，タンパク質合成
- ミトコンドリアは，ATP 合成
- 体液の分布と比率について整理しておく

2 血 液

1　血液について

①**血液量**：体重の約 8%

②**赤血球**：直径 7~8 μm，厚さ 1~2 μm で円盤状

- 男性 500 万個/mm^3，女性 450 万個/mm^3．寿命は約 120 日
- 腎臓から分泌されるエリスロポイエチンにより赤血球産生促進．肝臓や脾臓で破壊される

③**ヘモグロビン**：赤血球内に存在，酸素運搬に寄与．分解されてビリルビンになる．さらに腸内でウロビリノーゲンになる

④**白血球**：顆粒球(好中球，好酸球，好塩基球)，単球，リンパ球の 3 種類．好中球と単球(マクロファージ)には食作用がある

- リンパ球には T 細胞，B 細胞の 2 種類があり，免疫を司る
- T 細胞：細胞性免疫，リンフォカイン放出．B 細胞：体液性免疫，抗体(免疫グロブリン)産生

⑤**血漿蛋白**：アルブミン，グロブリン，フィブリノーゲンの 3 種類．アルブミンは最も多く，膠質浸透圧維持に関与．アミノ酸供給源である

2　血液凝固

①**血小板**：止血作用

②**フィブリノーゲン**：フィブリノーゲンがフィブリンになることにより血液が凝固．血液凝固には Ca^{2+} が必要

③**プロトロンビン**：プロトロンビンは血液凝固に必須．プロトロンビンは，肝臓内にてビタミン K の存在下で産生される

④**線維素溶解**：凝固した血液が再溶解すること．プラスミンが必要

3　血液型

① **A 型**：凝集原(抗原)A を持ち，凝集素(抗体)β を持つ

② **B 型**：凝集原(抗原)B を持ち，凝集素(抗体)α を持つ

③ **O 型**：凝集原を持たないが，凝集素 α・β を持つ

④ **AB 型**：凝集原 A・B を持つが，凝集素を持たない

⑤**凝集原**：赤血球の細胞膜に存在する

⑥**凝集素**：血漿中に存在する

正解：1―②，2―③，3―④，4―③，5―③

例題

1 食作用を示すのはどれか
①赤血球 ②好中球 ③好酸球 ④血小板

2 細胞性免疫に関与するのはどれか
①赤血球 ② B リンパ球 ③ T リンパ球 ④好塩基球

3 血液について正しい記述はどれか
①血液量は，体重の約 18% である
②グロブリンは，止血に関与する
③血漿タンパクで最も多いのは，フィブリノーゲンである
④血液凝固には，カルシウムイオンが必要である

4 血液型について正しい記述はどれか
①凝集原は，単球の細胞膜にある
② AB 型は，凝集原をもたない
③凝集素は，血漿中に存在する
④ A 型は，凝集素 α をもつ

5 凝集素をもたない血液型はどれか
① A 型 ② B 型 ③ AB 型 ④ O 型

ワンポイント

・近年は，出題が少ない
・細胞性免疫は T リンパ球（T 細胞），体液性免疫は B リンパ球（B 細胞）
・γ-グロブリン（免疫グロブリン）を産生するのは，B リンパ球である

3 循環

1 心臓

①**心筋の特徴**

- 興奮を伝導するのは特殊心筋，収縮するのは固有心筋
- 心筋は機能的合胞体であり，横紋筋であり，不随意筋である
- 心筋収縮にはCa^{2+}が必要
- スターリングの法則に従う(静脈還流量が増加し，心筋が伸展されると，心筋の収縮力が増加する)

②**刺激伝導系**

- 心筋の興奮は，右心房にある洞房結節から始まる
- 洞房結節→房室結節→ヒス束→右脚・左脚→プルキンエ線維

③**心機能**

- 平均心拍数は，約70回/分
- 安静時1回心拍出量は，約70 mL
- 動脈血の5%は冠状動脈を，15%は脳を，25%は腎臓を流れる

④**心周期**

- 等容性収縮期→駆出期→等容性弛緩期→充満期
- 等容性収縮期と等容性弛緩期は容積一定
- 等容性収縮期と等容性弛緩期には，房室弁・動脈弁とも閉鎖
- 房室弁(僧帽弁と三尖弁)が開くのは充満期
- 動脈弁(大動脈弁と肺動脈弁)が開くのは駆出期
- 第1心音は等容性収縮期に発生．房室弁の閉鎖音
- 第2心音は等容性弛緩期に発生．動脈弁の閉鎖音

⑤**心電図**

- P波：心房興奮，QRS波：心室興奮，T波：心室再分極

2 循環調節

①**機能**：細動脈は抵抗血管（血管抵抗が特に大きい），細静脈は容量血管（血液貯蔵としての役割をもつ）とも呼ばれる

②**血管収縮物質**：セロトニン，エンドセリン

③**血管拡張物質**：ブラジキニン，ヒスタミン，乳酸，CO_2，アデノシン，NO

④**循環中枢**：延髄にある

正解：1―②，2―①，3―②，4―②，5―③

例 題

1　心筋について正しい記述はどれか
①興奮を伝導するのは，固有心筋である
②心筋収縮には，カルシウムイオンが必要である
③心筋は，静脈還流量が増加すると心拍数を増す
④心筋は，随意筋である

2　心臓のスターリングの法則で正しい記述はどれか
①心筋は伸展の度合いに応じた収縮力を発生する
②心筋は太さに応じた収縮力を発生する
③心筋は長さと無関係に一定の収縮力を発生する
④心筋は静脈還流量が少ないほど大きな収縮力を発生する

3　心周期で心室内圧が動脈圧より高い時期はどれか
①等容性収縮期　②駆出期　③等容性弛緩期　④充満期

4　心周期の中で房室弁が開放しているのはどれか
①等容性弛緩期　②充満期　③等容性収縮期　④駆出期

5　抵抗血管はどれか
①大動脈　②大静脈　③細動脈　④細静脈

ワンポイント

・スターリングの法則で，増加するのは心拍数ではなく心収縮力
・心周期の駆出期では，心室内圧＞動脈圧
・心周期の充満期では，心房内圧＞心室内圧
・等容性収縮期と等容性弛緩期では，心室内圧＝動脈圧

4 呼　吸

1　呼吸運動

①**主動作筋**：安静時での主動作筋は，横隔膜と外肋間筋である
②**吸息**：横隔膜と外肋間筋の収縮により行われる
③**呼息**：横隔膜と外肋間筋の弛緩により行われる

2　胸腔内圧

陰圧（大気圧より低い）に保たれる

3　換気量

①**1回換気量**：約 500 mL である
②**死腔量**：健常者で約 150 mL である
③**肺活量**：1回換気量＋予備吸気量＋予備呼気量
④**全肺気量**：肺活量＋残気量
⑤**機能的残気量**：予備呼気量＋残気量
⑥**肺胞換気量**：1回換気量－死腔量

4　呼吸調節

①**呼吸中枢**：延髄にある．呼息中枢・吸息中枢よりなり，基本的な呼吸リズムを形成する．
②**呼吸調節中枢**：延髄にある．持続性吸息中枢である．
③**ヘーリング・ブロイエル反射（肺伸展受容反射）**：吸息運動により，肺が伸展される（肺の伸展受容器が刺激され，迷走神経を介して呼吸中枢に伝えられる）と，吸息が抑制（吸息中枢が抑制）され，呼息に移行すること
④**呼吸の化学的調節**

- CO_2 分圧増加（O_2 分圧減少）：頸動脈小体，大動脈小体などの末梢の化学受容器と延髄の化学受容器を興奮させ，呼吸運動を促進させる
- H^+ 増加（pH）：脳脊髄液の pH 低下により，延髄の化学受容器を興奮させ，呼吸運動を促進させる．血液の pH 低下は呼吸運動を促進させる

正解：1—④，2—③，3—③，4—④，5—③

例　題

1 呼息時に起こるのはどれか
①肋骨が挙上する　②外肋間筋が収縮する
③横隔膜が水平になる　④胸腔内圧が上昇する

2 呼吸について誤っている記述はどれか
①ヘモグロビンと酸素の結合能は炭酸ガス分圧が低いほど高まる
②胸腔内圧は陰圧である
③肺胞の酸素分圧は動脈血の酸素分圧より低い
④腹式呼吸の吸気時に横隔膜は収縮する

3 安静時の肺気量で最も少ないのはどれか
①一回換気量　②残気量　③死腔量　④肺胞換気量

4 ヘーリング・ブロイエル反射について正しいのはどれか
①受容器は圧受容器である　②求心路は交感神経である
③反射中枢は視床下部にある　④吸息中枢が抑制される

5 頸動脈小体を刺激するのはどれか
①血液量の減少　②血液の pH 上昇
③血液の酸素ガス分圧減少　④動脈圧の上昇

ワンポイント

- 呼息時に胸腔内圧は上昇する
- 吸息時に横隔膜は収縮し水平になる
- 酸素分圧は，大気＞肺胞＞動脈血＞静脈血
- 血液中でほとんどの酸素は，ヘモグロビンと結合している（酸素化ヘモグロビン）
- 血液中でほとんどの二酸化炭素は，重炭酸イオンとして溶解している
- 呼吸中枢は，延髄にある
- 呼吸中枢内には，呼息中枢・吸息中枢・呼吸調節中枢がある

5　消化と吸収（1）

1　嚥下運動

①**第1相（口腔相）**：随意運動．食塊を咽頭に送る
②**第2相（咽頭相）**：不随意運動．食塊が咽頭に触れて起こる
③**第3相（食道相）**：不随意運動．食塊が胃に向かって移送される
● 嚥下の調節中枢は延髄にある

2　唾液について

唾液中のアミラーゼは，炭水化物をマルトースに分解する

3　胃液について

①**ペプシン**：胃液中のペプシンは，蛋白質をアミノ酸に分解する
②**胃壁の主細胞**：ペプシノーゲンを分泌
③**胃壁の壁細胞**：塩酸を分泌
④**胃壁の副細胞**：ムチン(粘液)を分泌
⑤**塩酸**：ペプシノーゲンを活性化してペプシンにする

4　膵液について

①**トリプシン・キモトリプシン**：蛋白質をペプチドに分解する
②**膵リパーゼ(ステアプシン)**：脂肪を分解する
③**ヌクレアーゼ**：核酸を分解する
④**アミラーゼ(プチアリン)**：炭水化物をマルトースに分解する

5　腸液について

①**アミノペプチダーゼ**：ペプチドをアミノ酸に分解する
②**ラクターゼ**：ラクトース（乳糖）を分解する
③**スクラーゼ**：スクロース（ショ糖）を分解する
④**マルターゼ**：マルトース（麦芽糖）を分解する
⑤**ヌクレアーゼ**：核酸を分解する
⑥**腸リパーゼ**：脂肪を分解する
⑦**エンテロキナーゼ**：トリプシノーゲンをトリプシンにする
● 腸液分泌はセクレチンにより促進される

正解：1—③，2—①，3—①，4—①，5—③

例題

1　嚥下について正しいのはどれか
①嚥下中枢は脊髄にある
②口腔相では舌を使って食塊を喉頭に送る
③咽頭相では咽頭から鼻腔への出口は閉鎖される
④食道相では随意運動によって食塊が輸送される

2　唾液に含まれる消化酵素はどれか
①アミラーゼ　②ヌクレアーゼ　③ペプシン　④リパーゼ

3　胃液分泌を促進するのはどれか
①食物による口腔粘膜の刺激
②セクレチン分泌の増加
③交感神経活動の増加
④酸による十二指腸粘膜の刺激

4　膵液の pH はどれか
①弱アルカリ性　②中性　③弱酸性　④強酸性

5　消化液について正しい記述はどれか
①トリプシンは脂肪を分解する
②リパーゼは蛋白質を分解する
③ラクターゼは乳糖を分解する
④エンテロキナーゼは糖質を分解する

ワンポイント

- 嚥下および嘔吐中枢は，延髄にある
- 胃液分泌は，食物刺激やガストリンにより促進される
- 膵液の pH は，弱アルカリ性である
- 胃内は，塩酸（胃酸）の影響で強酸性である
- 消化酵素がどの消化液に含まれているか整理しておく
- 栄養素と消化酵素の関係を正確に覚える

5　消化と吸収 (2)

1　胃腸運動

①**受け入れ弛緩**：胃に食物が入ると，反射性に胃壁が弛緩する
②**胃の蠕動運動**：胃に食物が入ると胃体上部～幽門に伝えられる
③**小腸運動**：分節運動・振り子運動・蠕動運動がある
④**大腸運動**：分節運動・蠕動運動のほか逆蠕動・大蠕動がある

2　胆汁などについて

①**胆汁の性質・分泌**：アルカリ性であり，脂肪を乳化する働きがある．胆汁酸・セクレチンにより促進される
②**胆汁の組成**：胆汁酸・ビリルビン・コレステロールが含まれる
③**胆汁酸**：90～95%は小腸で再吸収される(腸肝循環)
④**コレシストキニン**：十二指腸から分泌され，胆嚢を収縮する

3　消化管ホルモンについて

ホルモン	分泌部位	作　用
ガストリン	幽門腺	胃液分泌促進
セクレチン	小腸粘膜	膵液分泌促進 胃液分泌抑制
胃抑制ペプチド(GIP)	十二指腸粘膜	胃液分泌抑制 胃運動抑制
ソマトスタチン	腸管粘膜	胃液分泌抑制 膵液分泌抑制
コレシストキニン	小腸粘膜	膵液分泌促進 胆嚢収縮(胆汁分泌促進)
モチリン	胃・腸粘膜	消化管運動促進

4　肝臓機能について

①**物質代謝**：グリコーゲンの分解・合成，アルブミンやフィブリノーゲンの合成，脂肪の合成・分解，コレステロールの生成，ビタミン・無機質・ホルモンの代謝
②**産生機能**：胆汁・フィブリノーゲン・プロトロンビン・ヘパリン産生
③**その他**：血液の貯蔵，生体防御作用

正解：1—①，2—④，3—③，4—④，5—④

例題

1　大腸について正しい記述はどれか
①大腸液は消化酵素を含まない
②水分の約 80% が吸収される
③蠕動運動は交感神経活動により促進される
④大蠕動が起こらない

2　脂肪の消化に関与しないのはどれか
①胆汁分泌　　②乳化作用
③リパーゼ分泌　④アミラーゼ分泌

3　胃液の分泌を促進する消化管ホルモンはどれか
①コレシストキニン　②セクレチン
③ガストリン　④ソマトスタチン

4　胆のう収縮を促すホルモンはどれか
①ガストリン　②セクレチン
③ソマトスタチン　④コレシストキニン

5　肝機能で正しいのはどれか
①ムチン分泌　②セクレチン合成
③ガストリン分泌　④グリコーゲンの合成

ワンポイント

・大腸液と胆汁は，消化酵素を含まない
・水分吸収は，小腸が約 83%，大腸が約 16%（小腸が多い）
・胆汁酸は，消化酵素ではない
・胆汁は，肝臓で産生され，胆のうに貯蔵される

6 排 泄

1　腎臓の構造 (→ p.82)

①ネフロン：腎小体と尿細管より構成される
②腎小体：糸球体とボーマン嚢より構成される

2　腎臓の機能

①体液：体液量と体液の浸透圧を一定に保つ
②体液の pH：一定に保つために腎臓は H^+ を尿中に排泄し，HCO_3^- を再吸収する
③尿の pH：4.5〜8.0（血液は 7.40 ± 0.05）

3　糸球体の機能

①ろ過機能：血液をろ過する（血球はろ過されない）
②糸球体の有効ろ過圧：糸球体血圧－ボーマン嚢圧－膠質浸透圧

4　尿細管の機能

- 糸球体をろ過された水分の99%は尿細管で再吸収される
- 水の再吸収は，バゾプレッシン（下垂体後葉分泌）で促進される
- Na^+ の再吸収は，アルドステロン（副腎皮質分泌）により促進される
- グルコース（ブドウ糖）は，近位尿細管で99%再吸収される
- 再吸収される物質：グルコース，アミノ酸，Na^+，HCO_3^-，水，Cl^-
- 分泌される物質：H^+，NH_3（アンモニア），PAH（パラアミノ馬尿酸）

5　排尿と蓄尿

排尿の上位中枢は橋に，下位中枢は腰仙髄にある．

<table>
<tr><th></th><th>蓄　尿
下腹神経（交感神経）</th><th>排　尿
骨盤神経（副交感神経）</th></tr>
<tr><td>排尿筋</td><td>弛　緩</td><td>収　縮</td></tr>
<tr><td>内尿道括約筋</td><td>収　縮</td><td>弛　緩</td></tr>
<tr><td rowspan="2">外尿道括約筋</td><td colspan="2">陰部神経（体性運動神経）により</td></tr>
<tr><td>収　縮</td><td>弛　緩</td></tr>
</table>

正解：1—①，2—①，3—④，4—③，5—④

例題

1　腎糸球体でろ過されるのはどれか
①グルコース　②アルブミン　③赤血球　④白血球

2　糸球体におけるろ過の原動力はどれか
①糸球体血圧　②ボーマン嚢内圧
③血漿膠質浸透圧　④ボーマン嚢内の膠質浸透圧

3　体液の pH 調節に関与するのはどれか
①心臓　②肝臓　③膵臓　④腎臓

4　集合管において水の再吸収を促すホルモンはどれか
①アドレナリン　②心房性ナトリウム利尿ペプチド
③バゾプレッシン　④パラソルモン

5　排尿時に起こるのはどれか
①下腹神経活動が亢進する　②外尿道括約筋が収縮する
③膀胱壁の平滑筋が弛緩する　④陰部神経活動が低下する

ワンポイント

・糸球体では，蛋白質や細胞などはろ過されない
・排尿筋は，膀胱壁の平滑筋を指す
・蓄尿時に下腹神経活動は亢進，骨盤神経活動は抑制される
・排尿時の自律神経活動は，上記の逆である

7 内分泌

1　ホルモンの化学的性質：化学構造の違いから3種に分類

①**アミン類**：カテコールアミン，甲状腺ホルモン等．アミノ酸より生成

②**ステロイドホルモン**：副腎皮質ホルモン，性ホルモン．ステロイド核をもつ．細胞内に存在する受容体と結合する

③**ペプチドホルモン**：その他多数のホルモン．多数のアミノ酸からなるホルモン活性のペプチド

2　ホルモンの分類

ホルモン名	内分泌器官	作　用
成長ホルモン	下垂体前葉	成長促進，蛋白質合成
甲状腺ホルモン（サイロキシン，トリヨードサイロニン）	甲状腺	代謝促進，体温上昇，発育促進
パラソルモン	上皮小体	血中Ca増加，骨吸収促進
カルシトニン	甲状腺	血中Ca減少，骨形成促進
糖質コルチコイド（コルチゾール，コルチコステロン）	副腎皮質	血糖値上昇
副腎髄質ホルモン	副腎髄質	血糖値上昇
グルカゴン	膵臓	血糖値上昇
インスリン	膵臓	血糖値低下
卵胞ホルモン（エストロゲン）	卵巣	卵胞発育，子宮内膜増殖
黄体ホルモン（プロゲステロン）	卵巣	妊娠維持，乳腺発育，基礎体温上昇，排卵抑制
男性ホルモン（アンドロゲン）	精巣	性器発育促進，精子形成促進
プロラクチン	下垂体前葉	乳汁分泌促進
副腎皮質刺激ホルモン	下垂体前葉	副腎皮質ホルモン分泌促進
オキシトシン	下垂体後葉	子宮筋収縮，射乳
ソマトスタチン	膵臓	インスリンとグルカゴン分泌抑制
レニン	腎臓	アルドステロン分泌促進
エリスロポイエチン	腎臓	赤血球生成促進

正解：1—③，2—②，3—④，4—③，5—①

例題

1　ステロイドホルモンはどれか
①サイロキシン　②アドレナリン
③コルチゾール　④ゴナドトロピン

2　コルチゾールの働きでないのはどれか
①抗ストレス作用をもつ　②免疫機能を高める
③胃酸の分泌を促す　④血糖値を高める

3　血液中のグルコース濃度変化によって分泌が調節されるホルモンはどれか
①アルドステロン　②エストロゲン
③パラソルモン　④グルカゴン

4　排卵を誘発するホルモンはどれか
①プロゲステロン　②プロラクチン
③黄体形成ホルモン　④オキシトシン

5　ニューロンから分泌されるのはどれか
①オキシトシン　②成長ホルモン
③パラソルモン　④レニン

ワンポイント

・血糖値上昇は，グルカゴンのみでなく，成長ホルモン・甲状腺ホルモン・副腎髄質ホルモンでも起こる
・糖質コルチコイド（グルココルチコイド）には，血糖値上昇の他に抗炎症作用や抗ストレス作用・胃酸分泌促進がある
・プロゲステロンは，排卵抑制（妊娠維持）
・黄体形成ホルモン（LH）は，排卵誘発
・下垂体後葉ホルモンは，神経内分泌される

8 神　経 (1)

1 ニューロンの構造と機能

①**構造**：神経組織はニューロン（神経細胞）とその支持組織からなる．ニューロンは，樹状突起・細胞体・軸索より構成される．ニューロンの細胞体は再生しない

②**神経線維**：軸索と支持細胞のことである

③**支持細胞**：末梢神経ではシュワン細胞，中枢神経ではグリア細胞

④**髄鞘（ミエリン）**：有髄線維に存在し，無髄線維では存在しない

⑤**跳躍伝導**：1つのランビエの絞輪から次の絞輪へとびとびに起こる伝導で，髄鞘のある有髄線維の特徴である

⑥**ランビエの絞輪**：髄鞘の切れ目で，軸索表面が露出している部分

⑦**軸索輸送**：軸索内で行われている物質の移動

⑧**ワーラー変性**：軸索切断部より末梢側で発生する軸索の変性

⑨**逆行変性**：軸索切断部より中枢側で発生する軸索の変性

2 神経線維の興奮と伝導

①**イオン分布**：細胞外にはNa^+とCl^-，細胞内にはK^+と蛋白質陰イオンが多い．静止時のニューロンでは細胞内は負（マイナス）の電位を示す

②**膜電位**：細胞内外の電位差

③**静止電位**：細胞の静止時における膜電位．細胞内外でのイオン分布の不均衡により細胞外に対し−60〜−90 mVの負の電位を維持する

④ **Naポンプ**：細胞膜でのNaポンプにより，Na^+は細胞外へ，K^+は細胞内へ輸送される

⑤**脱分極**：膜電位が静止電位よりプラス方向に変動すること

⑥**再分極**：脱分極した膜電位が静止電位にもどること

⑦**過分極**：膜電位が静止電位よりマイナス方向に変動すること

⑧**全か無の法則**：膜電位が閾値を超えるとニューロンは一定の形と大きさの活動電位を発生する．このような活動電位の性質をいう

⑨**興奮の伝導**：軸索を興奮（活動電位）が伝わること

- 興奮伝導の三原則：絶縁性伝導・不減衰伝導・両方向性伝導
- 興奮の伝導速度：有髄＞無髄，軸索直径太＞細，である．温度や軸索の直径に比例して早くなる

正解：1—④，2—③，3—①，4—④，4—②

例題

1　**神経組織について誤っている記述はどれか**
①ニューロンには樹状突起がある
②軸索内で物質輸送が行われる
③髄鞘は絶縁性が高い
④中枢神経内のグリア細胞の数はニューロンより少ない

2　**ニューロンについて正しい記述はどれか**
①跳躍伝導は，無髄線維の特徴である
②ニューロンの細胞体は，再生することが多い
③髄鞘は，有髄線維の特徴である
④軸索切断部から中枢側で発生するのがワーラー変性である

3　**ニューロンについて正しい記述はどれか**
①静止時に細胞内は，負に帯電する
②細胞内には，ナトリウムイオンが多く存在する
③活動電位は，再分極から脱分極に至る膜電位変化である
④ナトリウムポンプによりナトリウムイオンは，細胞内へ運ばれる

4　**興奮伝導の特徴で誤りはどれか**
①絶縁性　②不減衰性　③両方向性　④易疲労性

5　**興奮伝導について正しい記述はどれか**
①軸索直径は，無髄線維の方が有髄線維より大きい
②伝導速度は，有髄線維の方が無髄線維より大きい
③軸索の直径が大きいほど，伝導速度は遅い
④環境温度が高いほど，伝導速度は遅い

ワンポイント

・ニューロン数＜支持細胞（シュワン細胞，グリア細胞）
・近年は出題が少ない

8 神 経 (2)

1 興奮の伝達

①**シナプス**：ニューロンとニューロンの接合部

- 1つの細胞の興奮が他の細胞に伝えられるところ．シナプス内では神経伝達物質を介して興奮が伝えられる

②**興奮の伝達**

- 興奮伝達の特徴：一方向性伝達・シナプス遅延（約0.2ミリ秒）・易疲労性
- 抑制性伝達物質：GABA（γ-アミノ酪酸），グリシン

2 脳神経の分類と機能

①**感覚神経線維のみを含む脳神経**：嗅神経（Ⅰ），視神経（Ⅱ），内耳神経（Ⅷ）

②**運動神経線維のみを含む脳神経**：滑車神経（Ⅳ），外転神経（Ⅵ），副神経（Ⅺ），舌下神経（Ⅻ）

③**副交感神経線維を含む脳神経**：動眼神経（Ⅲ），顔面神経（Ⅶ），舌咽神経（Ⅸ），迷走神経（Ⅹ）

④**舌（味覚）**：舌の前2/3は顔面神経，舌の後1/3は舌咽神経

- 味覚以外：舌の前2/3は三叉，舌の後1/3は舌咽神経
- 運動：舌下神経

⑤**顔面（運動）**：表情筋は顔面神経，咀嚼（しゃく）筋は三叉神経

- 感覚：三叉神経

⑥**眼球運動**：外側直筋は外転神経，上斜筋は滑車神経，その他の外眼筋は動眼神経

⑦**唾液腺**：舌下腺・顎下腺は顔面神経，耳下腺は舌咽神経

⑧**その他**：涙腺は顔面神経，瞳孔括約筋は動眼神経，僧帽筋・胸鎖乳突筋は副神経，内臓器は迷走神経

3 脊髄内の伝導路（上行路）

①**上行路**：興奮を末梢側から中枢側へ伝える（感覚系）

②**外側脊髄視床路**：痛覚・温度覚を視床に伝える．脊髄内で交叉し，側索を上行する

③**前脊髄視床路**：触覚の一部を視床に伝える．脊髄内で交叉し，前索を上行する

④**後索路**：触覚の一部と深部感覚を延髄に伝える．後索を上行する

正解：1—②，2—④，3—①，4—④，5—②

★★★★☆

例題

1　抑制性伝達物質としてのみ働くのはどれか
①アセチルコリン　②ガンマアミノ酪酸
③ノルアドレナリン　④グルタミン酸

2　興奮伝達の特徴でないのはどれか
①一方向性　②シナプス遅延　③易疲労性　④不減衰性

3　感覚神経性のみを含む脳神経はどれか
①視神経　②三叉神経　③顔面神経　④迷走神経

4　副交感神経線維を含まない脳神経はどれか
①動眼神経　②顔面神経　③迷走神経　④舌下神経

5　脳神経について正しい記述はどれか
①動眼神経は，外眼筋のみを支配する
②三叉神経は，運動神経線維を含む
③内耳神経は，耳下腺を支配する
④舌咽神経は，舌運動をつかさどる

ワンポイント

- 動眼神経は，外眼筋と内眼筋（瞳孔括約筋と毛様体筋）を支配する
- 舌咽神経は舌感覚，舌下神経は舌運動に関与する
- 耳下腺は，舌咽神経支配である
- 三叉神経第３枝（下顎神経）は，咬筋支配（運動神経線維）である

8 神　経（3）

1　脊髄内の伝導路（下行路）

①**下行路**：興奮を中枢側から末梢側へ伝える（運動系）
②**錐体路系**：皮質脊髄路と皮質延髄路がある
- 皮質脊髄路は頸部以下の随意運動を司り，大脳皮質（運動野）と脊髄を結ぶ
- 皮質延髄路は顔面部の随意運動を司り，大脳皮質（運動野）と延髄を結ぶ
- 延髄にて交叉する（錐体交叉）

③**錐体外路系**：錐体路以外の運動に関与する経路の総称．運動の調節に関与．視蓋脊髄路，前庭脊髄路，赤核脊髄路，網様体脊髄路などがある

2　大脳の機能

①**前頭葉**：1 次運動野（中心前回に存在），2 次運動野，運動性言語野（ブローカ中枢）
②**側頭葉**：聴覚野，感覚性言語野（ウェルニッケ中枢）
③**頭頂葉**：体性感覚野（中心後回に存在），味覚野
④**後頭葉**：視覚野
⑤**言語野**：大半のヒトにおいて優位半球（左大脳半球）に存在
⑥**連合野**：統合機能を司る
⑦**大脳基底核**：運動の中心
⑧**大脳辺縁系**：本能・情動の中枢

3　間脳と小脳の機能

①**間脳**：視床と視床下部より構成される
- 視床：感覚の中継路
- 視床下部：自律神経機能・内分泌機能の中枢

②**小脳**：協調運動の中枢

4　脳幹の機能

脳幹は中脳・橋・延髄より構成される
①**中脳**：対光反射・眼球運動・姿勢反射の中枢
②**橋**：排尿機能の中枢
③**延髄**：呼吸・循環・嘔吐・嚥下・唾液分泌機能の中枢

正解：1―①，2―③，3―②，4―④，5―④

例題

1　随意運動に関与する伝導路はどれか
①皮質脊髄路　②脊髄視床路　③後索路　④視蓋脊髄路

2　側頭葉にあるのはどれか
①運動性言語野　②体性感覚野　③聴覚野　④視覚野

3　味覚野が存在するのはどれか
①前頭葉　②頭頂葉　③側頭葉　④後頭葉

4　脳について正しい記述はどれか
①中心前回は体性感覚野に相当する
②視床は脳幹に含まれる
③視床下部は感覚の中継路である
④小脳は協調運動をつかさどる

5　循環中枢があるのはどれか
①視床下部　②中脳　③橋　④延髄

ワンポイント

・味覚野は，体性感覚野（頭頂葉）の下部にあたる
・延髄の機能は，神経系以外でも出題されやすい
・大脳辺縁系は，情動や本能の中枢である
・大脳基底核は，運動調節を行う

8 神　経 (4)

1 脳　波

①β **波**：運動時・精神作業時・感覚刺激時に出現

②α **波**：安静閉眼時に出現

③θ **波**：主に浅睡眠期に出現

④δ **波**：主に深睡眠期に出現

β 波 > α 波 > θ 波 > δ 波の順に波が速い（周波数が高い）.

2 睡　眠

①**睡眠期**：レム睡眠期とノンレム睡眠期

- レム睡眠期：急速眼球運動（REM：レム）が出現する睡眠期
- ノンレム睡眠期：レム睡眠期以外の睡眠期

②**レム睡眠の特徴**

- 急速眼球運動がみられる
- 筋緊張が著明に低下する
- 自律神経機能（呼吸，血圧，脈拍など）が変動する（乱れる）
- 一晩に4～5回出現（睡眠全体の約20%）
- 夢をみていることが多い
- 逆説睡眠・賦活睡眠とも呼ばれる

正解：1—②，2—②，3—②，4—④，5—①

例題

1　**精神作業時に優勢な脳波はどれか**
①α 波　②β 波　③θ 波　④δ 波

2　**周波数が最も高い脳波はどれか**
①α 波　②β 波　③θ 波　④δ 波

3　**α 波の出現しやすい時期はどれか**
①運動時　②安静閉眼時　③浅睡眠期　④深睡眠期

4　**レム睡眠の特徴で正しい記述はどれか**
①筋緊張が著明に増加する　②呼吸が安定する
③睡眠時間の約 80% を占める　④逆説睡眠とも呼ばれる

5　**レム睡眠の特徴で正しい記述はどれか**
①血圧が変動しやすい　②1 晩の睡眠で 10 回ほど出現する
③夢見は少ない　④筋トーヌスが高まる

ワンポイント

・まれに出題されることがある
・基本的なことが問われる

8　神　経（5）

1　自律神経系の特徴

交感神経と副交感神経により，二重支配・拮抗支配される

伝達物質	放出する神経線維	作用部位
ノルアドレナリン	交感神経節後線維	効果器のα・β受容体
アセチルコリン	交感神経節前線維	交感神経節後ニューロンのニコチン性受容体
	副交感神経節前線維	副交感神経節後ニューロンのニコチン性受容体
	副交感神経節後線維	効果器のムスカリン受容体

2　自律神経系の機能

効果器	交感神経活動により	副交感神経活動により
瞳　孔	散瞳（瞳孔散大筋収縮） 毛様体筋弛緩（水晶体が薄くなる・屈折率↓）	縮瞳（瞳孔括約筋収縮） 毛様体筋収縮（水晶体が厚くなる・屈折率↑）
心拍数	増　加	減　少
気管支	平滑筋弛緩（拡　張）	平滑筋収縮（縮　小）
胃腸管	平滑筋弛緩，分泌抑制	平滑筋収縮，分泌促進
膀　胱	蓄尿（排尿筋弛緩，括約筋収縮）	排尿（排尿筋収縮，括約筋弛緩）
副腎髄質	カテコールアミン分泌	支配なし
立毛筋	収　縮	支配なし
汗　腺	分　泌	支配なし

3　**自律神経反射**：遠心路に自律神経が関与する反射

①**内臓―内臓反射**：求心路―内臓求心性神経，遠心路―自律神経
②**体性―内臓反射**：求心路―感覚神経，遠心路―自律神経
③**内臓―体性反射**：求心路―内臓求心性神経，遠心路―運動神経

正解：1―②，2―②，3―③，4―③，5―①

例　題

1　交感神経節後線維から放出される伝達物質はどれか
①アドレナリン　②ノルアドレナリン
③アセチルコリン　④ドーパミン

2　交感神経活動の亢進によって起こるのはどれか
①排尿筋の収縮　②気管支筋の弛緩
③瞳孔括約筋の収縮　④内肛門括約筋の弛緩

3　拮抗支配されないのはどれか
①心臓　②膀胱　③副腎髄質　④胃腸管

4　副交感神経の活動亢進によるのはどれか
①心拍数の増加　②唾液分泌の抑制
③毛様体筋の収縮　④幽門括約筋の収縮

5　α 受容体が主に関与している機能はどれか
①皮膚血管の収縮　②心拍数の増加
③立毛筋の弛緩　④膀胱排尿筋の弛緩

ワンポイント

- よく出題される
- 二重支配されない副腎髄質などは，拮抗支配もされない
- α 受容体は皮膚血管に分布
- β 受容体は心臓に分布

9 筋 肉

1 筋の種類と特徴：骨格筋，心筋，平滑筋の3種類がある

	骨格筋	心　筋	平滑筋
筋線維	横紋筋	横紋筋	平滑筋
随意性	随意筋	不随意筋	不随意筋
神経支配	運動神経	自律神経	自律神経
絶対不応期	最も短い	最も長い	—
単収縮の持続	最も短い	—	最も長い
収縮性	—	単収縮のみ	—
疲労性	疲労しやすい	疲労しにくい	疲労しにくい
その他	多核細胞	固有心筋と特殊心筋，機能的合胞体	機能的合胞体

2 骨格筋の特徴

①**構成**：筋線維が束状に多数集まって構成され，筋線維内には筋原線維があり，筋原線維の中には太いフィラメント（ミオシン）と細いフィラメント（アクチン）が規則正しく配列されている

②**筋原線維**：I帯（明帯）とA帯（暗帯）に区分される
Z帯はI帯の中に，H帯はA帯の中に存在する

③**筋節**：Z帯とZ帯の間

④**筋収縮**：アクチンとミオシンの滑走（筋収縮）にはCa^{2+}が必要であり，そのCa^{2+}は筋小胞体より放出される．筋収縮時には熱産生が起こる

- 単収縮：1回の筋収縮
- 強縮：持続的な筋収縮
- 筋収縮のエネルギー源：ATP分解により得られる

⑤**白筋線維（速筋線維）**：収縮が速く，疲労しやすい

⑥**赤筋線維（遅筋線維）**：収縮が遅く，疲労しにくい

⑦**神経筋接合部の伝達物質**：アセチルコリン

正解：1—①，2—④，3—③，4—①，5—②

例題

1 筋収縮に必要なイオンはどれか
①カルシウム ②水素 ③鉄 ④マグネシウム

2 筋について正しいのはどれか
①平滑筋は横紋構造をもつ
②心筋の収縮は常に強縮である
③心筋細胞の興奮は絶縁性に伝導する
④胃の平滑筋にはギャップ結合がある

3 筋の性質について正しい記述はどれか
①骨格筋は不随意筋である
②骨格筋は機能的合胞体である
③心筋は単収縮のみである
④平滑筋には横紋構造がみられる

4 心筋の特徴で誤っている記述はどれか
①強縮する ②絶対不応期は骨格筋より長い
③自動性をもつ ④自律神経支配を受ける

5 骨格筋で誤っているのはどれか
①骨格筋には横紋構造が認められる
②白筋線維は疲労しにくく赤筋線維は疲労しやすい
③筋収縮のエネルギーはATPの分解によって得られる
④筋収縮に伴って熱が発生する

ワンポイント

・ギャップ結合は，心筋細胞の特徴である
・絶対不応期や単収縮の持続は，いずれも骨格筋が最も短い
・基本的なことが問われる

10　身体の運動と協調

1　骨格筋の神経支配

①**運動単位**：1個のα運動ニューロンとそれにより支配される筋線維群

②**錘内筋**：筋紡錘内の筋線維であり，γ運動ニューロンが支配する

③**錘外筋**：筋紡錘外の筋線維であり，α運動ニューロンが支配する

④**神経支配比**：細かな運動をする筋ほど，神経支配比が小さい（1個のα運動ニューロンが支配する筋線維数が少ない）

⑤**Ⅰa群線維**：筋が伸展すると筋紡錘内の錘内筋線維が伸展され，興奮が発生し，その興奮をⅠa群線維が伝える

⑥**Ⅰb群線維**：筋が収縮すると腱紡錘が伸展され，興奮が発生し，その興奮をⅠb群線維が伝える

2　運動の調節

①**反射の構成**：受容器→求心路→反射中枢→遠心路→効果器

②**伸張反射の特徴**

- 伸張された筋自体が収縮する反射である
- 単シナプス性反射
- 受容器は筋紡錘，求心路はⅠa群線維，遠心路はα運動ニューロン
- 上肢の伸張反射：上腕二頭筋反射，上腕三頭筋反射，腕橈骨筋反射
- 下肢の伸張反射：膝蓋腱反射，アキレス腱反射
- 拮抗筋では，弛緩が起こる（拮抗抑制）

③**屈曲反射の特徴**

- 侵害刺激により，それを受けた肢全体が屈曲する反射
- 多シナプス性反射
- 屈筋反射，引っ込め反射とも呼ぶ
- 侵害刺激対側の肢では，交叉性伸展反射が起こる

④**皮膚反射**：横隔膜反射，腹壁反射，挙睾筋反射，足底反射

⑤**長脊髄反射**：四肢間反射，ひっかき反射

⑥**姿勢反射**：緊張性頸反射，緊張性迷路反射，立ち直り反射

正解：1―①，2―④，3―②，4―②，5―①

例題

1　錘内筋線維が伸展されると活動が増える神経線維はどれか
①Ia 群　②Ib 群　③Ⅱ群　④Ⅲ群

2　伸張反射の反射弓に含まれるのはどれか
①運動野　②脊髄後角
③Ib 群求心性線維　④α運動ニューロン

3　γ運動ニューロンの特徴として正しいのはどれか
①自律神経系に属する
②錘内筋線維を支配している
③脊髄側角に分布している
④腱器官の感度を調節している

4　伸張反射について誤っている組合せはどれか
①受容器─筋紡錘
②α運動ニューロン─錘内筋線維
③Ia 群求心性線維─後根神経節細胞
④単シナプス反射─膝蓋腱反射

5　屈曲反射について正しい記述はどれか
①多シナプス反射である
②同時に拮抗抑制が発生する
③腱受容器が関与する
④侵害刺激を受けた肢の対側の屈筋が収縮する

ワンポイント

・筋紡錘はⅠa 群線維，腱紡錘はⅠb 群線維
・錘内筋はγ運動ニューロン，錘外筋はα運動ニューロン
・伸張反射は，腱反射（深部腱反射）の生理学的基礎である
・伸張反射の反射弓は，イメージで覚える
・伸張反射の特徴は，単シナプス反射と固有反射

11　感　覚（1）

1　感覚の一般的性質

①**適刺激**：ある受容器に興奮を誘発させる最適の刺激

②**刺激と感覚の関係**：刺激の強さと感覚の強さは比例する

③**弁別閾**：異なる強さの刺激を与えた時，それらを区別するのに必要な刺激の最少差分

④**順応**：持続的に刺激を加えた時，次第に弱く感じるようになることを刺激の順応という．触覚や嗅覚は順応が速く，痛覚は順応が遅い（順応しにくい）

⑤**感覚点**：皮膚感覚では，痛点が最も多く，温点が最も少ない

2　触圧覚

①**受容器**：ルフィニ終末，メルケル盤，マイスナー小体，毛包受容器，パチニ小体
いずれの受容器も $A\beta$ 線維に接続する

②**強度検出器**：ルフィニ終末とメルケル盤

③**速度検出器**：マイスナー小体と毛包受容器

④**分布**：マイスナー小体は無毛部，毛包受容器は有毛部に分布する

⑤**パチニ小体**：振動刺激を受容し，触圧覚の中で順応が最も速い

⑥**伝導路**：触圧覚の伝導路は，前脊髄視床路と後索路

3　温度覚

①**無関温度**：温覚も冷覚も起こらない温度．33℃

②**温受容器**：温刺激に反応し，形態的には自由神経終末．C 線維が接続する

③**冷受容器**：冷刺激に反応し，形態的には自由神経終末．$A\delta$ 線維が接続する

④**伝導路**：温度覚の伝導路は，外側脊髄視床路である

4　臓器感覚

空腹感・渇き・便意・尿意がある

正解：1—②，2—④，3—③，4—④，5—②

例 題

1　触覚の受容器に接続する神経線維はどれか
①Aα線維　②Aβ線維　③Aδ線維　④C線維

2　感覚について正しい記述はどれか
①刺激の強さと感覚の強さは反比例する
②嗅覚は順応が遅い
③痛覚は順応が速い
④皮膚感覚で痛点が最も多い

3　C線維が接続する受容器はどれか
①パチニ小体　②マイスナー小体
③温受容器　④冷受容器

4　触覚の受容器で最も順応が速いのはどれか
①ルフィニ終末　②マイスナー小体
③メルケル盤　④パチニ小体

5　触覚に関与する伝導路はどれか
①外側脊髄視床路　②後索路
③皮質脊髄路　④脊髄網様体路

ワンポイント

・触覚の５つの受容器に接続する神経線維は，すべてAβである
・視覚や嗅覚は，順応しやすい（順応が速い）
・伝導路を整理しておく

11　感　覚（2）

1　痛　覚

①**高閾値機械受容器について**

- 機械的刺激にのみ反応し，一次痛（速痛）を発生する
- 痛覚の種類は鋭い痛みで，局在が明瞭
- 形態的には自由神経終末である．Aδ 線維が接続する
- 伝導路は外側脊髄視床路である

②**ポリモーダル受容器について**

- 様々な侵害刺激に反応し，二次痛（遅痛）を発生する
- 痛覚の種類は鈍い痛みで，局在が不明瞭
- 形態的には自由神経終末である．C 線維が接続する
- 伝導路は外側脊髄視床路である

③**発痛物質**：ブラジキニン，セロトニン，ヒスタミン，K^+，H^+，プロスタグランジン

④**内因性鎮痛物質（内因性オピオイド）**：エンドルフィン，エンケファリン，ダイノルフィン

2　味　覚

①**受容器**：味蕾にある味細胞である

②**味覚の順応**：著明で，持続的な刺激により味覚は弱くなる

③**味覚情報の投射**：頭頂葉の味覚野に投射される

3　嗅　覚

①**受容器**：嗅上皮にある嗅細胞である

②**伝導路**：嗅細胞→嗅神経→嗅球→梨状皮質（側頭葉）→視床→眼窩前頭皮質（前頭葉）

4　聴　覚

①**受容器**：内耳の蝸牛にあるコルチ器官であり，蝸牛神経に接続

②**伝導路**：聴覚の伝導路上には視床の内側膝状体・中脳の下丘が存在し，側頭葉の聴覚野に投射する

③**リンパ**：蝸牛管に内リンパが，前庭階と鼓室階に外リンパが存在

④**耳小骨**：中耳には耳小骨があり，それらは外耳側（鼓膜側）よりツチ骨→キヌタ骨→アブミ骨の順に並んでいる

正解：1—①，2—④，3—③，4—②，5—②

例 題

1 痛覚に関する記述で正しいのはどれか

①受容器は自由神経終末である
②関連痛は皮膚の炎症で生じる
③鋭い痛みはＣ線維で伝えられる
④順応しやすい

2 内因性発痛物質はどれか

①モルヒネ　②βエンドルフィン
③エンケファリン　④ブラジキニン

3 Aδ線維の興奮は，どの脊髄内伝導路を上行するか

①前脊髄視床路　②後索路
③外側脊髄視床路　④皮質脊髄路

4 味覚について誤っている記述はどれか

①味蕾で感受される
②求心性線維は舌下神経である
③亜鉛の欠乏で味覚障害が生じる
④順応が起こりやすい

5 聴覚について正しい記述はどれか

①受容器は卵形嚢である
②聴覚の伝導路上には視床の内側膝状体がある
③聴覚の伝導路上には中脳の上丘がある
④耳小骨は内耳にある

ワンポイント

- プロスタグランジンは，発痛修飾物質である
- βエンドルフィンは，μ受容体と親和性が高い
- 味覚の求心性神経は，顔面神経と舌咽神経である
- 耳小骨は，外耳側（鼓膜側）から覚える

11 感 覚 (3)

1 平衡覚

①**受容器**：受容器である有毛細胞は，卵形嚢と球形嚢では平衡斑に，半規管では膨大部稜に存在する．これら受容器には前庭神経が接続する

②**半規管・球形嚢・卵形嚢**：半規管は回転加速度を，球形嚢は上下方向の加速度を，卵形嚢は前後方向と左右方向の加速度を感知する

2 視 覚

①**受容器**：受容器は網膜内に存在する視細胞である

②**水晶体**：遠近調節は水晶体により行われる

- 毛様体筋収縮（副交感神経）により水晶体が厚くなり，屈折率が増加し，近くの物が見えやすくなる
- 毛様体筋弛緩（交感神経）により水晶体が薄くなり，屈折率が減少し，遠くの物が見えやすくなる

③**瞳孔**：明るさの調節は瞳孔の大きさにより行われ，その大きさは虹彩の動きにより調節される

- 散瞳（瞳孔散大）は瞳孔散大筋収縮（交感神経）により行われる
- 縮瞳（瞳孔縮小）は瞳孔括約筋収縮（副交感神経）により行われる

④**暗順応**：暗闇に慣れることを暗順応という

⑤**視細胞**：色彩を感じる視細胞は錐状体細胞（ヨードプシンを含有する）．明暗を感じる視細胞は杆状体細胞（ロドプシンを含有する）

⑥**伝導路**：視覚の伝導路上には視床の外側膝状体と中脳の上丘がある

⑦**視覚情報の投射**：左視野の視覚情報は，右視覚野（右後頭葉）に投射される．右視野の視覚情報は，左視覚野（左後頭葉）に投射される

正解：1―②，2―②，3―④，4―①，5―②

例題

1 内耳で上下方向の直線加速度を検出するのはどれか
①蝸牛管 ②球形嚢 ③卵形嚢 ④半規管

2 平衡感覚に関与しないのはどれか
①有毛細胞 ②コルチ器官 ③リンパ ④平衡砂

3 視覚の遠近調節に関与するのはどれか
①外眼筋 ②上直筋 ③瞳孔散大筋 ④毛様体筋

4 網膜の視細胞に含まれる物質はどれか
①ロドプシン ②ペプシン ③トリプシン ④サイロキシン

5 視覚の伝導路上に存在するのはどれか
①視床の内側膝状体 ②中脳の上丘
③中脳の大脳脚 ④脊髄前角

ワンポイント

- 視覚の遠近調節は，毛様体筋（水晶体の厚さ）による
- 視覚の光量調節は，瞳孔括約筋と散大筋（瞳孔径）による
- 視細胞は，網膜に存在する
- 中心窩には錐状体細胞（錐体細胞）が密集する

1　病　因／内因

病因は内因と外因に分けられる．内因には，素因・体質，遺伝，内分泌・免疫，心因によるものがあり，外因には栄養素の不足・過剰，物理的病因，化学的病因，生物的病因がある

1　内分泌

①**成長ホルモンの過剰**：巨人症（小児期），末端肥大症（思春期以降）

②**甲状腺ホルモン**

- **過剰**：甲状腺機能亢進症（バセドウ病，プランマー病）
- **不足**：甲状腺機能低下症（粘液水腫，クレチン病）

③**副腎皮質ホルモンの過剰**：クッシング症候群

④**副腎髄質ホルモンの過剰**：褐色細胞腫

2　免疫（免疫異常・アレルギー）

①**Ⅰ型アレルギー**：アナフィラキシー型，IgE 抗体による反応．アレルギー性鼻炎（花粉症），気管支喘息，じんま疹

②**Ⅱ型アレルギー**：細胞障害型．血液型不適合輸血，免疫性溶血性貧血，リウマチ性心筋炎，潰瘍性大腸炎

③**Ⅲ型アレルギー**：免疫複合体型，アルサス型．血清病，糸球体腎炎，全身性エリテマトーデス，関節リウマチ

④**Ⅳ型アレルギー**：遅延型，細胞性免疫型．ツベルクリン反応，接触性皮膚炎，移植免疫

⑤**後天性免疫不全症候群**：エイズ（AIDS），HIV の感染，T 細胞の障害（細胞性免疫不全），カポジ肉腫，ニューモシスチス肺炎や真菌症などの日和見感染

⑥**膠原病**：フィブリノイド変性を特徴とする自己免疫疾患，全身性エリテマトーデス，リウマチ熱，関節リウマチ，強皮症，多発性筋炎，結節性多発性動脈炎

3　遺伝（染色体異常）

①**ダウン症候群**：知能障害，発達遅延．21 トリソミー（常染色体 21 番目が 3 個ある）

②**ターナー症候群**：45X（性染色体が X 染色体 1 つ），外見は女子であるが，無月経で第 2 次性徴はない

③**クラインフェルター症候群**：47XXY（性染色体が X 染色体 2 と Y 染色体 1），外見的には男性であるが，精子形成はない

正解：1—②，2—③，3—③，4—③，5—③

例題

1　下垂体前葉機能亢進症はどれか
①尿崩症　②クッシング症候群
③シモンズ病　④バセドウ病

2　アレルギー反応と疾病の組み合わせで正しいのはどれか
①Ⅰ型アレルギー―バセドウ病
②Ⅱ型アレルギー―アトピー性皮膚炎
③Ⅲ型アレルギー―全身性エリテマトーデス
④Ⅳ型アレルギー―グッドパスチャー症候群

3　Ⅲ型アレルギーによる疾患はどれか
①気管支喘息　②花粉症
③糸球体腎炎　④甲状腺機能亢進症

4　免疫不全症で HIV によるのはどれか
①無γグロブリン血症　②重症複合性免疫不全症
③後天性免疫不全症候群　④ディジョージ症候群

5　クラインフェルター症候群の性染色体はどれか
① X　② XXX　③ XXY　④ XYY

ワンポイント

・アレルギーや免疫異常の出題が多い
・組み合わせ問題がよく出題されることから，分類を正確に覚える

1 病　因／外因

1　栄養素の不足・過剰

①ビタミンA欠乏：夜盲症，角膜乾燥症
②ビタミンB_1欠乏：脚気（多発性神経炎）
③ニコチン酸欠乏：ペラグラ
④ビタミンB_2欠乏：口角炎，口唇炎
⑤ビタミンB_6欠乏：皮膚炎，口内炎，舌炎
⑥ビタミンB_{12}欠乏：悪性貧血，ハンター舌炎
⑦葉酸欠乏：悪性貧血
⑧ビタミンC欠乏：壊血病
⑨ビタミンD欠乏：くる病（幼年期），骨軟化症（青年期）
⑩ビタミンE欠乏：溶血性貧血
⑪ビタミンK欠乏：出血傾向，新生児メレナ
⑫ナイアシン欠乏：ペラグラ
⑬鉄欠乏：鉄欠乏性貧血
⑭鉄過剰：ヘモジデローシス（血鉄症），ヘモクロマトーシス（血色症）
⑮銅過剰：ウィルソン病

2　物理的病因（放射線障害）

放射線の影響を受けやすい組織は骨髄，リンパ組織，生殖腺

3　生物的病因（感染症）

①細菌：結核，ハンセン病，梅毒，ワイル病
②ウイルス：痘瘡，インフルエンザ，日本脳炎，流行性耳下腺炎，麻疹，狂犬病，エイズ，風疹，破傷風，成人T細胞白血病，肝炎，伝染性単核症
- ウイルスは生きた細胞内でのみ増殖する

③リケッチア：発疹チフス，ツツガムシ病
④クラミジア：トラコーマ，オウム病
⑤真菌：ムコール症，放線菌症，カンジダ症，ニューモシスチス肺炎
⑥原虫：マラリア，アメーバ赤痢，トキソプラズマ症

正解：1─①，2─③，3─③，4─③，5─①

例題

1　病因のうち，外因に属するものはどれか
①ビタミン欠乏　②加齢　③免疫異常　④ホルモン分泌異常

2　栄養素とその欠乏との組み合わせで正しいのはどれか
①タンパク質—夜盲症　②カルシウム—脚気
③ビタミンD—骨軟化症　④ビタミンK—ペラグラ

3　放射線障害を最も受けやすいのはどれか
①神経　②腎臓　③性腺　④軟骨

4　放射線の影響を最も受けにくいのはどれか
①精巣　②白血球　③神経細胞　④リンパ球

5　生きた細胞でのみ増殖する病原微生物はどれか
①ウイルス　②細菌　③原虫　④真菌

ワンポイント

・栄養素や感染症については，公衆衛生学でも出題される
・栄養素の欠乏症や病原微生物の分類を正確に覚える

2　循環障害

①　うっ血

①**定義**：局所の静脈血の増加
②**チアノーゼ**：うっ血により皮膚や口唇，爪等が暗紫色な状態
③**慢性うっ血肺**：左心不全に多い，肺胞内の水腫・出血
④**肝硬変時のうっ血**：腹水，メズーサの頭，食道静脈瘤，痔静脈瘤
⑤**腹部の静脈怒張**：門脈や下大静脈の閉塞
- 門脈の閉塞→臍部より放射状に静脈怒張
- 下大静脈の閉塞→鼠径部より上行性に静脈怒張

②　出　血

①**定義**：赤血球が血管外にでること
②**破綻性出血**：外傷や疾患により血管壁が破れて出血
③**漏出性出血**：出血性素因など血管壁の透過性亢進で出血
④**吐血**：胃・食道からの出血
⑤**下血**：消化管出血が肛門から出る
⑥**喀血**：肺や気道内からの出血
⑦**血尿**：腎臓から尿道にかけての出血，尿中に血液成分
⑧**血友病**：第８凝固因子の欠損

③　血栓症

①**定義**：血管内に血液の凝固塊（血栓）が形成された状態
②**転帰**：塞栓症，血栓融解，器質化，再疎通
③**播種性血管内凝固症候群（DIC）**：全身の細血管に血栓形成

④　塞栓症

①**定義**：血行を阻害する物質（栓子）により血管が閉塞した状態
②**動脈性塞栓症**：脳，心臓，腎臓，脾臓，四肢の血管
③**静脈性塞栓症**：肺

⑤　梗　塞

①**定義**：終動脈の狭窄・閉塞による限局性の虚血性壊死
②**貧血性梗塞**：脳，心臓，腎臓，脾臓
③**出血性梗塞**：肺，肝臓，腸
④**脳軟化症**：脳梗塞により脳組織が融解壊死した状態

正解：1—④，2—②，3—③，4—②，5—①

例題

1　鼠径部より上行性に静脈怒張がみられた。閉塞した血管はどれか
①肝静脈　②腎静脈　③門脈　④下大静脈

2　出血性梗塞を最も起こしやすいのはどれか
①心臓　②小腸　③脾臓　④腎臓

3　正しい組み合わせはどれか
①胃——喀血　②肺——吐血
③結腸—血便　④膀胱—下血

4　循環障害について正しいのはどれか
①充血は，局所の静脈血の増加を指す
②外傷による出血は破綻性である
③静脈性塞栓は心臓で起こりやすい
④肝臓では貧血性梗塞が起こりやすい

5　終動脈閉塞で貧血性梗塞を発生しやすい臓器はどれか
①大脳　②肺　③脾臓　④腎臓

ワンポイント

・動脈血の過剰流入が出血である
・静脈血の滞りがうっ血である
・塞栓や梗塞が発生しやすい臓器が出題されやすい

3 退行性病変

1 変性：細胞の代謝障害により起こる物質代謝障害性の変化

①**混濁腫脹**：臓器割面の腫脹，ミトコンドリアの水分貯留．肝・腎・心臓

②**空胞変性**：蛋白質を含有する水分貯留，大小の空胞出現

③**脂肪変性**：中性脂肪の小滴．肝・腎・心臓

④**アミロイド変性**：アミロイド沈着．結核，骨髄腫，関節リウマチ，アルツハイマー病

⑤**色素変性（黄疸）**：血中ビリルビンの増加，高ビリルビン血症

- 肝前性（溶血性）黄疸：血液型不適合輸血，間接型ビリルビン増加
- 肝細胞性（肝性）黄疸：肝炎，直接型・間接型ビリルビン増加
- 肝後性（閉塞性）黄疸：胆石症，胆道閉塞，直接型ビリルビン増加

2 壊死：生体の一部の細胞，組織の死

①**凝固壊死**：心・腎・脾臓の貧血性梗塞，結核の乾酪壊死巣

②**融解壊死**：蛋白質に乏しい組織での壊死．脳軟化症，脳梗塞

3 萎縮：一度完成した組織や臓器が小さくなること

①**褐色萎縮**：リポフスチン沈着．肝・心臓

②**生理的萎縮**：加齢に伴う臓器萎縮．思春期以降の胸腺，閉経後の子宮内膜・卵巣・乳腺

③**圧迫萎縮**：大動脈瘤による椎骨・胸骨の萎縮．水腎症

④**廃用性萎縮**：ギプス固定

正解：1—③，2—②，3—④，4—②，5—④

例題

1　アミロイド沈着の原疾患として適切でないのはどれか
①結核　②骨髄腫　③間質性肺炎　④アルツハイマー病

2　溶血性黄疸の原因として最も適切なのはどれか
①肝炎　②血液型不適合輸血
③胆石症　④先天性胆道閉塞症

3　褐色萎縮のときに沈着する色素はどれか
①ヘモジデリン　②メラニン
③ビリルビン　④リポフスチン

4　融解壊死がよくみられる疾患はどれか
①心筋梗塞　②脳梗塞　③腎梗塞　④肺壊疽

5　廃用性萎縮について適切なのはどれか
①思春期以降の胸腺　②閉経後の卵巣
③動脈瘤による胸骨萎縮　④ギプス固定

ワンポイント

・変性や壊死の特徴をしっかりと覚える
・近年，出題は少ない

4　進行性病変

1　**再生**：欠損した組織が同じ種類の組織で元に復元する現象

①**再生能力がないもの**：神経細胞，心筋細胞

②**再生能力が弱いもの**：骨格筋，平滑筋

③**再生能力が強いもの**：表皮，粘膜，造血器，骨，軟骨，肝細胞，結合組織，末梢神経線維（軸索），神経膠細胞，シュワン細胞，グリア細胞

2　**化生**：分化成熟した組織や細胞が性質の異なる別の細胞組織に変化すること

①**腸上皮化生**：胃粘膜上皮→腸粘膜上皮

②**扁平上皮化生**：気管支・子宮頸部の円柱上皮→扁平上皮

3　**肥大**：臓器組織または組織の容積が増すこと

①**作業肥大**：臓器に過剰な負荷がかかり，生じる

②**左心室肥大**：大動脈弁疾患，高血圧症，スポーツ

③**右心室肥大（肺性心）**：慢性肺疾患（肺線維症，塵肺症など），肺高血圧症，僧帽弁膜疾患

4　**異物の処理**

①**貪食**：炭粉，壊死組織，変性組織

②**器質化**：血栓や梗塞巣の壊死組織の線維化

③**被包**：縫合糸や寄生虫卵，鉱物などの異物

正解：1—②，2—①，3—④，4—①

例題

1　再生能力が最も低いのはどれか
①肝細胞　②心筋細胞　③神経膠細胞　④血管内皮細胞

2　右心室肥大をきたす疾患はどれか
①塵肺症　②大動脈弁狭窄　③大動脈弁閉鎖　④気管支喘息

3　左心室肥大をきたす疾患はどれか
①肺性心　②僧房弁狭窄　③肺動脈弁狭窄　④大動脈弁狭窄

4　異物を処理する機転はどれか
①器質化　②化生　③変性　④膿瘍

ワンポイント

・近年，出題は少ない
・心臓の肥大は，総論や各論でも出題される

5 炎　症

1 炎症の特徴など

炎症は器質的変化をもたらす侵襲に対する生体による局所的防衛・修復反応である

①**徴候**：発赤，腫脹，熱感，疼痛（機能障害を加えて5徴候）

②**経過**：細胞の変性，壊死→肥満細胞からヒスタミンやセロトニンなどの分泌→微小循環の変化（炎症性浮腫など）→炎症細胞の浸潤，肉芽組織形成（瘢痕は膠原線維が主）

2 炎症の分類

①**変質性炎（実質性炎）**：ウイルス性肝炎，中毒

②**漿液性炎**：火傷，アレルギー性鼻炎

③**線維素性炎**：絨毛心，大葉性肺炎，線維素性胸膜炎

- 偽膜性炎：線維素性炎の1種．ジフテリアによる気道粘膜や赤痢による大腸粘膜では偽膜形成

④**化膿性炎**：膿瘍，蜂窩織炎（蜂巣炎）；連鎖球菌・ブドウ球菌・緑膿菌感染，蓄膿；蓄膿症（副鼻腔炎）・膿胸・子宮膿腫

⑤**出血性炎**：インフルエンザ肺炎，ワイル病

⑥**特異性炎**：肉芽腫性炎ともいう．結核，梅毒，ハンセン病，サルコイドーシス．肉芽腫を形成

3 特異性炎

①**結　核**

- 結核菌感染，結核結節（内側より乾酪壊死→類上皮細胞）が特徴
- 初期変化群：初期感染巣と所属リンパ節巣の病変
- 粟粒結核症：血行性に臓器に粟粒大の結核結節が形成
- 冷膿瘍：炎症所見を欠く結核性膿瘍，骨やリンパ節に好発
- 流注膿瘍：乾酪巣が腸腰筋部にたまる
- 脊椎カリエス：肺結核からの脊椎への二次感染

②**梅　毒**

- 第1期：初期硬結，硬性下疳，無痛性横痃
- 第2期：梅毒疹
- 第3期：臓器梅毒期，ゴム腫（肉芽腫の1つ）形成

正解：1—③，2—③，3—②，4—③，5—②

例題

1　炎症において肥満細胞から分泌される物質はどれか
①アドレナリン　②ノルアドレナリン
③ヒスタミン　④グルタミン酸

2　出血性炎はどれか
①カタル性鼻炎　②上気道ジフテリア
③インフルエンザ肺炎　④歯槽膿漏

3　瘢痕組織の主体をしめるのはどれか
①毛細血管　②膠原繊維　③遊走細胞　④再生上皮

4　漿液性炎はどれか
①結核　②ウイルス性肝炎　③蓄膿　④アレルギー性鼻炎

5　梅毒第１期の特徴でないのはどれか
①初期硬結　②梅毒疹　③硬性下疳　④無痛性横痃

ワンポイント

・炎症の分類と経過について出題されやすい

6 腫　瘍（1）

1 腫瘍の一般

①**特徴**：自律性，過剰性，無制限の増殖
②**腫瘍実質**：腫瘍細胞の集団
③**腫瘍間質**：実質を栄養支持する結合組織や血管
④**腫瘍の硬さ**
- 髄様癌：実質の多い軟らかい癌
- 硬性癌：間質の多い硬い癌

⑤**異型性**：腫瘍の発生母組織からのへだたりのこと．組織構築・細胞配列（極性）の乱れ，細胞や核の大小不同，核のクロマチン増量，核/細胞質比の増大，核小体の腫大・数の増加，悪性度が高いほど異型性が強い
⑥**腫瘍の転移**：血行性，リンパ行性，播種性
胃癌について：
- リンパ行性：所属リンパ節→胸管→左鎖骨上窩リンパ節（ウィルヒョウ転移）
- 血行性：門脈→肝→肺→骨や脳など
- 播種性：胃→癌性腹膜炎→卵巣転移（クルーケンベルグ腫瘍），ダグラス窩または直腸膀胱窩転移（シュニッツラー転移）

2 分　類

良性腫瘍，悪性腫瘍があり，悪性腫瘍は上皮性，非上皮性の由来により癌腫と肉腫を区別する

	発育形態	発育速度	転移	再発	異型度
良性腫瘍	膨張性	遅い	無	少ない	軽い
悪性腫瘍	浸潤性	速い	有	多い	強い

①**上皮性腫瘍**：扁平上皮・腺上皮・移行上皮などに由来する腫瘍．蜂窩状を示す
②**非上皮性腫瘍**：結合組織・筋・造血組織・神経・血管内皮・骨・軟骨などに由来．蜂窩状構造をとらない

正解：1—④，2—①，3—②，4—④

例　題

1　腫瘍について正しいのはどれか
①間質は腫瘍細胞の集団である
②硬性癌は間質が少ない
③腫瘍は血行性でのみ転移する
④良性腫瘍は膨張性発育を示す

2　胃癌の卵巣転移を何と呼ぶか
①クルーケンベルグ　②リード・ステルンベルグ
③ウィルヒョウ　④シュニッツラー

3　悪性腫瘍について正しいのはどれか
①増殖が遅い　②転移しやすい
③膨張性に発育する　④異型性が低い

4　悪性腫瘍の特徴で誤りはどれか
①核分裂像が多い　②極性の乱れ
③核小体の腫大　④核・細胞質比の縮小

ワンポイント

・胃癌の転移について正確に覚える
・良性腫瘍と悪性腫瘍の違いがポイント

6 腫 瘍 (2)

① 良性上皮性腫瘍

乳頭腫，腺腫に分けられる

①**乳頭腫**：皮膚や喉頭の扁平上皮，膀胱の移行上皮，大腸の円柱上皮

②**腺腫**：胃腸，乳腺，卵巣，唾液腺など

- 囊胞腺腫：卵巣に多発する

② 良性非上皮性腫瘍

線維腫，脂肪腫，筋腫，血管腫，骨腫，神経鞘腫など．それぞれの発生母組織名に基づいて呼ばれる

③ 悪性上皮性腫瘍（癌腫）

組織学的に扁平上皮癌，腺癌，未分化癌に分ける

①**扁平上皮癌**：皮膚，口腔，喉頭，食道，子宮頸部などに好発．癌真珠

②**腺癌**：髄様癌→胃癌に多い，印環細胞癌→胃，卵巣（クルーケンベルグ腫瘍）などに好発

③**移行上皮癌**：膀胱，尿管などに好発

④**未分化癌**：異型性が強く，母組織と類似性がみられない

④ 悪性非上皮性腫瘍（肉腫）

①**分類**：母組織の名に肉腫を付ける（骨肉腫，線維肉腫など）

②**特徴**：胞巣状構造を示さない

③**転移など**：主に血行性転移．若年（小児）にも多い

⑤ その他

①**脳腫瘍**：神経膠腫（グリオーマ）が多い

②**白血病**：白血病細胞は腫瘤を作らない

③**ウィルムス腫瘍**：小児の腎腫瘍

④**皮様囊腫**：卵巣の良性腫瘍

⑤**ウイルス性腫瘍**：EB ウイルスによるバーキットリンパ腫，HTLV による成人 T 細胞白血病，ウイルス性肝炎による肝細胞癌

⑥**悪性リンパ腫**：リンパ組織の腫瘍

⑦**ユーイング肉腫（腫瘍）**：若年者に好発する骨原発性悪性腫瘍

正解：1—①，2—①，3—①，4—②，5—④

例題

1　上皮性腫瘍はどれか
①乳頭腫　②線維腫　③膠芽腫　④白血病

2　扁平上皮癌が好発するのはどれか
①食道　②胃　③小腸　④大腸

3　扁平上皮癌が最も発生しやすいのはどれか
①舌　②胃　③胆嚢　④膵臓

4　腺癌の好発部位はどれか
①皮膚　②胃　③肝臓　④尿管

5　ユーイング肉腫はいずれの部位の腫瘍か
①血管　②胃　③膀胱　④骨

ワンポイント

・腫瘍の好発部位が出題されやすい
・乳頭腫と線腫は，良性・上皮性
・グリオーマ（神経膠腫）は，良性・非上皮性

1　診察法／身体の診察（1）

1　身体計測

①**体温**：腋窩・口腔内・直腸内などで測定される．腋窩体温は，口腔内・直腸内よりそれぞれ，0.2～0.5℃，0.6～1.0℃低い．一般に37℃を越えると発熱とし，特有の熱型を示す疾患がある

②**血圧**：聴診法→スワンの第1点（収縮期血圧），第5点（拡張期血圧）．大動脈閉鎖不全では，スワンの第4点で拡張期血圧を判定
触診法→収縮期血圧のみ（聴診法より低め）

③**四肢長**

・上肢長：肩峰外側端～橈骨茎状突起　・上腕長：肩峰外側端～上腕骨外側上顆　・前腕長：上腕骨外側上顆～橈骨茎状突起　・手長：橈骨茎状突起～中指先端　・下肢長：（棘果長）上前腸骨棘～内果，（転子果長）大腿骨大転子～外果　・大腿長：大転子～外側膝関節裂隙　・下腿長：外側膝関節裂隙～外果　・足長：踵後端～足（母趾）先端　・周径：上肢（上腕二頭筋筋腹最大隆起部），前腕（最大膨隆部），大腿（外側膝蓋裂隙から10 cm上），下腿（最も太い部）

④**知覚検査**

- 表在性知覚：触覚，痛覚，温度覚
- 深部知覚：位置覚，振動覚，深部痛覚
- 複合感覚：立体覚，2点識別覚，局所覚

2　反射検査（その1）

①**表在反射**：粘膜反射，皮膚反射

- 粘膜反射：角膜反射（反射中枢は橋），咽頭反射（延髄）
- 皮膚反射：腹壁反射（上：T6-9，中：T9-11，下：T11-L1），挙睾筋反射（L1），足底反射（S1，2），肛門反射（S4，5）

②**深部反射**：眼輪筋反射（橋），下顎反射（橋），上腕二頭筋反射（C5，6），上腕三頭筋反射（C6-8），腕橈骨筋反射（C5，6），膝蓋腱反射（L2-4），アキレス腱反射（S1，2）

③**病的反射**：ホフマン反射，トレムナー反射，ワルテンベルグ反射（以上，上肢），バビンスキー反射，チャドック反射，オッペンハイム反射（以上，下肢）

正解：1—②，2—①，3—①，4—②，5—①

例題

1　稽留熱を示すのはどれか
①悪性リンパ腫　②腸チフス
③敗血症　④マラリア

2　血圧測定で誤っている記述はどれか
①触診法は聴診法より測定値が高くなる
②血圧は通常上腕で測定する
③大動脈閉鎖不全症では拡張期血圧をスワン 4 点で判定する
④触診法では収縮期血圧のみ測定できる

3　膝蓋腱反射について正しいのはどれか
①深部腱反射の一つである
②反射中枢は脳幹にある
③ビタミン D 欠乏症で亢進する
④坐骨神経の疾患で減弱する

4　深部反射とその中枢との組み合わせで誤っているのはどれか
①上腕二頭筋反射― C5 ～ C6
②上腕三頭筋反射― T1 ～ T2
③膝蓋腱反射― L2 ～ L4
④アキレス腱反射― S1 ～ S2

5　皮膚反射でないのはどれか
①下顎反射　②腹壁反射　③挙睾筋反射　④肛門反射

ワンポイント

・血圧と腱反射が出題されやすい
・反射については，代表的な反射名と反射中枢をおさえる
・特有な熱型は下記のとおりである
①稽留熱：日差 1℃以内の高熱の持続（腸チフス，大葉性肺炎）
②弛張熱：日差 1℃以上の高熱の持続（マイコプラズマ肺炎，敗血症など）
③間欠熱：高熱と平熱を繰り返す（マラリア，回帰熱など）

1　診察法／身体の診察（2）

1　反射検査（その2）

	中枢神経障害 （錐体路障害）	末梢神経障害
深部反射	亢　進	減弱・消失
表在反射	消　失	消　失
病的反射	陽性（出現する）	陰性（出現しない）
麻痺など	痙性麻痺	弛緩性麻痺 線維束性攣縮

2　自律神経反射

①**対光反射**：片眼に光をあてると両眼が縮瞳
②**輻輳反射**：近くの物を見ると両眼が内側に偏位し縮瞳
③**アシュネル反射**：両眼球を指で圧迫すると徐脈
④**頸動脈洞反射**：片側の頸動脈を圧迫すると徐脈・血圧下降

3　顔貌・顔色

①**無欲状顔貌**：敗血症，腸チフス，粟粒結核，うつ病など
②**ヒポクラテス顔貌**：癌末期など
③**仮面様顔貌**：パーキンソン症候群
④**満月様顔貌**：クッシング症候群，ステロイド剤の大量投与
⑤**蒼白**：貧血など
⑥**チアノーゼ**：心疾患，肺疾患，末梢循環不全など
⑦**黄疸**：肝胆道疾患，溶血性貧血など
⑧**色素沈着**：アジソン病

4　歩行・姿勢

①**間欠性跛行**：下肢の動脈硬化，脊柱管狭窄症，バージャー病など
②**トレンデレンブルグ歩行**：先天性股関節脱臼，中殿筋麻痺
③**失調性歩行**：脊髄癆，多発性硬化症，小脳疾患
④**アヒル歩行**：先天性股関節脱臼，進行性筋ジストロフィー症
⑤**分回し歩行**：脳血管障害による片麻痺
⑥**鶏歩**：腓骨神経麻痺（前脛骨筋麻痺）・ポリオなどによる尖足
⑦**すくみ足歩行**：パーキンソン症候群

正解：1—③，2—②，3—③，4—②，5—②，6—①

例題

1　反射と徴候との組み合わせで適切でないのはどれか
①アシュネル反射—徐脈　②頸動脈洞反射—血圧下降
③輻輳反射—散瞳　④対光反射—縮瞳

2　錐体路障害の症状で適切なのはどれか
①病的反射陰性　②皮膚反射消失
③線維束性攣縮　④深部反射減弱

3　顔貌と疾患との組み合わせで誤っているのはどれか
①無欲状顔貌—うつ病　②ヒポクラテス顔貌—癌末期
③仮面様顔貌—神経症　④満月様顔貌—クッシング症候群

4　異常歩行と疾患との組み合わせで誤っているのはどれか
①突進歩行—変形性膝関節症
②あひる歩行—進行性筋ジストロフィー
③はさみ脚歩行—パーキンソン病
④硬性墜落性跛行—脳性麻痺

5　分回し歩行を示すのはどれか
①ギラン・バレー症候群　②脳卒中
③脊髄小脳変性症　④関節リウマチ

6　疾患と視診との組み合わせで誤っているのはどれか
①アジソン病—満月様顔貌
②肝硬変—クモ状血管腫
③全身性エリテマトーデス—蝶形紅斑
④パーキンソン病—前傾姿勢

ワンポイント

・左頁の表の内容は，各論やリハビリテーション医学においても出題される
・錐体路障害および末梢神経障害時の各反射所見を正確に覚えておく
・臓器反射では，各反射における特徴的な反応をおさえておく

1　診察法／全身の診察

1 バイタルサイン（生命徴候）

生命の維持に直接関係する基本的な徴候で，体温・脈拍・呼吸・血圧・意識の状態をいう

①**脈拍の異常**：脈拍数が 100/分以上の場合を頻脈，60/分以下を徐脈といい，脈拍のリズムの乱れたものを不整脈という

- 頻脈：貧血,心不全,甲状腺機能亢進症(バセドウ病),大量出血後など
- 徐脈：甲状腺機能低下症,脳圧亢進,黄疸,アダムス·ストークス症候群など
- 洞性不整脈：呼吸性の不整脈，病的意義なし
- 期外収縮：心疾患，ジギタリス中毒など
- 絶対性不整脈：心房細動（僧帽弁膜症，虚血性心疾患，甲状腺機能亢進症など）
- 心ブロック：刺激伝導系の障害，完全房室ブロックで徐脈

②**呼吸の異常**：

- 頻呼吸：心不全，肺炎，髄膜炎，尿毒症，発熱時など
- 徐呼吸：脳圧亢進，気管支閉塞，モルヒネ中毒など
- 起坐呼吸：心不全など
- チェーンストークス呼吸：脳圧亢進，重症心不全，薬物中毒など
- 呼気性呼吸困難：気管支喘息
- 吸気性呼吸困難：上気道閉塞（鼻疾患，気管支異物）
- 混合性呼吸困難：肺炎，胸膜疾患，心不全など
- 心臓喘息：肺うっ血が原因，夜間性発作性呼吸困難

2 リンパ節

通常は触知できないが，発症その他の異常により腫大する．リンパ節の腫脹をきたす疾患の主なものを示す

①**二次性（化膿性）リンパ節炎**：皮膚や粘膜の化膿巣による所属リンパ節の炎症性腫脹，圧痛・発赤を伴う
②**リンパ節結核**：頸部に好発，一般に疼痛・発赤・熱感なし
③**伝染性単核症**：EB ウイルス感染症，若年者に好発
④**悪性リンパ腫**：頸部や腋窩に好発，発赤・熱感・圧痛は伴わない
⑤**白血病**：全身性にリンパ節腫脹，圧痛・癒着は認めない
⑥**悪性腫瘍のリンパ節転移**：一般に圧痛は認められない
⑦**ウィルヒョウのリンパ節転移**：胃癌の左鎖骨上窩リンパ節への転移

正解：1—③，2—③，3—②，4—④，5—①，6—④，7—②

例題

1　ウィルヒョウのリンパ節転移を示す原疾患はどれか
①肺癌　②喉頭癌　③胃癌　④肝臓癌

2　誤った組み合わせはどれか
①洞性不整脈—呼吸性不整脈　②期外収縮—ジギタリス中毒
③完全房室ブロック—頻脈　④心房細動—僧帽弁膜症

3　正しい組み合わせはどれか
①起坐呼吸—鼻疾患
②チェーンストークス呼吸—脳圧亢進
③頻呼吸—モルヒネ中毒
④吸気性呼吸困難—気管支喘息

4　リンパ節の圧痛がよくみられるのはどれか
①悪性リンパ腫　②白血病
③伝染性単核球症　④化膿性リンパ節炎

5　頻脈がみられるのはどれか
①鉄欠乏性貧血　②糖尿病
③バージャー病　④甲状腺機能低下症

6　徐脈がみられるのはどれか
①バセドウ病　②発熱
③貧血　④アダムス・ストークス症候群

7　脈拍について正しいのはどれか
①鉄欠乏性貧血では徐脈を呈する
②うっ血性心不全では頻脈を呈する
③甲状腺機能低下症では頻脈を呈する
④出血性ショックでは除脈を呈する

ワンポイント

・各項目における代表的疾患をしっかりとおさえておく

1　診察法／局所の診察（1）

1　目の診察

①**上眼瞼浮腫**：腎性浮腫，全身性浮腫，眼球・眼瞼の炎症
②**眼瞼下垂**：動眼神経麻痺，重症筋無力症，ホルネル症候群
③**ホルネル徴候**：眼球陥凹，眼瞼下垂，片側の縮瞳（自律神経症状）
④**眼球突出**：バセドウ病（両眼），眼窩内腫瘍（片眼）
⑤**斜視**：先天性，眼筋麻痺など
⑥**共同偏視**：脳血管障害，脳腫瘍など
⑦**眼振**：迷路，前庭神経，小脳，脳幹部の障害
⑧**アーガイル・ロバートソン徴候**：対光反射消失，輻輳反射健在（神経梅毒，脊髄癆，進行麻痺など）

2　口の診察

①**尿臭**：尿毒症
②**アセトン臭**：糖尿病性昏睡，ケトアシドーシス
③**コプリック斑**：麻疹の初期
④**イチゴ舌**：乳頭が腫脹，猩紅熱
⑤**ハンター舌炎**：乳頭が萎縮，悪性貧血

3　胸部の診察

①**樽状胸**：肺気腫
②**鳩胸**：くる病
③**心尖拍動**：坐位で第5肋間前胸壁にみられる衝撃運動，心肥大によって増強
④**心音の亢進**：心臓弁膜症，不整脈など
⑤**心音の減弱**：心筋梗塞，心筋炎，肺気腫，心嚢の水貯留など
⑥**肺肝境界**：第6肋骨下縁ないし第6肋間の高さ
- **肺下界の下降**：肺気腫など
- **肺下界の上昇**：妊娠・腹水・鼓腸（両側），胸膜炎，無気肺（片側）

⑦**過共鳴音**：肺気腫，気胸など
⑧**声音振盪**：肺炎（増強），胸水・気胸・肺気腫・肺癌（減弱）
⑨**乾性ラ音**：気管支喘息，気管支炎など
⑩**湿性ラ音**：肺炎，気管支炎，肺うっ血など

正解：1—②，2—②，3—①，4—①，5—③，6—①，7—①

例題

1　樽状胸をきたすのはどれか
①肺炎　②肺気腫　③肺結核　④肺線維症

2　聴診で心音が減弱しないのはどれか
①心筋梗塞　②心臓弁膜症　③心筋炎　④肺気腫

3　眼振のみられないのはどれか
①聴神経の障害　②迷路の障害
③前庭神経の障害　④小脳の障害

4　アセトン臭がみられるのはどれか
①糖尿病性昏睡　②肝性昏睡
③尿毒症　④乳酸アシドーシス

5　正しい組み合わせはどれか
①鳩胸―肺気腫　②心尖拍動―心肥大で減弱
③声音振盪―気胸　④湿性ラ音―気管支喘息

6　肝腫大の胸腹部打診所見はどれか
①濁音域の拡大　②清音域の拡大
③鼓音域の拡大　④過共鳴音域の拡大

7　眼瞼下垂をきたさないのはどれか
①顔面神経麻痺　②重症筋無力症
③動眼神経麻痺　④ホルネル症候群

ワンポイント

・各項目にわたり出題される
・左頁の内容は最低限おさえておく

1 診察法／局所の診察 (2)

1 腹部の診察

①**腹部静脈の怒張**：肝硬変，下大静脈血栓症など
②**筋性防御**：腹膜炎，虫垂炎，胆嚢炎，膵炎など
③**心窩部痛**：胃炎，胃・十二指腸潰瘍
④**心窩部腫瘤**：胃癌
⑤**右季肋部圧痛**：胆石症，胆嚢炎
⑥**右腸骨窩圧痛**：急性虫垂炎
⑦**急性虫垂炎の圧痛点**：マックバーネー点，ランツ点
⑧**腸管雑音の亢進，金属音**：機械性イレウス
⑨**腸管雑音の減弱ないし消失**：麻痺性イレウス
⑩**ボアス点**：左第10～12胸椎側点，胃潰瘍
⑪**小野寺殿点**：腸骨稜中央下，消化管粘膜・筋層の病変

2 四肢の診察

①**猿手**：正中神経麻痺．母指球・小指球萎縮
②**鷲手**：尺骨神経麻痺．フローマン徴候陽性，骨間筋萎縮
③**下垂手（落下手）**：橈骨神経麻痺．手関節伸展障害
④**鋤手**：先端肥大症
⑤**クモ状指**：マルファン症候群
⑥**太鼓ばち指**：先天性心疾患，慢性肺疾患
⑦**ヘバーデン結節**：変形性関節症
⑧**デュプイトレン拘縮**：肝疾患
⑨**スプーン様爪**：鉄欠乏性貧血
⑩**尖足**：腓骨神経麻痺．足を高く挙げて歩く（鶏歩）
⑪**踵足**：脛骨神経麻痺．踵だけで歩く（鉤足）
⑫**関節リウマチ**：スワンネック変形，ボタン穴変形，オペラグラスハンド
⑬**先天性股関節脱臼**：股関節の開排制限，下肢の短縮（アリス徴候），トレンデレンブルグ徴候
⑭**痛風**：足の母指（MP）関節に結節が好発，尿酸塩の沈着

正解：1—②，2—④，3—①，4—②，5—④，6—③，7—④，8—④

例題

1　障害により猿手をきたすのはどれか
①橈骨神経　②正中神経　③尺骨神経　④腋窩神経

2　母指球に萎縮がみられるのはどれか
①筋皮神経麻痺　②尺骨神経麻痺
③橈骨神経麻痺　④正中神経麻痺

3　誤った組み合わせはどれか
①鶏歩—脛骨神経麻痺
②筋性防御—虫垂炎
③グル音消失—麻痺性イレウス
④スプーン様爪—鉄欠乏性貧血

4　手指の変形でPIP関節屈曲，DIP関節過伸展を示すのはどれか
①スワンネック変形　②ボタン穴変形
③尺側偏位　④鷲手

5　ボアス点の正しい部位はどれか
①右第8～10胸椎側点　②右第10～12胸椎側点
③左第8～10胸椎側点　④左第10～12胸椎側点

6　尺骨神経麻痺の特徴でないのはどれか
①フローマン徴候陽性　②骨間筋萎縮
③母指球萎縮　④鷲手

7　指の変形で変形性関節症によると考えられるのはどれか
①ボタン穴変形　②太鼓ばち指
③クモ状指　④ヘバーデン結節

8　腸閉塞に特徴的な聴診所見はどれか
①グル音　②捻髪音　③水泡音　④金属音

ワンポイント

・特に四肢の診察において，各項目と代表的疾患の組み合わせが問われる

1 診察法／筋・神経系の診察

1 筋

①**筋萎縮**

- 神経原性：下位運動ニューロン障害
  筋萎縮性側索硬化症，遠位筋に著明
- 筋原性：筋組織の障害
  進行性筋ジストロフィー，ミオパチー，近位筋に著明

②**筋緊張**

- 亢進（痙直）：錐体路障害（痙性麻痺），ジャックナイフ現象
- 亢進（硬直）：錐体外路障害，鉛管現象（パーキンソン病）
- 低下：小脳疾患，振り子様運動

2 神経系

①**動眼神経麻痺**：眼瞼下垂，散瞳

②**末梢性顔面神経麻痺（ベル麻痺）**：一側の表情筋麻痺，額のしわ寄せ不可（中枢性は可能），兎眼，ベル現象（眼輪筋麻痺），味覚障害，聴覚過敏

③**静止時振戦**：パーキンソン病，甲状腺機能亢進症

④**企図振戦**：小脳疾患，多発性硬化症

⑤**羽ばたき振戦**：ウィルソン病，重症肝疾患

⑥**痙性麻痺**：筋緊張・腱反射の亢進，病的反射陽性
上位運動ニューロンの障害（錐体路障害）

⑦**弛緩性麻痺**：筋緊張・腱反射の減弱，消失
下位運動ニューロンの障害（例外：脳卒中の急性期など）

⑧**ロンベルグ徴候**：両足をそろえて閉眼させ，動揺すると陽性．後索・後根障害（小脳・前庭迷路障害では開眼時に動揺）

⑨**髄膜刺激症状**：項部硬直，ケルニッヒ徴候，ラセーグ徴候，ブルジンスキー徴候

⑩**単麻痺**：麻痺が一肢のみに限られている状態

⑪**片麻痺**：身体の一側半身に麻痺がある状態

⑫**対麻痺**：対称的に両側の上肢または下肢に麻痺がある状態

⑬**四肢麻痺**：両側上下肢が麻痺した状態

正解：1—②，2—③，3—①，4—②，5—②，6—③，7—①

例 題

1 下位運動ニューロン障害で正しいのはどれか
①腱反射亢進 ②筋萎縮 ③不随意運動 ④感覚障害

2 錐体路障害の症候で適切でないのはどれか
①筋緊張亢進 ②痙性麻痺
③病的反射陰性 ④深部反射亢進

3 正しい組み合わせはどれか
①痙性麻痺―ジャックナイフ現象
②弛緩性麻痺―鉛管現象
③筋強剛（固縮）―反射亢進
④痙直―振り子様運動

4 髄膜刺激症状でないのはどれか
①項部硬直 ②企図振戦
③ブルジンスキー徴候 ④ケルニッヒ徴候

5 所見と障害との組み合わせで誤っているのはどれか
①ロンベルグ徴候―脊髄後索障害
②縮瞳―動眼神経麻痺
③兎眼―ベル麻痺
④静止時振戦―パーキンソン病

6 正しい組み合わせはどれか
①企図振戦―甲状腺機能亢進症
②ジャックナイフ現象―パーキンソン病
③羽ばたき振戦―ウィルソン病
④項部硬直―ミオパチー

7 麻痺について正しい組み合わせはどれか
①四肢麻痺―両側の上下肢 ②片麻痺――一側の上肢
③対麻痺―――両側の上肢 ④単麻痺――一側の上下肢

ワンポイント

・筋・神経系の出題は臨床医学各論，リハビリテーション医学においても多い

2　検査法／運動機能検査

1　五十肩

①ダウバーン徴候（三角筋下滑液包テスト）：滑液包炎
②ペインフルアーク徴候：棘上筋腱損傷
③ヤーガソンテスト，スピードテスト，ストレッチテスト：上腕二頭筋長頭腱炎

2　頸椎症

①スパーリングテスト：椎間孔圧迫検査法
②ジャクソンテスト：過伸展圧迫検査法
③イートンテスト：神経伸展検査法

3　胸郭出口症候群

①アレンテスト，アドソンテスト，モーリーテスト：斜角筋・頸肋症候群
②エデンテスト：肋鎖症候群
③ライトテスト：過外転症候群

4　腰痛・坐骨神経痛

①ラセーグ徴候：腰椎椎間板ヘルニア，坐骨神経痛．下肢伸展挙上テストの陽性所見
②ブラガード徴候：腰椎椎間板ヘルニア，坐骨神経痛．ラセーグ徴候増強法
③ボンネットテスト：坐骨神経痛（梨状筋症候群）

5　股関節障害

①パトリックテスト，トーマス股屈曲テスト：股関節屈曲拘縮
②トレンデレンブルグ徴候：先天性股関節脱臼，中殿筋麻痺

6　膝関節障害

①マクマレーテスト，圧アプレーテスト（グラインディングテスト）：半月板損傷
②引きアプレーテスト，外反・内反動揺テスト：側副靱帯損傷
③前方・後方引き出しテスト，Nテスト，ラックマンテスト：十字靱帯損傷

正解：1—①，2—④，3—④，4—②，5—③，6—①

例題

1　肩関節の診察法と疾患の組み合わせで正しいのはどれか
①ペインフルアークサイン—棘上筋腱損傷
②スピードテスト—上腕三頭筋腱炎
③アプリヘンションサイン—肩関節周囲炎
④ドロップアームサイン—大円筋断裂

2　検査法で誤っている組み合わせはどれか
①スパーリングテスト—椎間孔圧迫テスト
②イートンテスト—神経伸展テスト
③アレンテスト—胸郭出口部圧迫テスト
④エデンテスト—下肢伸展挙上テスト

3　中殿筋麻痺時に出現する徴候はどれか
①ラセーグ徴候　②トレムナー徴候
③ホフマン徴候　④トレンデレンブルグ徴候

4　半月板損傷についての検査はどれか
①イートンテスト　②マクマレーテスト
③ライトテスト　④引き出しテスト

5　胸郭出口症候群の診断テストでないのはどれか
①アドソンテスト　②エデンテスト
③ファレンテスト　④ライトテスト

6　膝関節の徒手検査法と疾患の組み合わせで正しいのはどれか
①マクマレーテスト—膝半月板損傷
②Nテスト—膝後十字靱帯損傷
③グラインディングテスト—膝蓋靱帯炎
④後方引き出しテスト—膝十字靱帯損傷

ワンポイント

・運動機能検査に関する問題は，各論，リハビリテーション医学，東洋医学臨床論においても出題されやすい
・各検査の陽性所見と疑われる疾患を正確に覚える

2　検査法／運動機能検査以外

1　心電図

- 心電図を判定に用いる病態：不整脈，心房・心室肥大，心筋梗塞，狭心症，心膜炎，電解質代謝異常，期外収縮，ブロック，細動，粗動

2　尿検査

①**多尿**：尿崩症，糖尿病など
②**乏尿**：急性糸球体腎炎，急性腎不全など
③**低比重尿**：尿崩症，多量の飲水
④**高比重尿**：脱水症，うっ血性心不全，糖尿病，ネフローゼ症候群
⑤**血尿**：急性糸球体腎炎，尿路結石，膀胱炎
⑥**尿蛋白**：腎炎，ネフローゼ症候群，うっ血腎，萎縮腎，腎結核
⑦**ビリルビン**：肝細胞障害や胆道閉塞によって抱合型ビリルビンが増加した時に検出
⑧**ウロビリン体**：肝細胞性と溶血性黄疸で増加．肝道閉塞で検出されない
⑨**ケトン体**：重症糖尿病，飢餓，小児消化不良症，重症悪阻，消もう性疾患

3　血液・生化学検査など

①**血沈促進**：貧血，心筋梗塞，多発性骨髄腫，膠原病など
②**血沈遅延**：赤血球増加症，播種性血管内凝固症候群
③**白血球数減少**：ウイルス感染症，再生不良性貧血
④**凝固時間延長**：血友病，低フィブリノーゲン血症
⑤**GOT（AST）・GPT（ALT）上昇**：肝炎，肝硬変，肝癌
⑥**GOT 上昇・GPT 正常**：心筋梗塞
⑦**低蛋白血症**：ネフローゼ症候群，肝硬変
⑧**直接ビリルビン上昇**：肝障害，閉塞性黄疸
⑨**間接ビリルビン上昇**：溶血性黄疸
⑩**γ-GTP 上昇**：閉塞性黄疸，慢性肝炎，肝硬変，肝癌など

正解：1―④，2―①，3―①，4―③，5―③，6―①，7―①，8―④

例 題

1　心電図検査で判定できる病態はどれか
①高尿酸血症　②耐糖能異常
③脂質異常　④電解質代謝異常

2　心電図が診断上有用でない疾患はどれか
①解離性大動脈瘤　②期外収縮　③狭心症　④心筋梗塞

3　低比重尿をきたす疾患はどれか
①尿崩症　②うっ血性心不全
③糖尿病　④ネフローゼ症候群

4　血清中の GOT と GPT がともに上昇する可能性のあるのはどれか
①心筋梗塞　②ネフローゼ症候群　③肝硬変　④糖尿病

5　低蛋白血症を特徴とする疾患はどれか
①クインケ浮腫　②うっ血性心不全
③ネフローゼ症候群　④慢性糸球体腎炎

6　血中間接ビリルビンが高値となるのはどれか
①溶血性黄疸　②急性肝炎　③閉塞性黄疸　④薬剤性肝障害

7　血沈が遅延するのはどれか
①播種性血管内凝固症候群　②貧血　③心筋梗塞　④膠原病

8　γ-GTP の上昇がみられる疾患はどれか
①食道炎　②胃炎　③溶血性貧血　④閉塞性黄疸

ワンポイント

・各検査所見における代表的疾患を問うものが多い
・心電図の特徴的所見
心筋梗塞：ST 上昇，異常 Q 波，冠状 T 波，狭心症：ST 低下，心膜炎：ST 上昇
高 K 血症：テント状 T 波，低 K 血症：U 波出現，高 Ca 血症：QT 短縮，低 Ca 血症：QT 延長

3　主な症状の診察法（1）

1　発　熱

①**定義**：正常体温より高い状態（37℃以上）
②**原因**：感染症・悪性腫瘍・膠原病・代謝異常・アレルギー・心筋梗塞・外傷，脳出血・脳腫瘍・脳外傷など

2　頭　痛

①**片頭痛**：周期的に起こる片側の拍動性頭痛
②**緊張型頭痛**：頭重感を主症状とする頭痛
③**群発頭痛**：眼窩奥に発作性に起こる頭痛
④**大後頭神経痛**：大後頭神経の圧迫による頭痛，電撃痛
⑤**頭蓋内圧亢進時の頭痛**：嘔吐をしばしば伴う
⑥**発熱時の頭痛**：脳炎や髄膜炎を疑う

3　めまい（眩暈）

①**真性めまい**：体が回る感じなど運動感を伴うめまい
②**仮性めまい**：フラフラする，体が不安定など運動感を伴わないめまい
③**耳鳴・難聴を伴う発作性めまい**：メニエール病を疑う
④**検査**：眼振検査やロンベルグ試験

4　耳　鳴

①**低音性耳鳴**：中耳疾患が多い．伝音系障害
②**高音性耳鳴**：内耳性・中枢性が多い．感音系障害

5　難　聴

①**伝音性難聴**：低音域の聴力低下．外耳～中耳の障害
②**感音性難聴**：高音域の聴力低下．内耳～大脳の障害

6　肩こり

①**肝・胆道疾患**：右肩に肩こり（肩痛）を起こすことあり
②**虚血性心疾患**：左肩に肩こり（肩痛）を起こすことあり

7　動　悸

①**心疾患によるもの**：期外収縮，房室ブロック，心房細動，心臓弁膜症，虚血性心疾患
②**心疾患以外**：感染症，発熱，甲状腺機能亢進症，貧血，心因性

正解：1―④，2―③，3―①，4―②，5―③，6―②，7―③

例　題

1　眼窩奥に発作性に起こる頭痛はどれか
①筋収縮性頭痛　②牽引性頭痛　③片頭痛　④群発頭痛

2　拍動性の頭痛を主症状とするのはどれか
①くも膜下出血　②筋収縮性頭痛　③片頭痛　④髄膜炎

3　伝音性難聴がみられるのはどれか
①耳管狭窄症　②メニエール病
③突発性難聴　④多発性硬化症

4　誤りはどれか
①低音性耳鳴は，中耳疾患が多い
②伝音性難聴では，高音域の聴力低下を起こすことが多い
③感音性難聴は，内耳疾患により起こる
④運動感を伴うめまいを真性めまいという

5　発熱とともに頭痛が発症した場合に疑う疾患はどれか
①片頭痛　②群発頭痛　③髄膜炎　④緊張型頭痛

6　発熱がみられないのはどれか
①結核　②甲状腺機能低下症　③皮膚筋炎　④肺癌

7　頭痛と痛みの正常との組み合わせで誤っているのはどれか
①片頭痛—拍動性の痛み
②緊張型頭痛—締め付けられるような痛み
③群発頭痛—後頸部がひきつるような痛み
④クモ膜下出血による頭痛—金づちで殴られたような痛み

ワンポイント

・主な症状は各論において出題される傾向がある
・総論では，代表的なものについて確実におさえておく

3 主な症状の診察法 (2)

1 胸 痛

①**狭心症**：胸骨後部の絞扼痛．持続は数秒から数分．痛みが左肩や上肢に放散することあり．ニトログリセリンで消失

②**心筋梗塞**：胸部全体の痛み．持続30分以上．ニトログリセリン無効

③**解離性大動脈瘤**：激しい胸背部痛

2 腹 痛

①**虫垂炎**：心窩部痛→右下腹部痛．マックバーネー点，ブルンベルグ徴候，ランツ点

②**胆道疾患**：心窩部・右季肋部痛．右肩・背部に痛みが放散することあり．発熱や黄疸を伴うことあり．

③**急性膵炎**：心窩部・左季肋部の激痛．尿アミラーゼ上昇．

3 便 秘

①**弛緩性便秘**：長期臥床，経産女性など

②**痙攣性便秘**：過敏性腸症候群，兎糞便，腹痛

③**直腸性便秘**：排便を我慢する人

4 肥 満

①**単純性肥満**：過食，運動不足

②**症候性肥満**：クッシング症候群，甲状腺機能低下症，下垂体腫瘍，糖尿病（初期）

5 咳・痰

①**気管支喘息**：夜間または明け方の咳

②**気管支拡張症**：多量の膿性の痰

③**肺気腫**：冬に増悪．樽状胸

6 浮 腫

①**心性浮腫**：うっ血性心不全など，下肢に発生しやすい

②**腎性浮腫**：腎炎，ネフローゼ症候群など

③**肝性浮腫**：肝硬変など，腹水

正解：1—②，2—③，3—③，4—①，5—③

例題

1　疾患と臨床所見との組み合わせで誤っているのはどれか
①狭心症—ニトログリセリン有効
②解離性大動脈瘤—背部の激痛
③過敏性腸症候群—痙攣性便秘
④気管支拡張症—膿性痰

2　浮腫について誤っている組み合わせはどれか
①心性浮腫は，うっ血性心不全により起こる
②腎性浮腫は，慢性腎炎にて起こる
③肝性浮腫では，腹水はほとんど出現しない
④心性浮腫では，下肢に発生しやすい

3　疾患と痛みの放散部位として正しいのはどれか
①胆石—左上肢　②胃潰瘍—鼠径部
③急性膵炎—左肩　④尿管結石—心窩部

4　肥満の原因でないのはどれか
①ターナー症候群　②下垂体腫瘍
③クッシング症候群　④過食

5　肥満をきたす疾患はどれか
①下垂体機能低下症　②甲状腺機能亢進症
③糖尿病の初期　④アジソン病

ワンポイント

・主な症状は各論において出題される傾向がある
・総論では，代表的なものについて確実におさえておく

1　消化器系疾患（1）

① 口腔・食道疾患

①**流行性耳下腺炎（おたふくかぜ）**：幼児に好発，流行性
- ムンプスウイルス（飛沫）感染
- 耳下腺腫脹，疼痛，睾丸炎，膵炎，難聴，髄膜炎

②**食道癌**：扁平上皮癌，食道下部に好発，成人男性に多い
- 嚥下困難（→吐血），食道・気管支瘻（→嚥下性肺炎），反回神経麻痺（→嗄声），交感神経障害（→ホルネル症候群）

② 胃・腸疾患（その1）

①**慢性胃炎**：ヘリコバクター・ピロリ感染の関与

②**消化性潰瘍**：潰瘍因子でヘリコバクター・ピロリが注目
- **胃潰瘍**：食後痛，男女比 4：1，小弯に好発
- **十二指腸潰瘍**：若年に好発，空腹時痛
- X 線でニッシェ像，黒色タール便，潜血反応陽性

③**胃癌**：腺癌が多い，上皮性悪性腫瘍
- 幽門や小弯に好発，X 線で陰影欠損像，潜血反応陽性
- リンパ性転移：左鎖骨上窩（ウィルヒョウ）リンパ節
- 血行性転移：肝臓への転移が多い，次に肺，骨
- 播種性転移：ダグラス窩，卵巣へ

④**神経性食思不振症**
- 思春期女性，やせ，食事拒否，無月経

⑤**ダンピング症候群**
- 胃切除や胃腸吻合術の後遺症
- 胃腸症状：悪心嘔吐，腹脹，腸鳴，下痢
- 血管運動症状：冷汗，動悸，頻脈，めまい，倦怠感，呼吸困難，頭痛等の自律神経症状

⑥**過敏性腸症候群**：若年者に好発，心理社会的要因が関与
- 便秘型，下痢型，交代性下痢・便秘型（発熱は伴わない）

⑦**潰瘍性大腸炎**：下痢，粘血便か血便，発熱，好悪反復，アフタ性口内炎

⑧**クローン病**：慢性炎症性肉芽腫性疾患，若年者に好発
- 小腸（特に回腸）に多い，慢性下痢，微熱，体重減少，痔瘻を合併

正解：1—①，2—③，3—②，4—④，5—④，6—③，7—②

例題

1　流行性耳下腺炎について正しくないのはどれか
①細菌感染　②飛沫感染　③難聴　④膵炎

2　食道癌でみられないのはどれか
①嗄声　②嚥下性肺炎　③脾腫　④吐血

3　胃潰瘍について誤っている記述はどれか
①女性より男性に多い　②好発部位は胃の大彎である
③X線像でニッシェがみられる
④ヘリコバクター・ピロリの感染と関係がある

4　ダンピング症候群でみられるのはどれか
①陰影欠損　②ウィルヒョウリンパ節
③ニッシェ像　④冷汗と頻脈

5　痔瘻を合併しやすいのはどれか
①過敏性腸症候群　②急性細菌性腸炎
③潰瘍性大腸炎　④クローン病

6　過敏性腸症候群でよくみられるのはどれか
①発熱　②嘔吐　③下痢　④血便

7　潰瘍性大腸炎の特徴でないのはどれか
①粘血便　②敷石状病変　③全周性潰瘍　④中毒性巨大結腸

ワンポイント

・黒色タール便：消化性潰瘍→下血→大便が黒色
潜血反応：消化性潰瘍で下血の有無を検査する項目
・う蝕：口腔内細菌，糖の多い食事，唾液の流出

C1	無症状	エナメル質・象牙質のう蝕
C2	しみる	象牙質の大半が侵され，う蝕と歯髄の間に象牙質が1層残っている
C3	疼痛	う蝕が歯髄に達している
C4		歯冠が崩壊した残痕状態

1　消化器系疾患（2）

1　胃・腸疾患（その2）

①**大腸癌**：腺癌，直腸やＳ状結腸に好発
- 成人に多い，増加傾向，低繊維食の食習慣
- 血便や粘血便，腹痛，貧血，体重減少
- 胎児性癌抗原（CEA）が陽性，肝臓へ転移が多い

②**腸閉塞（イレウス）**：排便や排ガスが不能→膨満感，腹痛，嘔吐
- 機械的単純閉塞性：腸管の異物（糞塊），大腸癌，腸癒着
- 機械的複雑絞扼性：腸重積，腸捻転，腸嵌頓，ヘルニア嵌頓
- 機能的麻痺性：急性腹膜炎，腹部手術後等

③**急性虫垂炎**：化膿性炎症，重症→穿孔性腹膜炎
- 早期→心窩部痛，次第に右下腹部激痛，悪心嘔吐，発熱
- 圧痛点：マックバーネー点，ランツ点，モンロー点，キュンメル点
- 筋性防御：ブルンベルグ徴候（反跳痛），ローゼンスタイン徴候，ロブジング徴候

2　食中毒と胃腸感染の疾患

- 共通：潜伏期が短い，下痢と嘔吐，腹痛，発熱（感染型）

①**細菌性食中毒**（p.10）
- **感染型**：サルモネラ菌，腸炎ビブリオ，カンピロバクター，病原性大腸菌 O157．水様性下痢，テネスムス．比較的長い経過
  病原性大腸菌 O157：腸管出血性大腸菌，近年増加
  激しい腹痛，水様性下痢，血便．小児や老人→溶血性尿毒症や脳症（けいれんや意識障害）に注意が必要
- **毒素型**：ブドウ球菌，ボツリヌス菌の神経毒．急な経過．ボツリヌス中毒（散瞳，呼吸麻痺）

②**細菌性赤痢（アメーバ赤痢）**：赤痢菌→膿粘血便，左下腹部痛

③**腸チフス・パラチフス**：チフス菌，パラチフス菌→バラ疹，脾腫，下痢（または便秘），無欲顔貌，難聴，意識障害

④**コレラ**：コレラ菌→激しい嘔吐と下痢，胆汁様及び米のとぎ汁様下痢と嘔吐物，呼吸困難，脱水，意識障害

正解：1—①，2—③，3—③，4—①，5—③，6—①，7—①

例題

1　癌と腫瘍マーカーとの組み合わせで正しいのはどれか
①大腸癌— CEA　②子宮体癌— SCC
③胃癌— CYFRA　④乳癌— AFP

2　麻痺性イレウスの症状で誤っているのはどれか
①嘔吐　②腹痛　③下痢　④膨満感

3　麻痺性イレウスである疾患はどれか
①大腸癌　②腸嵌頓　③急性腹膜炎　④腸重積

4　典型的な虫垂炎で最初にみられる疼痛はどれか
①心窩部痛　②右下腹部痛　③左下腹部痛　④臍周囲痛

5　虫垂炎について正しくないのはどれか
①ロブジング徴候　②発熱　③粘血便　④ランツ圧痛点

6　正しい組み合わせはどれか
① O157 —水様性下痢と血便　②細菌性赤痢—バラ疹・脾腫
③腸チフス—米のとぎ汁様下痢　④コレラ—粘血便

7　潜伏期が最も短い食中毒の原因菌はどれか
①ブドウ球菌　②腸炎ビブリオ
③サルモネラ属　④ボツリヌス菌

ワンポイント

・大腸癌の発症部位に注意する
・腸閉塞は種類と原因を結びつけて覚える

・大便異常と胃腸疾患

水様性下痢	細菌性食中毒
粘血便・血便	細菌性赤痢，潰瘍性大腸炎
とぎ汁様下痢	コレラ
兎糞便・便秘と下痢交代	過敏性腸症候群
慢性下痢	クローン病

1 消化器系疾患（3）

［1］ 肝・胆疾患

①**肝炎**：ウイルス性，A型・B型・C型・D型・E型・G型など

- **A型**：HAV（RNA型），経口感染，流行性，集団性，劇症化あり（高齢者），ワクチンで予防
- **B型**：HBV（DNA型），血液や精液感染，劇症化あり，垂直感染
- **C型**：HCV，血液や注射針感染，劇症化まれ
- 血清肝炎：B型とC型，非経口で輸血による感染が主
- 慢性化：B型・C型・D型，C型→肝硬変，肝癌
- 潜伏期：B型とC型が長い，キャリア
- 慢性肝炎：肝腫大，手掌紅斑，クモ状血管腫

②**肝硬変**：慢性肝障害の終末像

- 代償期：黄疸，クモ状血管腫，手掌紅斑，女性化乳房
- 非代償期：発熱，消化管出血，門脈圧亢進症，肝性昏睡，羽ばたき振戦，アンモニア口臭，メズーサの頭，傾眠傾向
- 門脈圧亢進症：腹水，腹壁静脈怒張，食道静脈瘤，痔核
- 死亡原因：消化管出血，肝不全，肝癌

③**肝癌**：原発性，肝硬変を合併

- 病因：C型，B型肝炎→肝硬変→肝癌
- AFPまたはPIVKA-Ⅱ（腫瘍マーカー）陽性

④**胆嚢炎**：悪寒高熱，右季肋部激痛，嘔吐，黄疸

⑤**胆石症**：成人肥満女性に多い

- コレステロール結石（多い），ビリルビン結石
- 疝痛（右季肋部），発熱，黄疸，嘔吐

［2］ 膵疾患

①**急性膵炎**：飲酒過度，胆石症が誘因

- 上腹部，特に心窩部の激痛，発熱，悪心嘔吐
- 血清・尿アミラーゼ上昇

②**膵臓癌**：膵管上皮発生が多い．膵頭癌が多い→早期に閉塞性黄疸，高齢男性に多い

- 上腹部（心窩部）痛，体重減少，黄疸，食欲不振
  CEA上昇．アミラーゼ値とリパーゼ値はあまり参考とならない．
  血清腫瘍マーカーCA19-9

正解：1―①，2―④，3―①，4―②，5―②，6―④，7―②

例題

1　急性ウイルス性肝炎で正しいのはどれか
①A 型肝炎では発熱がよくみられる
②B 型肝炎では垂直感染はみられない
③C 型肝炎では劇症化することが多い
④E 型肝炎では生鮮魚介類摂取が原因となることが多い

2　C 型急性肝炎について正しい記述はどれか
①経口感染である　②高熱がみられる
③慢性化はない　④劇症化はまれである

3　肝硬変の症状でないのはどれか
①AFP 陽性　②手掌紅斑　③メズーサの頭　④クモ状血管腫

4　40 歳の肥満女性. 右季肋部の疝痛と発熱, 黄疸が認められた. 最も考えられるのはどれか
①膵尾部癌　②総胆管結石　③腎結石　④肝硬変

5　急性膵炎の原因で最も多いのはどれか
①胆石　②アルコール多飲　③脂質異常症　④膵癌

6　膵癌について正しいのはどれか
①膵体部に好発する　②内分泌腫瘍が多い　③膵尾部癌では早期に症状が現れる　④CA19-9 は診断的価値が高い

7　ウイルス性肝炎に関して正しい記述はどれか
①A 型は輸血で感染する　②B 型は DNA ウイルスによる
③C 型はワクチンで予防できる　④E 型は慢性化しやすい

ワンポイント

- 肝炎については出題頻度が高いのでよく覚えよう
- 膵臓癌：血清アミラーゼやアルカリフォスファターゼ，γ-GTP 上昇
- 肝硬変：病変は不可逆的で進行性
- 胆石症：GOT・GPT が軽度上昇，黄疸時には血清ビリルビン・アルカリフォスファターゼが上昇

2　呼吸器疾患／感染性・閉塞性呼吸器疾患

1　上気道疾患

①**かぜ症候群**：上気道の急性カタル性炎症により起こる諸症状群
- ウイルス感染（インフルエンザウイルス，アデノウイルス）が多い

②**インフルエンザ**：インフルエンザウイルスによる感染症，A型は流行性．かぜの症状に似ているが，高熱，頭痛，筋肉痛があり，肺炎などの合併症を引き起こすおそれがある

③**急性扁桃炎**：レンサ球菌，ブドウ球菌，肺炎球菌の感染
- 合併症：急性糸球体腎炎，リウマチ熱，急性中耳炎

④**喉頭癌**：扁平上皮癌，声門癌，男性が多い

2　感染性呼吸器疾患

①**細菌性肺炎（大葉性肺炎）**
- 肺炎球菌，ブドウ球菌，溶連菌，インフルエンザ菌
- 悪寒高熱，胸痛，呼吸困難，咳，痰は粘膿性またはさび色

②**マイコプラズマ肺炎**：非定型肺炎，若・中年に好発，流行性
- 頑固な咳（激しい咳），喀痰，血痰，発熱，咽頭痛，関節痛

③**肺結核**：結核菌（飛沫感染），近年に再燃傾向
- 乾性咳，血痰，喀血，微熱，倦怠感，体重減少
- 胸部X線陰影・空洞，ツベルクリン反応，喀痰検査，クオンティフェロン法，インターフェロンγ遊離試験

3　閉塞性呼吸器疾患

- **共通**：呼気性呼吸困難，1秒率低下，気道抵抗増大，動脈血O_2濃度低下（COPD）

①**慢性気管支炎**：1年に3カ月以上続く咳と痰が2年以上，喫煙，加齢，大気汚染
- チアノーゼ，太鼓ばち指，湿性咳，頸静脈怒張，湿性ラ音

②**肺気腫**：喫煙，加齢，慢性気管支炎からの移行，男性に好発
- 樽状胸，チアノーゼ，太鼓ばち指

③**気管支喘息**：喘鳴を伴う呼気性呼吸困難
- 外因性：アトピーやアレルギー性，児童に好発
- 内因性：気道内感染や心因性，中年以降に好発

難治性喘鳴，発作性，起坐呼吸，チアノーゼ，好酸球増加，喀痰（シャルコー・ライデン結晶，クルシュマン螺旋体）

正解：1—③，2—④，3—③，4—②，5—②，6—③

例題

1　慢性気管支炎について正しい記述はどれか
①拘束性呼吸器疾患である　②若年者に多い
③喫煙が発病の原因となる　④乾性の咳嗽を認める

2　マイコプラズマ肺炎で正しい記述はどれか
①老年者に頻度が高い
②潜伏期は２～３日である
③消化器症状はみられない
④乾性咳が多い

3　肺結核について正しいのはどれか
①接触感染の頻度が高い
②一次結核症の頻度が高い
③クオンティフェロン法は診断に用いられる
④糖尿病合併症患者では再発率が低い

4　１秒率低下がみられない疾患はどれか
①気管支喘息　②細菌性肺炎　③慢性気管支炎　④肺気腫

5　肺気腫について正しいのはどれか
①漏斗胸がみられる　②呼吸音が減弱する
③吸気が延長する　④残気量が減少する

6　COPD で正しいのはどれか
①喫煙は関与しない
②安静時の呼吸困難が特徴である
③肺機能検査では閉塞性障害が特徴である
④発作時に気管支狭窄音を伴う

ワンポイント

- 太鼓ばち指と関連の疾患を一度整理する
- 閉塞性呼吸器疾患の共通症状をおさえる
- 気管支喘息，慢性気管支炎，肺気腫の鑑別診断に注意する
- 結核治療には，ストレプトマイシン，パラアミノサリチル酸塩，イソニアジドなどが用いられる

2　呼吸器疾患／その他の呼吸器疾患

1　その他の呼吸器疾患

①**気管支拡張症**

- 膿性痰，血痰，大量喀血，チアノーゼ，太鼓ばち指，体位ドレナージ

②**気胸**：鍼の誤刺や肋間神経ブロックなども原因．空咳（刺激性），胸痛，呼吸困難

- **原発性自然気胸**：やせ型男性，喫煙者に多い，再発しやすい

③**じん肺**：職業病．最近ではアスベストが話題→中皮腫とじん肺

④**肺癌**：扁平上皮癌，腺癌，未分化癌

- 肺門に扁平上皮癌が多い．喫煙と密接
- 血痰，嚥下困難，嗄声，ホルネル症候群，上大静脈症候群．脳や骨に転移しやすい
  ホルネル症候群：瞳孔縮小，眼瞼下垂，眼球陥凹，眼裂狭小
  上大静脈症候群：顔面浮腫，頸静脈怒張
- **パンコースト腫瘍**：肺尖癌→神経浸潤により，ホルネル症候群＋上肢痛

⑤**過換気症候群**：情動反応で持続的過換気の呼吸困難感

- 呼吸性アルカローシス（しびれ），動脈血 CO_2 濃度低下（呼吸困難），脳血流減少（不安感・眩暈・視力障害・失神発作），血中 Ca 低下（テタニー様神経症状）

⑥**胸膜炎**：肺結核，肺炎及び肺化膿症に続発

- **乾性胸膜炎**：捻髪音
- **湿性胸膜炎**：胸水，濁音，患側を下に側臥位で静養

⑦**突発性肺線維症**：拘束性呼吸器疾患，間質性肺炎の一部，60 代が多い

- 肺コンプライアンス低下，乾性咳嗽，労作時息切れ，肺活量減少，緩徐に進行

正解：1—②，2—④，3—③，4—③，5—④，6—①，7—②

例題

1　自然気胸について正しいのはどれか
①女性に多い　②肥満者が多い
③胸痛をきたすことが多い　④緊張性気胸となることはない

2　肺癌と関係がないのはどれか
①パンコースト症候群　②ホルネル症候群
③上大静脈症候群　④クルシュマン螺旋体

3　肺癌の所見と浸潤部位との組み合わせで誤っているのはどれか
①嗄声—反回神経　②顔面浮腫—上大静脈
③縮瞳—迷走神経　④呼吸困難—気管支

4　肺門に多い肺癌はどれか
①未分化癌　②腺癌
③扁平上皮癌　④筋腫

5　過換気症候群について正しくないのはどれか
①動脈血 CO_2 濃度低下　②頻呼吸
③テタニー　④チアノーゼ

6　湿性胸膜炎の体位で正しいのはどれか
①患側を下に側臥位　②腹臥位
③患側を上に側臥位　④背臥位

7　特発性肺線維症をきたす危険因子でないのはどれか
①喫煙　②過食　③薬剤　④感染

ワンポイント

・肺癌の種類と発症部位に注意する
・テタニーの主因：血清 Ca 値低下であるが，血清 K 値低下もありうる

3　循環器疾患／心疾患

1　うっ血性心不全

①**左心不全**：肺疾患→心不全→肺うっ血（臥位で悪化）

・労作時呼吸困難，起坐呼吸，発作性夜間呼吸困難，泡沫状の血痰

②**右心不全**：体循環うっ血→浮腫，腹水，下肢浮腫，静脈怒張

2　心臓弁膜症

①**僧帽弁狭窄症**：リウマチ熱，女性に多い

・呼吸困難，血痰，心房細動，右心室肥大→肺うっ血や肺水腫に移行

②**大動脈弁狭窄症**：リウマチ熱，動脈硬化

・駆出性収縮期雑音，労作時呼吸苦，狭心症状，失神，心拍出量低下，左心室肥大，肺うっ血，遅脈，小脈

3　心臓疾患

①**狭心症**：一過性心筋虚血，胸部激痛→15分以内に緩和　・ニトログリセリンが有効　・労作狭心症では安静で軽快　・心電図：ST降下（負荷心電図が必要）　・異型狭心症は夜間から早朝に多い　・心エコーで心臓の動きは正常

②**心筋梗塞**：心筋壊死，胸部絞扼痛→30分以上

・ニトログリセリンが無効，発熱　・CK上昇，GOT上昇，LDH上昇，心室細動→急死　・心電図：ST上昇，異常Q波，冠性T波　・筋壊死によって白血球増多・血沈促進

③**先天性心疾患**：先天奇形と胎児期の疾患

・**心房中隔欠損症**：成人，女性に多い．左→右（心房）短絡

・**心室中隔欠損症**：先天性心疾患中，最も多い．左→右（心室）短絡．心雑音が多い

ロジェー病：小欠損孔の場合で，治療の必要はない

・**動脈管開存症**：女性に多い．大動脈と肺動脈の短絡

ボタロー管開存症ともいう

・**ファロー四徴候**：肺動脈狭窄＋心室中隔欠損症＋大動脈騎乗＋右心室肥大

右→左（心室）短絡，チアノーゼ，呼吸困難，太鼓ばち指．予後不良

4　**細菌性心内膜炎**：緑色レンサ球菌，ブドウ球菌感染

・オスラー斑，太鼓ばち指，腎・脳の塞栓，血尿，発熱，心雑音

・誘因：リウマチ性弁膜症，先天性心疾患，歯科治療

正解：1—③，2—①，3—④，4—②，5—④，6—③

例題

1　起坐呼吸と泡沫状の血痰がみられる疾患はどれか
①狭心症　②心筋梗塞　③左心不全　④右心不全

2　狭心症について正しいのはどれか
① 15 分以内に緩和　② ST 上昇
③ 30 分以上持続　④冠性 T 波

3　心筋梗塞の心電図変化で誤っているのはどれか
① ST 上昇　②異常 Q 波　③冠性 T 波　④ PQ 時間短縮

4　ロジェー病について正しいのはどれか
①心房中隔欠損　②心室中隔欠損
③肺動脈狭窄　④大動脈騎乗

5　ファロー四徴症で認められないのはどれか
①肺動脈狭窄　②大動脈騎乗　③右室肥大　④大血管転位

6　大動脈弁狭窄症でみられるのはどれか
①収縮中期のクリック音　②オープニングスナップ
③遅脈　④大脈

ワンポイント

・心疾患と心電図の異常所見

狭心症	ST 降下，T 波平低
心筋梗塞	ST 上昇，異常 Q 波，冠性 T 波
心房細動	P 波消失
期外収縮	異所性 P 波

3　循環器疾患／血管と血圧異常

1　血　管

①**動脈硬化**：アテローム硬化が多い

- 増悪因子：喫煙，脂質異常症，高血圧，肥満，糖尿病
- 冠状動脈硬化：狭心症，心筋梗塞，左心室肥大
- 脳動脈硬化：脳出血，脳塞栓，一過性脳虚血
- 総コレステロールとLDLコレステロールの増加，HDLコレステロール低下

②**閉塞性動脈硬化症**：虚血性潰瘍，間欠性跛行

③**解離性動脈瘤**：胸背部の激痛．心不全，突然死を伴う

2　血圧異常

①**高血圧**：診察室血圧が収縮期130-139 mmHgかつ／または拡張期80-89 mmHg以上

- **本態性高血圧**：遺伝性や食事誘因（食塩の過剰摂取）
- **二次（症候）性高血圧**

  腎疾患：糸球体腎炎，腎盂腎炎，尿路結石症，腎硬化症

  内分泌疾患：クッシング症候群，原発性アルドステロン症，褐色細胞腫，バセドウ病

  心疾患：大動脈硬化症，動脈管開存症

  脳疾患：脳腫瘍，脳出血，脳炎

  その他：妊娠中毒（妊娠高血圧）
- **臓器の障害**

  心臓：冠状動脈硬化，狭心症，心筋梗塞，心肥大

  動脈：大動脈炎症候群

  脳：脳出血，脳塞栓

  腎臓：腎細動脈硬化症

  眼底：細動脈狭細化，出血，うっ血乳頭

②**低血圧**：収縮期血圧が100 mmHg以下，女性に多い

- 症候性低血圧：僧帽弁狭窄症，大動脈弁狭窄症，アジソン病，シモンズ病，甲状腺機能低下，貧血，起立性低血圧

正解：1―①，2―④，3―③，4―④，5―③

例題

1 体幹部激痛がみられる疾患はどれか
①解離性動脈瘤 ②閉塞性動脈硬化症
③レイノー病 ④大動脈炎症候群

2 動脈硬化の原因とならないのはどれか
①糖尿病 ②脂質異常症 ③喫煙 ④適度な飲酒

3 二次性高血圧の原因とならない疾患はどれか
①妊娠中毒 ②糸球体腎炎
③アジソン病 ④バセドウ病

4 高血圧症による臓器障害でみられないのはどれか
①脳出血 ②心筋梗塞
③腎細動脈硬化症 ④眼底乳頭萎縮

5 低血圧が見られる疾患はどれか
①クッシング症候群 ②コン症候群
③シモンズ病 ④レイノー病

ワンポイント

・成人における血圧値の分類

1．診察室血圧

分類	収縮期血圧		拡張期血圧
正常血圧	<120	かつ	<80
正常高値血圧	120～129	かつ	<80
高値血圧	130～139	かつ／または	80～89
Ⅰ度高血圧	140～159	かつ／または	90～99
Ⅱ度高血圧	160～179	かつ／または	100～109
Ⅲ度高血圧	≧180	かつ／または	≧110

2．診察室外血圧

・家庭血圧 135／85，24 時間血圧 130／80，昼間血圧 130／85，夜間血圧 120／70 mmHg

4　血液疾患

1　貧　血

- **共通症状**：めまい，動悸，頻脈，倦怠感，息切れ，顔面蒼白

①**鉄欠乏性貧血**：ヘモグロビン合成障害，血清フェリチン減少，女性に多い

- 萎縮性胃炎，胃切除，慢性出血，子宮筋腫，妊娠
- スプーン（さじ）状爪，口角炎，舌炎，下肢のしびれ，舌乳頭萎縮

②**悪性貧血**：ビタミン B_{12} や葉酸欠乏，大球性正球性貧血．巨赤芽球性貧血ともいう，抗内因子抗体が陽性

- ハンター舌炎，知覚・運動障害，萎縮性胃炎，無酸症

③**再生不良性貧血**：造血機能障害，汎血球（赤血球，白血球，血小板）減少

- 出血（紫斑）傾向，月経過多，発熱，感染しやすい

④**溶血性貧血**：赤血球の異常破壊，正球性，黄疸，脾腫

- 先天性：遺伝性疾患
- 後天性：新生児溶血，免疫性溶血，輸血性溶血

2　白血病

①**急性白血病**：骨髄を病巣とする造血系細胞癌

- 貧血，発熱，点状出血斑，脾腫，肝腫，リンパ節腫
- 早期診断→骨髄穿刺，白血病裂孔・幼若白血球が特徴

②**慢性白血病**：慢性骨髄性白血病が多い

- 白血球（顆粒球）著増，血小板著増，脾腫
- フィラデルフィア染色体陽性

③**成人T細胞白血病**：九州や沖縄地域に多発

- 母子間，性交及び輸血でHTLV-1感染
- 高Ca血症，HTLV-1陽性，リンパ節腫

3　その他の血液病

①**血友病**：伴性劣性遺伝，男性のみ

- 凝固Ⅷ因子減少．出血傾向（関節内血腫）
- 活性化部分トロンボプラスチン時間延長，プロトロンビン時間・フィブリノーゲン量・血小板数・毛細血管抵抗は正常

②**特発性血小板減少性紫斑病**：重症出血，脾腫

- ルンベル・レーデ法，血小板減少の原因疾患を除外する必要

正解：1—①，2—③，3—③，4—④，5—①，6—②，7—①

例 題

1　**小球性低色素性貧血がみられる疾患はどれか**
①鉄欠乏性貧血　②悪性貧血　③再生不良性貧血　④溶血性貧血

2　**鉄欠乏性貧血について正しい記述はどれか**
①男性に多くみられる　②ハンター舌炎がみられる
③フェリチンが減少する　④総鉄結合能が減少する

3　**汎血球減少症をきたすのはどれか**
①腎性貧血　②溶血性貧血
③鉄欠乏性貧血　④再生不良性貧血

4　**急性白血病の症状で誤っているのはどれか**
①貧血　②出血傾向　③白血球増多　④血小板増多

5　**血友病について正しい記述はどれか**
①関節内血腫がみられる　②血小板数の減少がみられる
③免疫抑制薬を投与する　④女性に多い

6　**悪性貧血について正しいのはどれか**
①伴性劣性遺伝である　②抗内因子抗体が陽性となる
③正球性貧血を呈する　④ビタミン B_1 投与が有効である

7　**特発性血小板減少性紫斑病の症状で適切でないのはどれか**
①関節内血腫　②鼻出血　③歯肉出血　④皮膚の点状出血

ワンポイント

・貧血の共通症状を覚えるとよい
・疾患と貧血の特徴

鉄欠乏性貧血	小球性低色素性
悪性貧血	大球性正球性
再生不良性貧血	すべての血球減少
溶血性貧血	赤血球の異常破壊

・急性白血病→血小板減少，慢性白血病→血小板増加

5　腎・尿路疾患

1　腎臓疾患

①**急性糸球体腎炎**：A 群 β 溶連菌の先行感染
- 血尿，蛋白尿，乏尿，浮腫，高血圧

②**慢性腎炎**：慢性的，持続的な血尿，蛋白尿，高血圧

③**ネフローゼ症候群**：3 高 1 低の徴候
- 高蛋白尿，脂質異常症，高度浮腫，低蛋白血症

④**急性腎不全**：腎虚血や腎毒性→糸球体ろ過機能が著しく低下
- 乏尿，高窒素血症，血清 K 高値，代謝性アシドーシス，尿毒症
- 生命の危険性が高い，腎透析などの高次医療が必要

⑤**慢性腎不全**：腎機能が慢性的，かつ不可逆的に低下
- 蛋白尿，血尿の腎症状，腎機能低下　• 低値：内因性クレアチニンクリアランス，血清 Ca，血清 Na　• 高値：BUN（血清尿素窒素），血清クレアチニン，血清 K，血清 P，血清尿酸　• 重症高血圧や心血管疾患を合併　• 糖尿病→糖尿病性腎症→慢性腎不全

⑥**急性腎盂腎炎**：腎の上行性細菌感染，腎奇形（馬蹄腎），尿路奇形，尿路結石，腎盂内・膀胱尿管逆流
- 膿（血）尿，悪寒発熱，腰背・側腹部痛と叩打痛
- 尿混濁，細菌尿，赤沈促進，白血球（円柱）増多，蛋白尿

2　尿路疾患

①**膀胱炎**：膀胱への大腸菌感染，女性に好発
- 排尿痛，頻尿，尿混濁の 3 徴候，微熱

②**尿管結石**：疝痛，血尿，尿混濁，結石陰影

3　男性性器疾患

①**前立腺肥大症**：高齢男性，排尿障害，尿閉，夜間頻尿，直腸指診（硬さは正常）

②**前立腺癌**：直腸指診で硬い，PSA（前立腺特異抗原）が陽性

③**男性性機能障害**：機能的もしくは器質的な勃起障害（ED）
- ED 問診表，バイアグラ投与（保険外）

④**男性不妊症**：不妊症；避妊することなく通常に性交渉はあるが，一定期間以上に妊娠しない状態
- 不妊の半分→男性不妊，精子のルーチン検査

正解：1 —①，2 —④，3 —③，4 —③，5 —④，6 —②

例題

1　急性糸球体腎炎について正しい記述はどれか
①溶血性連鎖球菌感染が原因となる
②先行感染から数カ月後に発症する
③血清補体価は高値となる
④発症直後は高蛋白食を与える

2　ネフローゼ症候群でみられないのはどれか
①高蛋白尿　②脂質異常症
③高度浮腫　④高蛋白血症

3　急性腎不全で適切でない症状はどれか
①血清尿素窒素高値　②血清 K 高値
③多尿　④代謝性アシドーシス

4　正しくない組み合わせはどれか
①血尿─尿管結石症　②頻尿─膀胱炎
③低血圧─急性腎盂腎炎　④乏尿─急性腎不全

5　慢性腎不全の検査所見で誤っているのはどれか
①糸球体濾過値（GFR）の上昇　②血清クレアチニン値の上昇
③高カリウム血症　④正球性正色素性貧血

6　前立腺肥大症について正しいのはどれか
①蛋白尿がみられる　②夜間頻尿がみられる
③直腸指診では石のように硬く触れる　④骨転移がみられる

ワンポイント

・尿の症状と腎，尿路疾患

乏尿	急性糸球体腎炎　急性腎不全
頻尿	膀胱炎
蛋白尿	急性腎盂腎炎以外の腎疾患
血尿	急性糸球体腎炎　慢性腎不全　尿管結石
膿（血）尿	急性腎盂腎炎

6　内分泌疾患

1　甲状腺・副甲状腺疾患

①**甲状腺機能亢進症（バセドウ病），女性に多い**
- び漫性甲状腺腫，眼球突出，頻脈，体重減少，手指振戦
- コレステロール低値，アルカリフォスファターゼ高値・サイロキシン（T_4）高値，低K血症

②**甲状腺機能低下症（粘液水腫）**
- 顔面浮腫，眉や髪が薄い，寒がり，嗄声，便秘，反応遅鈍，徐脈

③**慢性甲状腺炎（橋本病）**：自己免疫性疾患，成人女性に多い
- び漫性甲状腺腫，抗甲状腺自己抗体が陽性，甲状腺機能低下
- バセドウ病の治療や甲状腺手術後に続発

④**副甲状腺機能低下症**：低Ca血症，てんかん，痙攣，テタニー

⑤**テタニー**：主に血清Ca値低下（血清MgやK値低下でもある）
- 手足や口周辺の知覚異常，上肢筋の痙攣．重症→口筋や眼瞼の痙攣，声帯筋の緊張性増強，喘鳴，後弓反張

2　下垂体疾患

①**先端巨大症**：下垂体腫瘍→GH（成長ホルモン）産生過剰
- 四肢肥大，眉弓部や下顎部突出，鼻・舌・口唇肥大，月経異常，発汗亢進

②**下垂体前葉機能低下症**：倦怠感，浮腫顔貌，寒がり，無月経

3　副腎疾患

①**尿崩症**：抗利尿ホルモンの分泌障害
- 低張性多尿，口渇，多飲（夜間頻尿，頻飲），軽度脱水
- 高張食塩水試験・水制限試験：尿量減少や尿浸透圧上昇がみられない

②**クッシング症候群**：副腎皮質のコルチゾールの過剰分泌
- 中心性肥満，満月様顔貌，高血圧，皮膚線条，多毛，高血糖，月経異常
- 低K血症：筋力低下，筋萎縮，四肢麻痺，腹部膨満

③**アジソン病**：原発性副腎皮質機能低下症
- 皮膚色素沈着，低Na・血清K高値，倦怠感，低血圧，無月経，恥毛脱落

④**コン症候群**：原発性アルドステロン症
- 低K血症，高血圧，易疲労，四肢麻痺，テタニー，血清Na高値

⑤**褐色細胞腫**：クロム親和性組織の腫瘍
- カテコールアミンを過剰分泌
- 頭痛，動悸，高血圧，発汗過多，体重減少

正解：1—④，2—①，3—①，4—②，5—③，6—④，7—③

例題

1 バセドウ病でみられない症候はどれか
①手指振戦 ②体重減少 ③眼球突出 ④徐脈

2 クッシング病でみられやすいのはどれか
①月経異常 ②るいそう ③低血圧 ④恥毛脱落

3 テタニーについて正しくないのはどれか
①声帯筋弛緩 ②後弓反張 ③知覚異常 ④上肢の筋痙攣

4 副腎の疾患と症状との組み合わせで正しいのはどれか
①原発性アルドステロン症―高カリウム血症
②クッシング症候群―高血糖
③褐色細胞腫―低血圧 ④アジソン病―多毛

5 アジソン病の症状でないのはどれか
①倦怠感 ②皮膚色素沈着 ③高血圧 ④無月経

6 疾患と病態との組み合わせで正しいのはどれか
①下垂体性尿崩症―高張尿
②甲状腺機能亢進症―高コレステロール血症
③副甲状腺機能低下症―高カルシウム血症
④アジソン病―高カリウム血症

7 甲状腺機能低下症でみられるのはどれか
①頻尿 ②眼球突出 ③粘液水腫 ④発汗過多

ワンポイント

	甲状腺	副腎皮質
機能亢進	バセドウ病	クッシング病
機能低下	粘液水腫，橋本病	アジソン病

血清K値	疾患名
低値	コン症候群，クッシング症候群，バセドウ病
高値	アジソン病

7 膠原病・アレルギー疾患

1 膠原病：自己免疫疾患，フィブリノイド病巣，多臓器障害

共通症状：発熱，関節痛，レイノー現象，倦怠感，体重減少
- レイノー現象：寒冷やストレス時に四肢末端の皮膚が蒼白，チアノーゼ，潮紅（充血）の3相変化

①**関節リウマチ（RA）**：朝のこわばり，対称性の関節炎
- PIP関節，MP関節に多発．皮下結節，成人女性に多い
- 手関節尺側偏位（オペラグラスハンド），スワンネック変形，ボタン穴変形・ハンマー指，外反母趾，Z型変形
- 関節外症状：皮下結節，間質性肺炎，血管炎など

②**全身性エリテマトーデス（SLE）**：妊娠可能年齢女性に好発
- 蝶形紅斑，口腔粘膜潰瘍，脱毛，光線過敏，腎障害，中枢神経障害，血球減少，溶血性貧血，抗核抗体陽性

③**リウマチ熱（RF）**：児童に好発，A群溶血性レンサ球菌
- 多発関節炎（輪状紅斑），心弁膜症，小舞踏病

④**全身性強皮症**：血管病変と結合組織の線維化
- 皮膚硬化，ソーセージ指，皮膚や指の小潰瘍，ブドウ膜炎

⑤**多発性筋炎（PM）・皮膚筋炎（DM）**：成人女性に多い
- 四肢近位筋の筋力低下，ヘリオトロープ疹，CK値上昇

⑥**結節性多発動脈炎（PNまたはPAN）**：成人男性に多い
- 皮下結節，皮膚潰瘍，紫斑，関節痛，筋力低下，多臓器障害

⑦**ベーチェット病**：20～40代に好発
- 口腔粘膜潰瘍・外陰部アフタ性潰瘍・眼症状・皮膚症状が4主症状
- 眼症状：虹彩毛様体炎，ぶどう膜炎

⑧**シェーグレン症**：成人女性に好発
- 口腔乾燥（唾液腺障害），目の乾燥（涙腺障害）

2 アレルギー疾患

①**アナフィラキシー**：じんま疹，鼻炎．重症→ショック，急死

②**血管性浮腫**：かゆみがない，局在性浮腫が繰り返す

③**接触性皮膚炎**：紅斑，かゆみ，丘疹

④**食事アレルギー**：同一食物を2回以上摂取し，異常反応がみられ，かつ免疫学的機序が明らかな場合に診断される

正解：1―④，2―④，3―③，4―①，5―③，6―④，7―②

例題

1 膠原病の共通症状でみられないのはどれか
①レイノー現象 ②関節痛 ③発熱 ④肥満

2 全身性エリテマトーデスについて誤っているのはどれか
①女性に多い ②白血球が増加する
③好悪性抗体が陽性である ④蝶形紅斑を認める

3 ベーチェット病について正しい記述はどれか
①高齢者に多い ②ビタミン B_{12} の不足が原因である
③ぶどう膜炎がみられる ④病的骨折がみられる

4 膠原病の中で成人男性に多いのはどれか
① PN ② DM ③ RA ④ SLE

5 関節リウマチでみられないのはどれか
①スワンネック変形 ②手関節尺側偏位
③ソーセージ指 ④外反母趾

6 関節リウマチの関節外症状として適切でないのはどれか
①間質性肺炎 ②皮下結節 ③血管炎 ④陰部潰瘍

7 ショックを引き起こすアレルギー疾患はどれか
①血管性浮腫 ②アナフィラキシー
③接触性皮膚炎 ④気管支喘息

ワンポイント

・膠原病の共通症状を覚えるとよい

膠原病の種類と症状の特徴

RA	朝のこわばり，手関節尺側偏位
SLE	蝶形紅斑，全身臓器障害
DM	四肢近位筋障害，ヘリオトロープ疹
PN	成人男性に多い
RF	輪状紅斑，心弁膜症

8 代謝性疾患

1 糖尿病：慢性的な高血糖の症候群
- **典型症状**：多尿，多飲，口渇，体重減少，血糖値上昇，尿糖

①**1型糖尿病**：インスリンの絶対欠乏→インスリン依存型
- 若年に好発，遺伝性素因＋ウイルス感染や免疫異常，わが国では糖尿病の10％

②**2型糖尿病**：生活習慣病とされ，遺伝素因に危険因子が加わり発症．相対的インスリン不足
- 危険因子：肥満，高血圧，脂質異常症，喫煙，ストレス
- 成人に好発，わが国では糖尿病の90％

③**糖尿病性昏睡**：高血糖，尿糖，ケトン尿，ケトアシドーシス

④**糖尿病性合併症**
- **視覚障害**：網膜症（レーザー光凝固術など），白内障
- **腎障害**：高血圧，蛋白尿（微量アルブミン尿），浮腫
- **神経障害**：ニューロパチー，自律神経障害，ED（勃起障害）
- **血管・皮膚障害**：脳梗塞，感染症，壊疽

2 原発性高脂血症：遺伝性，原因疾患や薬物影響の除外が必要
- コレステロールとトリグリセリドのいずれかが著増

3 肥満症：判定；標準→BMI 22．BMI 25以上を肥満
- ハイリスク肥満：内臓型肥満→健康障害を引き起こしやすい
- 症候性肥満：クッシング症候群，甲状腺機能低下症，ローレンス・ムーン・ビードル症候群など

4 痛風：プリン体代謝異常→高尿酸血症，成人男性に多い
- 急性痛風関節炎，足の第1中足指節間関節に好発
- 痛風結節：耳介，肘関節に好発．尿酸塩結晶の沈着
- 合併症：腎障害，尿路結石

5 ビタミン欠乏症→病理学（p.144）参照

6 アミロイドーシス：アミロイド沈着，腎臓への沈着が多い

正解：1—④，2—②，3—③，4—④，5—③，6—④

例題

1　典型的な糖尿病でみられない症状はどれか
①多飲　②口渇　③多尿　④体重増加

2　2型糖尿病について正しいのはどれか
①若年者に多い
②肥満者に多い
③インスリン療法が必須である
④1型糖尿病より罹患者数が少ない

3　糖尿病患者に合併しやすいのはどれか
①結膜出血　②甲状腺腫大
③下肢の知覚鈍麻　④アキレス腱反射亢進

4　糖尿病と関係のないのはどれか
①遺伝的素因　②蛋白尿
③多尿　④プリン体代謝異常

5　肥満を判定する標準はどれか
① BMI 20 以上　② BMI 22 以上
③ BMI 25 以上　④ BMI 28 以上

6　痛風の合併症であるのはどれか
①壊疽　② ED（勃起障害）
③脳梗塞　④尿路結石

ワンポイント

・糖尿病に関する問題は頻出されたので，よく覚えよう
　糖尿病の共通症状
　糖尿病の分類とその特徴
　糖尿病の４大合併症とその特徴
・痛風の原因と部位，合併症に注意する

9　神経内科及び脳神経外科疾患（1）

1　脳血管障害：脳梗塞，脳出血，クモ膜下出血が3大疾患

①**脳梗塞**：原因によって脳血栓症と脳塞栓症に分ける
- 片麻痺，知覚障害，失語，半盲，構音障害
- 予後や機能回復：脳出血より比較的よい

脳血栓症：脳動脈硬化→血栓形成→梗塞
脳塞栓症：心臓疾患に由来するものが多い
- 心臓疾患：不整脈，弁膜疾患，心筋梗塞，心房細動

②**一過性脳虚血発作**：局所脳虚血→24時間以内に消失
- 典型的→2分～15分，多く→1時間以内に緩和
- 症状：脳血栓症と似ている

③**脳出血**：脳実質内に出血や血腫の形成
- 突発性の意識障害，頭痛，めまい，嘔吐，片麻痺，言語障害等

④**クモ膜下出血**：激しい頭痛，嘔吐，項部硬直，意識障害
- 腰椎穿刺：急性期では禁忌

⑤**高次脳機能障害の鑑別診断**
- **失語**：優位半球障害
  運動性（ブローカ）失語；言いたいことが話せない
  感覚性（ウェルニッケ）失語；他人の話を理解できない
- **構音障害**：脳卒中→構音器官（舌等）運動異常→発音障害
- **球麻痺**：延髄麻痺→嚥下困難，呼吸障害→緊急処置
- **被殻出血**：対側同名半盲，病側への共同偏視
- **視床出血**：下方への共同偏視，同名半盲，対光反射低下・消失
- **小脳出血**：突発性頭痛，吐き気，嘔吐
- **頭蓋内圧亢進症**：激しい頭痛，嘔吐，複視，意識障害
- **髄膜刺激症状**：項部硬直，ブルジンスキー徴候，ラセーグ徴候，ケルニッヒ徴候
- **前大脳動脈閉塞**：下肢に強い片麻痺，尿失禁，意欲や注意力低下
- **中大脳動脈閉塞**：片麻痺，半身感覚障害，構音障害，失語，半側空間無視，同名半盲
- **後大脳動脈閉塞**：同名半盲，記銘力障害

正解：1―③，2―①，3―③，4―②，5―④

例題

1　脳塞栓症でみられないのはどれか
①失語症が多い　②心臓疾患に由来する
③意識障害が必ずある　④急に発症

2　脳出血でみられないのはどれか
①ゆっくりと発症　②言語障害
③意識障害　④頭痛と嘔吐

3　ウェルニッケ失語について正しいのはどれか
①劣位半球障害　②話せない
③話を理解できない　④構音障害

4　閉塞により半身感覚障害をきたしやすい血管はどれか
①前大脳動脈　②中大脳動脈
③後大脳動脈　④椎骨動脈

5　髄膜刺激症状でみられない症状はどれか
①項部硬直　②ケルニッヒ徴候
③ブルジンスキー徴候　④ブローカ失語

ワンポイント

・脳卒中の３大疾患はよく出題されるので，必ず覚えよう

脳卒中の疾患別と発症の特徴

脳梗塞	脳血栓症	段階的に進行　軽い意識障害
	脳塞栓症	急に発症　軽い意識障害
脳出血		急に発症　重い意識障害　予後不良
クモ膜下出血		急に発症　項部硬直等の髄膜刺激徴候

9　神経内科及び脳神経外科疾患（2）

1　その他の脳疾患

①**脳腫瘍**：脳圧亢進（頭痛・嘔吐・うっ血乳頭），片麻痺や感覚障害などの局所神経症状

②**パーキンソン病**：ドーパ異常，錐体外路疾患，50～60代に好発

- 無動症（仮面様顔貌），静止時振戦，筋固縮（歯車現象），姿勢反射障害（小刻み歩行，前屈姿勢，突進歩行）

③**ハンチントン病**：遺伝性，舞踏様不随意運動，知能低下，性格障害

④**アテトーゼ**：舞踏病よりゆっくりした持続的な不随意運動

⑤**ウィルソン病**：カイザーフライシャー（K-F）角膜輪，羽ばたき振戦，肝障害，知能低下，構音障害

⑥**アルツハイマー病**：老人性認知症，記憶・認知障害が主

2　脊髄疾患

①**脊髄空洞症**：感覚解離障害（触覚は残る），上肢の筋萎縮

②**脊髄癆（神経梅毒）**：下肢の激痛，運動失調

③**ポリオ（脊髄性小児麻痺）**：ポリオウイルス感染，下肢の麻痺

3　筋・末梢神経疾患

①**進行性筋ジストロフィー**：遺伝性疾患，幼児に好発

- デュシェンヌ型：伴性劣性遺伝病，歩行障害（歩行開始遅延，アヒル歩行，登はん性起立→ガワース徴候），3歳頃までに発症
- 福山型：常染色体優勢遺伝，顔面無表情，翼状肩甲

②**重症筋無力症**：神経筋結合部の自己免疫疾患

- 眼瞼下垂，嚥下障害，呼吸筋麻痺
- 骨格筋脱力→休息による改善が特徴

③**多発ニューロパチー**：遠位部の知覚，運動障害，対称性

- 手袋型・靴下型の知覚障害，腱反射低下もしくは消失

④**ギラン・バレー症候群**：急性，亜急性の末梢神経運動障害

- 感冒様前駆症状，急に四肢脱力，両側顔面麻痺，構音障害，嚥下障害，呼吸障害，腱反射低下もしくは消失，髄液蛋白上昇（蛋白細胞解離）

⑤**単発ニューロパチー**

- ベル麻痺：片側，しわ消失・兎眼，口角下垂，聴覚過敏
- ラムゼーハント症候群：片側，膝神経節の帯状疱疹，顔面麻痺

正解：1―④，2―④，3―④，4―①，5―②，6―②

例題

1 パーキンソン病について誤っている記述はどれか
①50～60歳代で初発する
②手指振戦は通常左右同時に出現する
③進行すると前傾前屈姿勢となる
④種々の自律神経症状がみられる

2 認知症，記憶・認知障害である疾患はどれか
①ウィルソン病　②アテトーゼ
③ハンチントン病　④アルツハイマー病

3 感覚解離障害がみられる疾患はどれか
①ポリオ　②脳腫瘍　③脊髄癆　④脊髄空洞症

4 ギラン・バレー症候群で正しい記述はどれか
①両側顔面神経麻痺と構音障害
②末梢性顔面神経麻痺と帯状疱疹
③片側顔面神経麻痺と呼吸筋麻痺
④両側顔面神経麻痺と聴覚過敏

5 手袋型の知覚障害を引き起こす疾患はどれか
①単発ニューロパチー　②多発ニューロパチー
③進行性筋ジストロフィー　④重症筋無力症

6 脳圧亢進時にみられない症状はどれか
①うっ血乳頭　②頻脈　③頭痛　④嘔吐

ワンポイント

・疾患別の顔面麻痺の特徴

ベル麻痺	片側，しわ寄せ不能，兎眼，聴覚過敏
ラムゼーハント症候群	片側，帯状疱疹
ギラン・バレー症候群	両側，感冒様症状，嚥下や構音障害

10　一般外科・救急疾患

1　熱傷と DIC

①**熱傷**：深達度の分類 ─ 3 度，評価法 ─ 9 の法則

- 1 度→表皮だけ（紅斑性），発赤，熱感，疼痛
- 2 度→真皮まで（水疱性），激痛，瘢痕を残さず治癒
- 3 度→皮膚壊死，10％以上→重症，脱水，ショック

② **DIC（播種性血管内凝固）**：腫瘍，敗血症→意識障害，ショック

2　外科的感染症

①**癤（せつ），癰（よう）**：ブドウ球菌．毛包と皮膚脂腺の化膿性炎症．癤が複数合体して大きくなったものを癰という

②**蜂巣炎**：ブドウ球菌，レンサ球菌．疎性結合組織化膿性炎症

- 瘭（ひょう）疽：手足の指にみる蜂巣炎

③**破傷風**：破傷風菌（嫌気性桿菌）．開口障害，後弓反張，全身痙攣

④**狂犬病**：狂犬病ウイルス．嚥下困難，恐水感，痙攣

⑤**梅毒**：バラ疹，ゴム腫，硬性下疳，無痛性リンパ腫

3　救急処置

①**バイタルサイン**：血圧，脈拍，呼吸，体温及び意識

意識障害の評価：3─3─9 度方式

Ⅰ　刺激なし→覚醒 1：清明といえない　2：見当識障害　3：名前等が言えない
Ⅱ　刺激→覚醒 10：呼びかけに反応 20：かなり刺激に反応 30：痛み刺激を加え強刺激に辛うじて開眼
Ⅲ　刺激しても→覚醒しない 100：痛み刺激に払いのける動作 200：痛み刺激に手足を動かして顔をしかめる 300：痛み刺激に反応しない

②**意識障害**：失神，昏迷，昏睡，せん妄，もうろう等

③**一次救急蘇生術（ABC の 3 原則）**

- A：気道確保，B：人工呼吸，C：心臓マッサージ

正解：1 ─③，2 ─③，3 ─④，4 ─②，5 ─③，6 ─②

例題

1 重症熱傷を評価する指標はどれか
①1度—10%以上 ②2度—10%以上
③3度—10%以上 ④3度—30%以上

2 熱傷について誤っている記述はどれか
①1度—表皮のみ ②2度—真皮まで
③2度—瘢痕を残す ④3度—皮膚壊死

3 バイタルサインについて正しくないのはどれか
①呼吸 ②脈拍 ③血圧 ④排尿

4 3—3—9度方式で見当識障害であるのはどれか
①Ⅰ—1 ②Ⅰ—2 ③Ⅱ—10 ④Ⅱ—20

5 一次救急蘇生術の「A」はどれか
①心臓マッサージ ②人工呼吸
③気道確保 ④安静固定

6 ショックを引き起こす循環血量減少値はどれか
①1/2 ②1/3 ③1/4 ④1/5

ワンポイント

・心肺蘇生術：1分間100回，圧迫の深さは4～5 cm，加圧と除圧の比は1：1で，胸骨上を圧迫し心臓マッサージ30回に2回息を吹き込む
・ショック：循環血液量の体重1/3の減少で，血圧低下，乏尿，冷汗，意識障害→救急処置，輸液，輸血

11 麻酔科・ペインクリニック

1 **麻酔**：鎮痛，鎮静，筋弛緩等を目的に，痛みと意識を一時，可逆的に消失させ生体を保護する手段．全身麻酔と局所麻酔に分けられる

①**全身麻酔**：中枢神経を一時的，可逆的に麻痺させる
- 吸入麻酔：ハロセン，メトキシフルレン，笑気等
- 静脈麻酔：バルビツール類，プロパニダイド等
- 直腸麻酔と筋肉内麻酔

②**局所麻酔**
- 表面麻酔と浸潤麻酔（皮下注射）
- 伝達麻酔（神経ブロック）：脊椎麻酔（クモ膜下ブロック，腰椎麻酔，髄膜内ブロック），硬膜外麻酔

2 **ペインクリニック（神経ブロック）**：痛みを治療の中心とする診療分野

①**後頭神経ブロック**：大後頭神経痛，緊張性頭痛
②**三叉神経ブロック**：三叉神経痛
③**顔面神経ブロック**：顔面痙攣
④**星状神経節ブロック**：非定型顔面痛，片頭痛，顔面神経麻痺，頸肩腕症候群，顔面帯状疱疹，ホルネル症候群，突発性難聴，血流障害，手の反射性交感神経性萎縮症，顔の痛み・血液障害
⑤**肩甲上神経ブロック**：肩関節周囲炎，五十肩，肩関節脱臼
⑥**肋間神経ブロック**：肋間神経痛
⑦**腹腔神経叢ブロック**：上腹部癌性激痛，急性膵炎の激痛
⑧**胸部交感神経節ブロック**：体幹部の帯状疱疹
⑨**腰部交感神経節ブロック**：下肢血管性疾患（バージャー病，レイノー病，閉塞性動脈硬化症），筋筋膜性腰痛，変形性腰椎症，腰椎椎間板ヘルニア，脊椎分離すべり症，子宮癌
⑩**腰部傍脊椎神経ブロック**：坐骨神経痛，変形性股関節症
⑪**仙骨神経ブロック**：坐骨神経痛
⑫**クモ膜下フェノールブロック**：癌性疼痛
⑬**硬膜外ブロック**：腰痛，坐骨神経痛

正解：1―④，2―②，3―④，4―④，5―②，6―④

例題

1　全身麻酔はどれか
①脊椎麻酔　②硬膜外麻酔
③表面麻酔　④吸入麻酔

2　意識が保たれる麻酔法はどれか
①静脈麻酔　②硬膜外麻酔
③吸入麻酔　④直腸麻酔

3　神経ブロックについて正しいのはどれか
①筋緊張性頭痛―顔面神経ブロック
②体幹部帯状疱疹―肋間神経ブロック
③五十肩―星状神経節ブロック
④坐骨神経痛―仙骨神経ブロック

4　末梢性顔面神経麻痺に有効な神経ブロックはどれか
①顔面神経ブロック　②上顎神経ブロック
③浅頸神経ブロック　④星状神経節ブロック

5　血流障害の治療に用いる神経ブロックはどれか
①三叉神経ブロック　②星状神経節ブロック
③肋間神経ブロック　④坐骨神経ブロック

6　硬膜外麻酔について正しいのはどれか
①局所麻酔薬をくも膜下腔に注入する
②出血素因のある患者でも安全に行える
③頸部に用いることができる
④効果発現は脊椎麻酔よりも早い

ワンポイント

・神経ブロックに関する問題は多い
・疾患とブロックを正しく組み合わせて覚える
・三叉神経第 1 枝―眼窩上神経ブロック，滑車上神経ブロック
　三叉神経第 2 枝―上顎神経ブロック
　三叉神経第 3 枝―下顎神経ブロック

12　整形外科疾患（1）

1　関節疾患

①**基本概念の区別**

- **関節強直**：関節の骨や軟骨の病変→関節運動消失
- **関節拘縮**：関節周囲の軟部組織病変→関節運動消失
- **関節捻挫**：関節周囲の軟部組織損傷→関節面のずれがない
- **関節脱臼**：外傷により，関節面のずれを生じる
  症状→ばね様固定，変形，疼痛，腫脹
- **RICE 治療指針**：運動器外傷の救急処置の原則．安静（R），冷却（I），固定と圧迫（C），挙上（E）

②**変形性膝関節症**：加齢や肥満→膝関節軟骨の退行性病変

- 成人以降の女性に好発．O 脚（内反膝変形），動作開始痛，階段下降痛，跛行，大腿四頭筋萎縮，膝関節水腫
- X 線：膝関節裂隙狭小，骨棘形成，関節変形

③**先天性股関節脱臼**：女児に多い

- 新生児：クリックテスト陽性，開排制限，脚長差
- 乳児期以降：トレンデレンブルグ跛行，大腿内側溝が非対称，オルトラニー徴候，テレスコープ徴候，バーローテスト

④**ペルテス病**：男児に多い．股関節痛，可動域制限，跛行

⑤**ヘバーデン結節**：DIP（遠位指節間）関節の変形症，更年期女性に好発

2　骨疾患

①**骨折**：マルゲーヌ徴候，変形，異常可動性，軋轢音

②**低回転骨粗鬆症**：閉経後の高齢女性に好発

- 老人性骨粗鬆症，閉経後骨粗鬆症
- 骨形成と骨吸収がともに減少
- 円背，腰背痛，叩打痛，易骨折

③**二次性（高回転）骨粗鬆症**：骨量が減少

- 甲状腺機能亢進症，上皮小体機能亢進症

④**脊椎カリエス**：骨結核，亀背，冷膿瘍，脊椎麻痺

正解：1—④，2—②，3—④，4—②，5—④，6—①，7—④

例題

1　関節面のずれを生じるのはどれか
①関節強直　②関節拘縮　③関節捻挫　④関節脱臼

2　RICE 治療指針でないのはどれか
①安静　②温熱　③固定と圧迫　④挙上

3　変形性膝関節症でみられないのはどれか
①肥満　②階段下降痛
③歩行開始痛　④膝外反変形

4　ヘバーデン結節について誤っているのはどれか
①女性に多い　②近位指節間関節に生じる
③変形性関節症である　④初期には軽度発赤・熱感を伴う

5　先天性股関節脱臼について誤っている記述はどれか
①下肢の短縮がみられる
②大腿内側皮膚溝は非対称となる
③屈曲外転時にクリック音が触知される
④幼児期に腰椎後弯を認める

6　骨粗鬆症の原因でないのはどれか
①クッシング病　②コルチコステロイドの投与
③ビタミン A 欠乏　④閉経

7　脊椎カリエスでみられないのはどれか
①骨結核　②亀背　③冷膿瘍　④ばね様固定

ワンポイント

・先天性股関節脱臼の症状，検査の問題が過去に出ている

12　整形外科疾患（2）

1　部位別の運動疾患（その1）

①**頸腕症候群**：頸→肩→上肢の疼痛，しびれ，脱力

- **共通症状**：神経根症状；運動と感覚障害，上肢しびれ，筋力低下，腱反射減弱もしくは消失
  脊椎症状；歩行障害，巧緻性障害，膀胱直腸障害，腱反射亢進，病的反射陽性
- 頸椎椎間板ヘルニア：スパーリングテスト，ジャクソンテスト，イートンテスト
- 変形性頸椎症：退行病変→椎間腔狭小，骨棘形成
- 後縦靱帯骨化症：成人男性に多い．C5 に好発，椎間腔狭小

②**肩疾患**

- 腱板断裂症，石灰性腱炎，肩峰下インピンジメント症候群
  —ペインフルアーク徴候（有痛弧テスト），ダウバーン徴候，アームドロップ徴候
- 上腕二頭筋長頭腱鞘炎：結間溝圧痛，前腕回外で痛み激化
  —ヤーガソンテスト，スピードテスト
- 五十肩：運動痛，夜間痛，結帯障害，結髪障害，筋萎縮
  —ヤーガソンテスト，スピードテスト

③**胸郭出口症候群**

- 腕神経叢圧迫：上肢のしびれ，疼痛，脱力
- 鎖骨下動脈圧迫：冷感，レイノー現象，橈骨拍動低下
- 頸肋症候群：エデンテスト，アドソンテスト，アレンテスト
- 斜角筋症候群：前・中斜角筋の障害，なで肩の女性が多い
  —モーリーテスト，アドソンテスト
- 肋鎖症候群：エデンテスト，ライトテスト
- 過外転症候群：上肢の過外転→小胸筋緊張，ライトテスト

④**手根管症候群**：使いすぎ，妊娠，糖尿病，関節リウマチなどにより低位正中神経が圧迫される症候群

- 母指球筋萎縮，母指小指対立運動障害，ファーレン徴候，チネル徴候，神経伝導速度低下

正解：1—③，2—③，3—①，4—④，5—②，6—③，7—④

例題

1 頸腕症候群の脊椎症状でみられないのはどれか
①病的反射陽性　②膀胱直腸障害
③腱反射減弱　④歩行障害

2 頸椎椎間板ヘルニアで正しくないテストはどれか
①イートンテスト　②ジャクソンテスト
③スピードテスト　④スパーリングテスト

3 上腕二頭筋長頭腱鞘炎でみられる症状はどれか
①結間溝圧痛　②運動痛　③前腕回内痛　④夜間痛

4 五十肩でみられない症状はどれか
①夜間痛　②結帯障害
③結髪障害　④レイノー現象

5 過外転症候群で障害される筋はどれか
①大胸筋　②小胸筋　③斜角筋　④僧帽筋

6 胸郭出口症候群のテストでないのはどれか
①エデンテスト　②アレンテスト
③イートンテスト　④ライトテスト

7 手根管症候群で誤っている記述はどれか
①関節リウマチが原因となる
②チネル徴候が陽性となる
③ファーレンテストは陽性となる
④神経伝導速度は正常である

ワンポイント

・整形外科疾患と鍼灸との関連は深いので重点的に覚えよう
・各々のテストと疾患との組み合わせについて本科目だけではなく，東洋医学臨床論にも頻出されている

12　整形外科疾患（3）

1　部位別の運動疾患（その2）

①**脊柱疾患**

- **特発性脊柱側弯症**：乳児期（男児に多い），思春期ではほとんどが女児，肋骨隆起，アダムスサイン
- **頚部脊柱管狭窄症**：先天性，四肢脱力，膀胱直腸障害
- **腰部脊柱管狭窄症**：間欠性跛行，腰部屈曲で軽減，安静時痛は少ない，両側性症状，会陰部のしびれ
- **脊椎分離すべり症**：L4–L5 に好発，発育期の過度の運動，腰痛→後屈位で増強，階段変形，坐骨神経痛，間欠跛行

②**腰痛・坐骨神経痛**：代表疾患；腰椎椎間板ヘルニア

- **腰椎椎間板ヘルニア**：20～40 代の男性に好発

  症状：腰痛，片側殿部痛，下肢放散痛，疼痛性側弯，前屈制限

  X 線所見：椎間腔狭小，骨棘形成

③**神経根障害の部位別の特徴**

L4	大腿四頭筋筋力低下 下腿内側しびれ	FNST 陽性	膝蓋腱反射減弱
L5	前脛骨筋筋力低下 足の母指背屈困難 下腿外側と足背部しびれ	SLRT 陽性 ラセーグ陽性	腱反射正常
S1	下腿三頭筋筋力低下 足の母指底屈困難 下腿後面と足外側部しびれ	SLRT 陽性	アキレス腱反射 減弱

- FNST：大腿神経伸展テスト→上位腰椎椎間板ヘルニアテスト
- SLRT：坐骨神経伸展テスト→下位腰椎椎間板ヘルニアテスト
- ラセーグ徴候：股・膝関節を 90° 屈曲するテスト→臨床的には SLRT と同義

④**その他の疾患**

- コンパートメント症候群：筋膜間の隔室の内圧が上昇．血行障害→筋や神経，血管の機能障害，壊死

  外傷等処置後に疼痛，感覚や運動・血行障害が増悪．早期に筋膜切開の減圧術処置，前腕部に最も好発，次に下腿部

正解：1—①，2—③，3—③，4—④，5—④，6—①

例 題

1　腰部脊柱管狭窄症でみられないのはどれか
①女児に多い　②ラセーグ徴候
③間欠性跛行　④アキレス腱反射減弱

2　腰部脊柱管狭窄症について誤っている記述はどれか
①腰椎屈曲位で疼痛が軽減する
②間欠性跛行がある
③下肢症状は片側性である
④安静時痛は少ない

3　腰椎椎間板ヘルニアで正しくないテスト法はどれか
① SLR テスト　② FNS テスト
③バビンスキー反射　④ラセーグ徴候

4　L4 神経根障害でみられる症状はどれか
①膝蓋腱反射増強　② SLRT 陽性
③アキレス腱反射減弱　④ FNST 陽性

5　S1 神経根障害でみられる症状はどれか
①下腿内側しびれ　②下腿外側しびれ
③足の母指背屈困難　④足の母指底屈困難

6　脊椎疾患と所見の組み合わせで正しいのはどれか
①頸椎椎間板ヘルニア—間欠跛行
②頸椎後縦靱帯骨化症—膝蓋腱反射の減弱
③腰椎椎間板ヘルニア—アキレス腱反射の亢進
④腰部脊柱管狭窄症—会陰部のしびれ

ワンポイント

・腰痛・坐骨神経痛は出題の頻度が高い
・左表に示す部位別の神経根障害の特徴をよく覚えよう

13　スポーツ疾患

①　スポーツ項目と部位別の障害

①体操での墜落，水泳の飛び込み，転落

- 環椎など頸椎の骨折・脱臼，腰椎骨折

②柔道，相撲等の格闘技，ラクビー等の競技

- 頭部・顔面部の打撲，肩関節脱臼，腰部や下肢の外傷

③テニス・ゴルフ

- 肘関節障害，急性腰痛

④サッカー・ジャンプ・スキー及び陸上競技

頭部・顔面部や上下肢，体幹部の外傷（骨折，捻挫及び脱臼）

⑤ランニング

- 変形性膝関節症，腸脛靱帯炎，アキレス腱炎等

②　代表的スポーツ疾患

①野球肩：肩峰下滑液包炎，腱板炎，上腕二頭筋炎等

②水泳肩：衝突（インピンジメント）症候群

③テニス肘

- 上腕骨外側上顆炎．初心者に多い，タオルを絞る動作で，疼痛増強．トムゼンテスト，中指伸展テスト
- 上腕骨内側上顆炎（ゴルフ肘）．逆トムゼンテスト

④野球肘：離断性骨軟骨炎，中学生～高校生に好発

⑤コーレス骨折：橈骨下端骨折，学童と老人に好発

⑥ジャンパー膝：膝蓋靱帯炎

⑦疲労性骨折：脛骨や腓骨に好発．スポーツの使いすぎ症候群

⑧半月板損傷：弾発・嵌頓現象，膝蓋骨跳動，関節裂隙圧痛
マクマレーテスト，アプレーテスト

⑨前十字靱帯損傷：前方引き出しテスト，ラックマンテスト

⑩後十字靱帯損傷：後方引き出しテスト

⑪内側側副靱帯損傷：外反強制，側方動揺．外反ストレステスト

⑫外側側副靱帯損傷：内反ストレステスト

⑬アキレス腱断裂：歩行や足の底屈は可能，つま先立ちは不可能．
トンプソンテスト

正解：1―④，2―③，3―②，4―③，5―④，6―③

例題

1　発育期に多いスポーツ障害で適切でないのはどれか
①離断性骨軟骨炎　②腰椎分離症
③疲労骨折　④内反足

2　膝関節のスポーツ外傷で正しくないのはどれか
①前十字靱帯損傷—ラックマンテスト
②内側側副靱帯損傷—外反ストレステスト
③外側側副靱帯損傷—前方引き出しテスト
④半月板損傷—マクマレーテスト

3　半月板損傷でみられるのはどれか
①前方引き出しテスト陽性　②嵌頓症状
③後方引き出しテスト陽性　④側方動揺

4　アキレス腱断裂で陽性であるテストはどれか
①トムゼンテスト　②アプレーテスト
③トンプソンテスト　④前方引き出しテスト

5　疲労性骨折の好発している部位はどれか
①上腕骨と頸椎　②橈骨と尺骨
③大腿骨と腰椎　④脛骨と腓骨

6　「タオルを絞る動作」で疼痛がみられる疾患はどれか
①水泳肩　②野球肩　③テニス肘　④野球肘

ワンポイント

・スポーツに特徴的な動作ごとの負荷部位を整理しよう

14 婦人科・小児科・皮膚科疾患

1 婦人科疾患

①**子宮癌**：子宮体癌より頸癌が多い(1：9)，ヒト乳頭腫ウイルス(ヒトパピローマウイルス：HPV）の関与→HPVワクチンで予防可能
- 不正性器出血，帯下増加，下腹痛・腰痛，直腸尿路障害

②**子宮筋腫**：良性腫瘍（平滑筋），子宮体部（30～40歳代）に好発
- 過多月経，不妊，不正性器出血，貧血，膀胱直腸障害

③**更年期障害**：更年期に現れる不定愁訴群
- 自律神経や血管，精神，情動等の自覚的で多彩な不定愁訴を示す症状群

④**妊娠中毒症（妊娠高血圧）**：高血圧，蛋白尿，浮腫の3徴候
- 子癇：妊娠中毒→痙攣

⑤**子宮内膜症**：下腹部痛，腰痛，月経困難，性交痛，不妊

⑥**月経前緊張症**：月経前に疼痛，乳房痛，精神緊張

⑦**子宮膣部びらん**：帯下増加，不正性器出血．鏡検→びらん確認

2 小児科疾患

①**小児百日咳**：DPTワクチン未接種，夜間激しい咳，夏秋に好発

②**川崎病**：5日以上発熱，四肢の硬性浮腫，目の充血，イチゴ舌

③**チック**：不随意運動（突発，反復），緊張すると亢進，心因性

④**注意欠陥・多動性障害**：軽度脳損傷→他動，不注意

⑤**小児夜尿症**：睡眠中の尿漏れ，4歳以上でみられるものを病的とする

⑥**手足口病**：春夏に好発，手足口腔の水疱疹，丘疹
- 原因：コクサッキーウイルスA16，エンテロウイルス71型

⑦**風疹**：風疹ウイルス→発疹，リンパ節腫脹

⑧**麻疹**：麻疹ウイルス→コプリック斑，発熱，咳

⑨**水痘**：水痘・帯状疱疹ウイルス→水疱様発疹

3 皮膚科疾患

①**アトピー性皮膚炎**：掻痒の強い湿疹，好悪を繰り返す

②**じんま疹**：掻痒を伴う浮腫性紅斑，数時間で消失

③**結節性紅斑**：若年女性，発赤，皮下硬結，対称性，発熱

④**帯状疱疹**：肋間神経，三叉神経及び腰部領域に好発
- 症状：神経痛様疼痛，紅斑，小水疱，発熱

正解：1―①，2―①，3―③，4―③，5―②，6―③，7―②，8―④

例題

1　子宮頸癌の原因と考えられているのはどれか
①ヒト乳頭腫ウイルス　②単純ヘルペスウイルス
③帯状ヘルペスウイルス　④風疹ウイルス

2　疾患とその特徴で正しい組み合わせはどれか
①子宮筋腫—過多月経　②子宮体癌—ヒトパピローマウイルス
③子宮頸癌—卵胞ホルモン服用者　④卵巣嚢腫—月経困難症

3　妊娠中毒症でみられないのはどれか
①浮腫　②蛋白尿　③低血圧　④高血圧

4　子宮内膜症でみられる症状はどれか
①排便障害　②排尿障害　③不妊　④月経過多

5　川崎病でみられない症状はどれか
①発熱　②夜間激しい咳　③イチゴ舌　④硬性浮腫

6　小児夜尿症を診断する年齢はどれか
①2歳以上　②3歳以上　③4歳以上　④5歳以上

7　チック病の特徴的な症状はどれか
①無動　②反復性の不随意運動
③リンパ節腫脹　④手足口腔の水疱疹

8　帯状疱疹の好発していない部位はどれか
①三叉神経領域　②肋間神経領域
③腰部領域　④殿部領域

ワンポイント

・内科，神経内科及び整形外科に比べて，出題頻度は少ないが，出題する可能性がないとはいえない

15　眼科・耳鼻科疾患

1　眼科疾患

①**ドライアイ**：目の疲労・乾き，涙質と量の異常
- 角結膜上皮細胞異常，シルマーテスト

②**流行性角結膜炎**：アデノウイルス，潜伏期は約1週間
- 強い眼瞼結膜，眼球結膜の充血，耳前リンパ節腫脹，慢性表層角膜症

③**アレルギー性結膜炎**：Ⅰ型（花粉，ハウスダストなど），掻痒感，充血，眼脂

④**プール熱**：アデノウイルス，夏秋に好発，結膜炎，咽頭炎

⑤**トラコーマ**：クラミジア，濾胞性結膜炎，眼脂，失明のおそれ

⑥**緑内障**：高眼圧，視神経障害→視野障害，失明のおそれ

⑦**白内障**：水晶体混濁，眼圧正常，視力障害，羞明，近視，失明のおそれ

⑧**眼瞼感染**
- 細菌性：麦粒腫—黄色ブドウ球菌，マイボーム腺炎
- ウイルス性：単純ヘルペス，帯状ヘルペス

⑨**眼鏡**：近視—凹レンズ，遠視—凸レンズ，老視—凸レンズ，乱視—円柱レンズ

2　耳疾患

①**中耳炎**：細菌性，耳痛，耳閉感，発熱，化膿性，難聴

②**突発性難聴**：原因不明，突発性，高度感音難聴，耳鳴，めまい

③**メニエール病**：特発性内リンパ水腫，低音性の感音障害
- 回転性めまい，反復発作，感音性難聴，耳鳴，耳閉塞感，発作時眼振

3　鼻疾患

①**鼻アレルギー**：発作性再発性のくしゃみ，鼻水，鼻閉，季節性
- 鼻汁好酸球検査，IgE 抗体反応（即時型アレルギー）

②**副鼻腔炎**：蓄膿症
- 鼻漏，鼻閉，嗅覚障害，頬部圧痛，頭重，頭痛

4　その他の疾患

①**反回神経麻痺**：気息性嗄声（息漏れ），発声異常

正解：1—②，2—③，3—②，4—③，5—④，6—④，7—④

例題

1　アレルギー性結膜炎で適切でないのはどれか
①眼瞼浮腫　②視力低下　③掻痒感　④流涙

2　流行性角結膜炎を起こすのはどれか
①黄色ブドウ球菌　②緑膿菌
③アデノウイルス　④帯状疱疹ウイルス

3　眼疾患で誤っている組み合わせはどれか
①緑内障—眼圧上昇　②白内障—角膜混濁
③ドライアイ—涙乾燥症　④プール熱—結膜炎と咽頭炎

4　アレルギー性鼻炎について誤っている記述はどれか
①発作性のくしゃみがある　②水溶性鼻汁を特徴とする
③IgG 抗体が関与する　④季節性が多い

5　眼疾患と眼鏡との組み合わせで正しいのはどれか
①近視—凸レンズ　②遠視—凹レンズ
③老視—プリズムレンズ　④乱視—円柱レンズ

6　メニエール病の症状でないのはどれか
①めまい　②耳鳴り　③難聴　④耳漏

7　低音性感音障害である疾患はどれか
①反回神経麻痺　②中耳炎
③突発性難聴　④メニエール病

ワンポイント

・眼科や耳鼻科疾患について 1～2 問出題する可能性がある
・プール熱とは咽頭結膜熱のこと

16　精神疾患

1　精神疾患

①**統合失調症（精神分裂症）**：2大精神病の1つ

- 特異な精神症状と人格崩壊
- 破瓜型：思春期に発症しやすい
- 緩徐に進行する性格異常，幻聴，妄想，幻覚，自我障害，精神運動性興奮，異常動作，思考や感情障害（筒抜けやさせられ体験）

②**躁うつ病（気分障害）**：2大精神病の1つ

- 気分，思考，意欲の異常を主徴とする．セロトニン，ノルアドレナリンが関連
- うつ状態：興味と喜びの消失，活動性減退，自殺傾向
- 躁状態：気分高揚，活動性亢進，睡眠欲求低下，自殺傾向
- 日内変動，意識や知覚障害がない，寛解→正常状態

③**アルコール依存症**

- 離脱症状：手指振戦，発汗，不安，脱力，意識障害，幻覚症状

2　神経症

①**神経発達障害（DSM5）**：知的障害，コミュニケーション障害，自閉症スペクトラム障害，注意欠如多動性障害，限局性学習障害，運動障害ほか

- 自覚症状⇔器質的検査所見がない，一過性に出現
- 感情不安⇔認知・思考等は正常，生活や仕事に支障がない
- 特定状況にのみその症状がみられ，他人への加害はない

②**評価テスト**

- MAS→不安テスト，MPI→神経症傾向テスト，MMPI→性格テスト，Y-G→性格テスト，SCT→性格テスト，WAIS→知能テスト

3　心身症：心理社会的要因を中心として発症する身体的病態

①身体疾患の発症，悪化及び回復に心理的な要因が関与

②**主な疾患**：消化性潰瘍，虚血性心疾患，本態性高血圧，糖尿病，気管支喘息，過換気症候群，緊張型頭痛，アトピー性皮膚炎など

4　アスペルガー症候群と自閉症：社会的コミュニケーション障害，特定分野への強いこだわり

①**アスペルガー症候群**：知的障害や言語発達の遅れはない

②**自閉症**：知的障害や言語発達に遅れを伴う

正解：1—②，2—④，3—③，4—①，5—③，6—④，7—①，8—①

例題

1　うつ病に最も関連の深い神経伝達物質はどれか
①アセチルコリン　②セロトニン
③ヒスタミン　④グルタミン酸

2　人格崩壊がみられる疾患はどれか
①心身症　②神経症
③躁うつ病　④統合失調症

3　うつ病に特徴的な訴えはどれか
①考えが抜きとられる　②自分の悪口が聞こえる
③頭が働かず考えが進まない　④誰かが自分を監視している

4　知能を評価するテストはどれか
① WAIS　② MMPI　③ MPI　④ MAS

5　心身症の代表疾患であるのはどれか
①妄想と幻覚症　②気分障害
③消化性潰瘍　④解離性障害

6　アルコール依存症の離脱症状として適切でないのはどれか
①手指振戦　②幻視　③発汗　④四肢のしびれ

7　アスペルガー症候群に伴わないのはどれか
①知的障害
②反復行動
③特定分野への強いこだわり
④社会的コミュニケーション障害

8　させられ体験がみられるのはどれか
①統合失調症　②単極性障害
③双極性障害　④広汎性発達障害

ワンポイント

・近年，特に出題頻度が高い分野

Ⅸ　リハビリテーション医学

1　リハビリテーションの概要

①　リハビリテーションの定義

人間らしく生きるための権利の復活（身体的，精神的，社会的，職業的，経済的な能力）

②　障害の分類

①**身体的障害**（5つ．内部障害に含まれる項目に要注意）

- 肢体不自由
- 内部障害（呼吸・心機能・腎・膀胱直腸・小腸障害）
- 視覚障害　・聴覚障害　・言語障害

②**精神的障害**：精神薄弱・精神疾患・てんかん

③　障害の種類別による身体障害者数

1位：肢体不自由

2位：内部障害

3位：聴覚障害・言語障害・視覚障害

④　国際障害分類（ICIDH）と治療原則

①**機能障害**：運動障害，感覚障害，高次脳機能障害．変形，切断などによる身体の機能喪失と形態異常

- 治療原則：機能障害の治療・合併症の治療
- 治療例：麻痺手の回復訓練・腱移行術・褥瘡治療など

②**能力低下**：機能障害の結果で生じる ADL レベルの障害

- 治療原則：残存機能による代償・装具・義肢など
- 治療例：残存筋強化・車椅子訓練・利き手交換・下肢装具など

③**社会的不利**：上記の①と②により生じる社会参加レベルの障害

⑤　医学的なリハビリテーションの対象：機能障害と能力障害まで

関連用語：

① **ADL**：食事や歩行，更衣等の日常生活動作及び家事等の生活関連動作

② **QOL**：人生（生命や生活）の質（人生の充実感と満足度）

- 評価：家族関係，経済的問題，住宅問題，就業，就学，対人関係，社会参加

③ **IL**：自立生活（自己決定には責任と義務が伴う）

④**ノーマライゼーション**：すべての障害者が健常者と同じ生活パターンでともに暮らせる考え

正解：1―②，2―②，3―③，4―③，5―①，6―①，7―③，8―④

例 題

1 日常生活動作として適切でないのはどれか
①歩行 ②買い物 ③食事 ④更衣

2 内部障害に含まれるのはどれか
①そしゃく機能障害 ②小腸機能障害
③脊髄機能障害 ④高次脳機能障害

3 わが国で身体障害者手帳の対象とならない病態はどれか
①片麻痺 ②失語症 ③記憶障害 ④慢性腎不全

4 障害レベルの分類について誤っているのはどれか
①機能障害—麻痺手の訓練 ②能力障害—利き手交換
③社会的不利—車椅子訓練 ④機能障害—褥瘡治療

5 正しいのはどれか
① IL —自立生活 ②リハビリテーション—身体だけの復活
③ ADL —人生の質 ④身体的障害—てんかん

6 精神的障害でないのはどれか
①うつ症 ②精神薄弱 ③てんかん ④精神疾患

7 身体障害者の分類で割合が増加しているのはどれか
①肢体不自由 ②視覚障害 ③内部障害 ④聴覚・言語障害

8 医学的リハビリテーションチームを構成するメンバーでないのはどれか
①理学療法士 ②臨床心理士
③ソーシャルワーカー ④ホームヘルパー

ワンポイント

- リハビリテーションの対象疾患（多い順から）：脳卒中，脳外傷→脊髄損傷→切断→リウマチ→脳性麻痺→神経筋疾患
- ノーマライゼーション：障害者や高齢者などの弱者に対する差別をなくし，健常者と等しく暮らしができる社会を実現する福祉の理念
- 障害レベル及びその治療例との組み合わせが重要
- 内部障害に含まれる内容に要注意

2 運動学の基礎と障害の評価（1）

① **弛緩性麻痺・末梢神経障害や筋萎縮の評価法**：徒手筋力の6段階テスト（MMT）

MMT 6段階テスト	能　力	訓練法
5・N（normal）	正常・100%	漸増抵抗運動（PRE）
4・G（good）	優・75%，ある程度の抵抗を加えても重力に抗して正常可動域一杯	抵抗運動
3・F（fair）	良・50%，抵抗を加えなければ重力に抗して正常可動域一杯	自動運動
2・P（poor）	可・25%，重力を除ければ正常可動域一杯	自動介助運動
1・T（trace）	不可・10%，筋収縮があるが，関節運動ができず	他動運動
0・Z（zero）	ゼロ，筋収縮はまったくない	他動運動

注意：筋力テストは中枢性麻痺の評価とならない

② **痙性麻痺・中枢神経系麻痺の評価法**：ブルンストロームのステージ

Stage Ⅰ（弛緩期）	随意運動がみられない，筋は弛緩性である
Stage Ⅱ（痙性初期）	共同運動がわずかに出現した状態
Stage Ⅲ（痙性高度期）	随意的共同運動として関節の運動が可能
Stage Ⅳ（痙性後期）	共同運動パターンが崩れ，分離運動が可能となる
Stage Ⅴ（上手な分離運動期）	複雑な逆共同運動の組み合わせが可能となる
Stage Ⅵ（自由な分離運動期）	協調的，正常に近い運動，痙縮消失/軽度

③ **ADLの評価法**：バーセル・インデックス

食事，車椅子，ベッド移乗，整容，トイレ動作，入浴，水平面の歩行，階段昇降，更衣，便禁制，尿禁制

④ **機能的自立評価法（FIM）**：運動項目（食事，整容，清拭，更衣，トイレ動作，排尿，排便，移乗，移動），認知項目（理解，表出，社会交流，問題解決，記憶）

正解：1―①，2―②，3―①，4―④，5―①，6―③，7―②，8―①

例題

1　徒手筋力テストで評価できないのはどれか
①痙性麻痺　②弛緩性麻痺　③末梢神経障害　④筋萎縮

2　中枢性麻痺の評価を用いるのはどれか
①徒手筋力テスト　②ブルンストロームのステージ
③クレペリンテスト　④長谷川式簡易知能評価スケール

3　徒手筋力テストで筋の収縮はみられるが，関節運動は起こらないのはどれか
① MMT 1　② MMT 2　③ MMT 3　④ MMT 4

4　下記の記述について，ブルンストロームステージではどれか
「共同運動パターンが崩れ，分離運動が始まる」
①ステージⅠ　②ステージⅡ　③ステージⅢ　④ステージⅣ

5　日常生活動作の評価法の1つであるバーセル・インデックスの評価項目に含まれないのはどれか
①コミュニケーション　②移乗　③トイレ動作　④入浴

6　筋力 MMT2 の関節運動に対し，筋力増強目的で運動療法を行う場合に最も適切なのはどれか
①他動運動　②自動運動　③自動介助運動　④漸増抵抗運動

7　下肢のブルンストロームステージで「共同運動がわずかに出現し，痙性が出始める」のはどれか
①ステージⅠ　②ステージⅡ　③ステージⅢ　④ステージⅣ

8　FIM に含まれる運動項目はどれか
①食事　②調理　③洗濯　④買いもの

ワンポイント

- 運動麻痺：弛緩性（下位運動ニューロン障害）と痙性麻痺（上位運動ニューロン障害）に分類，特徴や評価が重要
- ブルンストロームのステージと徒手筋力テストの内容を確認
- クレペリンテスト：心理テスト（性格検査）の作業検査法
- 長谷川式簡易知能評価スケール：心理テストの知能検査法（年齢，言葉の記憶，数字の逆唱）

2 運動学の基礎と障害の評価（2）

1 関節可動域の測定（ROM-T）：各関節とも基本肢位を0°とする
- 注意：足関節を90°，肘や膝関節伸展位を180°とする間違いが多い

2 歩行と走行

①**歩行**：いずれか一方の足が常に接地する
②**走行**：両足が同時に床から離れる

3 歩行サイクル（周期）：2歩に相当，重複歩ともいわれる

①**立脚期**：1サイクルの60%，踵接地→足底接地→立脚中期（全足接地，反対膝屈曲）→踏み切り期（踵離れ・足尖離地）
②**遊脚期**：1サイクルの40%（前脛骨筋），加速期－遊脚中期－減速期
③**二重支持期（同時着地時期）**：1サイクルの15～25%，速度増で短縮
④**歩隔**：正常歩隔は5～10 cm，両足の左右間隔
⑤**歩行率（ケイデンス）**：単位時間内の歩数

4 重心線と歩行時の重心軌跡

耳→C1・C7・T10・L5→仙椎の前方→股関節後方（大転子の中心）→膝関節の前方を通る→踵と中足骨頭の間に落ちる
①**骨盤の傾き**→歩行時遊脚側の骨盤が下がる
②**骨盤の左右移動**→立脚側に移動
③**骨盤の回旋**→遊脚側が前方に回旋
④**歩行時の膝屈曲**→立脚中期（15°）
⑤**足関節と膝関節の関係**→踵接地から踏み切りにかけて足関節に対して膝は伸展→屈曲→伸展→屈曲

5 松葉杖の歩行

杖の長さ：握りが大転子の高さとする．肘30°屈曲で，健側につく
①**4点歩行**：速度は遅いが安定，右杖→左下肢→左杖→右下肢
②**2点歩行**：速度は速いが不安定，右杖と左下肢→左杖と右下肢
③**常時2点支持歩行（3動作歩行）**：安定，杖→患→健
④**3点歩行**：骨折等で患側下肢に体重をかけない場合，両杖→健側下肢
⑤**ひきずり歩行**：下肢は床から離せず，最も安定性がよい，両杖→両下肢
⑥**小振り歩行**：対麻痺の歩行，下肢は床を離れる，両杖→両下肢
⑦**大振り歩行**：下肢を杖より前方へ，速度は速いが，バランスが必要

正解：1—④，2—②，3—③，4—②，5—①，6—③

例題

1　関節可動域測定で，正しいのはどれか
①足関節— 90°　②肘関節— 180°
③膝関節— 180°　④すべての関節— 0°

2　重心線について正しくないのはどれか
①仙椎の前方を通る　②股関節の前方を通る
③膝関節の前方を通る　④踵と中足骨頭の中間に落ちる

3　正常歩行周期において二重支持期の割合として正しいのはどれか
① 60%　② 40%　③ 20%　④ 5%

4　歩幅が一定のまま歩行率（ケイデンス）が増加したときの正しい記述はどれか
①歩隔が小さくなる
②歩行速度があがる
③ 1 歩行周期の時間が長くなる
④歩行周期における二重支持期の割合は変化しない

5　松葉杖の歩行について最も安定性がよいのはどれか
①ひきずり歩行　②小振り歩行
③大振り歩行　④ 2 点歩行

6　松葉杖の歩行について最も速いのはどれか
① 4 点歩行　② 3 点歩行　③ 2 点歩行　④ひきずり歩行

ワンポイント

・上肢長：肩峰外側端（C7 棘突起）—橈骨茎状突起
・上腕長：肩峰外側端—上腕骨外側端
・下肢長：上前腸骨棘—内果
・大腿長：大腿骨大転子—外側膝関節裂隙

3 医学的リハビリテーション

1 運動療法の目的

関節可動域の維持，増大・筋力増強・持続力増大・協調性増大

①**等張性訓練**：筋収縮の強さは常に一定
- 応用例：滑車，重錘，デローム・ワトキンス法

②**等尺性訓練**：関節運動を伴わない筋収縮，筋力増強効果が大きい
- 注意：血圧上昇などの循環系の負担が大きい

2 神経筋再教育法

① **PNF 法**：中枢神経の促通により，筋の最大収縮力を引き出す
②**ボバース法**：姿勢や動作等の異常反応を改善する
③**バイオフィードバック法**：麻痺筋の回復訓練，筋力増強及び自律神経調整に用いられる

3 治療体操

①**ウィリアムズ体操，マッケンジー体操**：腰痛
②**フレンケル体操**：失調症，協調性訓練
③**バージャー体操**：下肢血流障害
④**クラップの匍匐体操**：側弯症
⑤**コッドマン体操（アイロン体操）**：五十肩，肩関節の運動障害
⑥**ベーラー体操**：胸椎圧迫骨折

4 表在熱による温熱療法

- 局所：鎮痛，鎮静，末梢血管拡張，筋緊張緩和
- 全身：心拍出量増加，新陳代謝速度の増大

①**伝導法**：ホットパック，パラフィン浴
②**対流法**：ハバードタンク，ワールプール
③**輻射法**：赤外線

5 深部熱による温熱療法：超短波，極超短波，超音波

6 紫外線療法：褥瘡，乾癬，円形脱毛症に適応

7 低周波療法：筋萎縮の予防，神経筋の促通及び疼痛治療

8 作業療法：様々な手段（作業）を用いて患者の障害機能や心理を改善し，ADL 能力を高めることを目的とする療法

- 注意：食事，更衣等の ADL 訓練と片手動作，車椅子訓練等は，作業療法に含まれるが，職業訓練は，作業療法ではない

正解：1―②，2―③，3―②，4―②，5―②，6―④，7―②

例題

1　関節運動を伴わない筋ストレッチであるのはどれか
①等張性訓練　②等尺性訓練　③ PNF 法　④ボバース法

2　等張性訓練に含まれないのはどれか
①滑車訓練　②重錘訓練
③フレンケル体操　④デローム・ワトキンス法

3　血圧上昇を引き起こすおそれのある訓練法はどれか
①等張性訓練　②等尺性訓練　③ PNF 法　④ボバース法

4　下記の組み合わせについて正しくないのはどれか
①腰痛―ウィリアムズ体操　②失調症―バージャー体操
③五十肩―アイロン体操　④神経筋再教育― PNF 法

5　温熱療法の効果で誤っているのはどれか
①血液循環の改善　②新陳代謝の抑制
③痛みの軽減　④痙性の抑制

6　深部熱の温熱療法に含まれないのはどれか
①超短波　②極超短波　③超音波　④低周波

7　運動療法について誤っているのはどれか
①ボバース法―神経筋再教育
②ブルンストローム法―関節可動域訓練
③フレンケル体操―協調性訓練
④デローム法―筋力増強訓練

ワンポイント

- 等張性訓練と等尺性訓練との特徴や区別に要注意
- 筋力増強の原則：最大筋力の 2/3 以上の負荷をかける
- 筋持久力増大の原則：最大筋力の 1/3 程度で数多く行う
- 筋協調性の向上：ゆっくりと簡単な運動から複雑な運動へ移行する

4　リハビリテーション各論／脳卒中・片麻痺

1　脳卒中障害の特徴

- 片麻痺：上肢の方が下肢より麻痺が強く，回復予後が悪い
- 筋トーヌス異常：初期―弛緩性麻痺・しだいに痙性麻痺に移行

2　ゲルストマン症候群：手指失認，左右弁別障害，失書，失算

3　脳卒中の5大合併症

①**ウェルニッケ拘縮**（上肢屈曲，下肢伸展―内反尖足・肩の亜脱臼）
②**骨粗鬆症・骨折**
③**肩手症候群**
④**褥瘡**
⑤**起立性低血圧**

4　脳卒中回復の評価：ブルンストロームのステージ法

5　脳卒中の理学療法とその他のケア

①**急性期**：体位変換（2時間ごとに）・良肢位保持・他動運動による関節可動域訓練（ROM保持）及び褥瘡防止
②**回復期**：発症後6カ月までの集中的な訓練と以後の継続訓練

6　脳卒中患者の動作

①**健側から**：衣服を脱ぐ，浴槽に入る，車椅子への移乗，階段を上がる
②**患側から**：ベッド・階段を降りる

7　言語治療

- 口腔咽頭機能障害は嚥下障害と深い関わりがあり，言語聴覚士と他医療スタッフも関わり治療を行う

8　歩行訓練と装具：片麻痺患者90％歩行可能・1/3は装具が必要

①**強痙縮**：短下肢装具
②**軽痙縮**：サスペンダー装具
③**杖歩行訓練**：杖→患足→健足，応用歩行→階段昇降

9　脳卒中のリスク管理：アンダーソン・土肥の基準

①**訓練不可**：安静脈拍120/分以上，血圧200/120以上→労作性狭心症，1カ月以内の心筋梗塞，不整脈，訓練前の動悸と息切れ
②**訓練途中の中止**：訓練中，脈拍140/分以上，血圧40/20 mmHg以上の上昇，徐脈・中度呼吸困難・めまい・嘔気・狭心痛
③**訓練途中の中断**：訓練中，脈拍は運動前の30％（120/分超）→10回以下/分の期外収縮・軽い動悸と息切れ

正解：1―③，2―③，3―③，4―③，5―④，6―①

例題

1 ウェルニッケ拘縮にみられない症状はどれか
①内反尖足 ②肩の亜脱臼 ③褥瘡 ④上肢屈曲

2 脳卒中患者の合併症はどれか
①けいれん ②視床痛 ③肩手症候群 ④失語症

3 脳卒中患者の動作について正しいのはどれか
①衣服を脱ぐ—健側から
②ベッドを降りる—健側から
③車椅子への移乗—患側から
④階段を降りる—健側から

4 脳梗塞において運動負荷が禁忌となるのはどれか
①安静時心拍数 90/分 ②収縮期血圧 150 mmHg
③拡張期血圧 120 mmHg ④上室性期外収縮

5 脳卒中片麻痺患者への歩行指導について正しいのはどれか
①歩行訓練開始時に歩行器を使用させる
②感覚障害が強い患者にはプラスチック製短下肢装具を使用させる
③見守り歩行では介助者は患者の健側に位置する
④3動作歩行では杖をついた後は患側下肢を前に出させる

6 脳卒中片麻痺患者に用いる装具はどれか
①短下肢装具 ②免荷装具 ③股関節装具 ④腰椎装具

ワンポイント

- 良肢位：肩関節外転外旋（肩甲帯を前に出す）・肘関節内外旋中間位・手関節背屈・手指屈曲・両骨盤を水平・股関節内外旋中間位・膝関節軽度屈曲・足関節 0 度
- 脳卒中理学療法の時期：早期に開始してよいが，病状の安定が原則
- 脳卒中のリスク管理に要注意

4 リハビリテーション各論／脊髄損傷

1 脊髄損傷の特徴

①**四肢麻痺**：第1胸椎までの頸椎損傷の障害

②**対麻痺**：第1胸椎以下の障害

2 脊髄損傷による障害：運動麻痺，感覚障害・膀胱直腸障害・自律神経障害・呼吸障害・消化器障害・異所性骨化と性機能障害

3 重要な脊髄損傷レベルとADL

①**C4損傷**：電動車椅子（顎コントロール），要介助，呼吸獲得可

②**C5損傷**：上肢動作が可能（BFOによる食事，電動車椅子），要介助，上腕二頭筋・三角筋残存

③**C6損傷**：手関節背屈可，機能的把持副子によるつまみ動作，ノブ付車椅子の駆動と自動車の運転は可能，寝返り・座位保持・移乗・起立可能

④**C7損傷**：弱い手屈曲，プッシュアップ可，車椅子駆動，上腕三頭筋残存

⑤**T12損傷**：強力な腹筋による車椅子動作，長下肢装具，歩行訓練，大振り歩行

⑥**L3損傷**：股屈曲と膝伸展が可能，短下肢装具と杖での歩行

⑦**S1損傷**：歩行可能だが，膀胱直腸障害は残る，下腿三頭筋残存

4 急性期の理学療法

①**脊椎保護**：愛護的に脊柱を保護する．早期に脊椎固定術

②**合併症の予防**：良肢体保持・体位変換（原則2時間ごと）・他動的関節可動域訓練・呼吸訓練

5 回復期の理学療法

①**訓練の進め方**：残存筋の強化・マット訓練・起立訓練・移動とADL訓練

②**移動手段の確保と社会復帰**：脊髄損傷レベルにより車椅子と自動車の運転の訓練（第6頸髄損傷者でも可能）・家屋改造・定期健診（6カ月に1回）

6 リスク管理：褥瘡管理，起立性低血圧予防（弾性ストッキング等），体温管理，膀胱管理と尿路合併症の予防，自律神経過剰反射管理，関節拘縮管理，肺合併症・消化管出血・深部静脈血栓症の予防

正解：1—③，2—②，3—④，4—②，5—①

例題

1　対麻痺となる脊髄損傷レベルはどれか
①C6 以下　②C7 以下　③T1 以下　④T3 以下

2　胸髄レベルの脊髄損傷完全麻痺患者について正しい記述はどれか
①横隔膜麻痺がある
②排便障害がみられる
③下肢の筋緊張が低下する
④移動には電動車椅子が必要である

3　C6 まで機能残存の脊髄損傷患者が可能な動作で正しくないのはどれか
①肩の外転　②肘の屈曲
③手関節の背屈　④手指の巧緻な動作

4　車の運転ができる脊髄損傷レベルはどれか
①C5　②C6　③T1　④T3

5　脊髄損傷完全麻痺について正しい組み合わせはどれか
①第 3 頸髄レベル――人工呼吸器
②第 7 頸髄レベル――電動車椅子
③第 3 胸髄レベル――長下肢装具
④第 12 胸髄レベル――短下肢装具

ワンポイント

・車椅子の種類
①スタンダードタイプ：大車輪が後ろにあり，駆動しやすい
②トラベラータイプ：大車輪は前にあり小回りがきく
③スポーツタイプ：軽量，ブレーキがない
④リクライニングタイプ：高位脊損者で起立性低血圧発作の場合に用いる
・脊髄損傷レベルと ADL についてよく把握しておく
・尿路管理：早期→尿閉，数カ月後→反射性排尿が可能，感染や尿路結石防止
・脊髄損傷には必ず膀胱直腸障害という合併症を伴う

4　リハビリテーション各論／脳性麻痺と切断

1　脳性（小児）麻痺

①**特徴**：受胎から新生児（生後4週間以内）まで，脳の非進行性病変に基づく永続的障害で2歳までに発現する．進行性疾患や一過性運動障害は除去

②**分類**：痙直型（腱反射亢進，病的反射），アテトーゼ型（不随意運動，四肢麻痺型），弛緩型（抗重力姿勢保持困難），失調型（嚥下などの協調運動障害，平衡機能失調），強剛型（関節拘縮）など

③**脳損傷の3徴候**：低体重・吸啜（きゅうてつ）薄弱・低緊張

④**治療とケア**：家族への保育指導を含む

- 乳児期：神経筋肉再教育（ボバース・ボイタ）・摂食訓練
- 幼児期：装具療法を始める時期で，運動発達訓練・下肢や脊柱の変形の予防
- 学童期：手術療法の時期・療育教育（生活指導，ADL訓練，言語訓練，心理教育）

2　切　断

①**原因**：外傷，腫瘍，難治性骨髄炎，血管障害（バージャー病，閉塞性動脈硬化症，糖尿病性壊疽など）

②**部位別の切断とソケット装具**

- 大腿切断：四辺形ソケット・坐骨収納型ソケット，腹臥位を励行，股関節屈曲拘縮
- 下腿切断：PTBソケット（最も多い切断），膝関節屈曲拘縮
- サイム切断：果部切断の1つで，断端加重が容易，膝関節屈曲拘縮
- フォークォータ切断：鎖骨肩甲骨の切断
- 肩離断：肩義手　● 股離断：股義足・カナダ式

③**幻肢痛**：治療は早期断端訓練・早期義肢装着

- 幻肢：切断などで，失われたにもかかわらず手足が残っているような感覚（大脳に残った体感覚）．時には耐え難い痛みを訴える

④**断端浮腫**：弾性包帯による圧迫，義肢装着の障害となる．早期装着がポイント

⑤**断端神経腫**：切断後に神経断端から生じた再生線維．皮下にあった場合→疼痛

⑥**小児切断**：早期義肢装着

正解：1—②，2—①，3—③，4—①，5—②，6—②，7—①，8—①

例題

1 脳性麻痺で誤っているのはどれか
①２歳までに発病 ②進行性疾患 ③低体重 ④低緊張性

2 脳性麻痺の病型として誤っているのはどれか
①感覚障害型 ②運動失調型 ③痙直型 ④アテトーゼ型

3 脳性麻痺で装具療法を始める時期はどれか
①新生児期 ②乳児期 ③幼児期 ④学童期

4 切断と装具との組み合わせについて正しくないのはどれか
①股離断—坐骨収納型ソケット
②肩離断—肩義手
③大腿切断—四辺形ソケット
④下腿切断— PTB ソケット

5 大腿切断後の指導で正しいのはどれか
①背臥位で断端の下に枕を置く ②腹臥位の励行
③股関節の外転位保持 ④車椅子乗車の励行

6 最も多い切断であるのはどれか
①大腿切断 ②下腿切断 ③果部切断 ④股離断

7 患肢で荷重するときに義足を必要とする切断部位はどれか
①大腿切断 ②膝関節離断 ③サイム切断 ④中足骨切断

8 義手の構造とパーツとの組み合わせで正しいのはどれか
①作業用義手—ハンマー ②能動義手—電動ハンド
③筋電義手—ハーネス ④装飾義手—ケーブル

ワンポイント

・脳性（小児）麻痺の運動障害：単なる運動障害ではなく，脳性運動発達障害と異常運動発達
①けいれん：脳の障害を悪化させる要因の１つ
②知能障害：麻痺の程度とは必ずしも一致しない
・部位別切断と装具の組み合わせが重要

4　リハビリテーション各論／整形外科（1）

1　関節リウマチ（RA）

①**特徴**：膠原病・進行性炎症・手足の小関節に好発．末期→変形と強直．皮下結節・対称性の腫れ・朝のこわばり・20～50歳代の女性に多い

②**手足の異常所見**：ボタン穴変形，オペラグラスハンド，スワンネック変形，手指の尺側偏位，母指のZ変形

③**評価**：スタインブロッカー法（ステージⅠ：X線骨破壊像がない．ステージⅢ：骨破壊あり，手の尺側偏位など．ステージⅣ：強直が存在）

④**治療とケア**

- **急性期**：安静・スプリント（装具）使用・1日1回の軽い自動運動または介助運動
- **慢性期**：ADL向上と変形の防止，筋萎縮の予防と強化→等尺性収縮，関節拘縮の予防→装具装着，関節可動域の訓練を疼痛の自制内で愛護的に行う，温熱療法

2　変形性膝関節症：加齢による膝関節の退行性病変

①**特徴**：動作開始時痛・歩行痛・関節水腫・内反膝（O脚）・大腿四頭筋の萎縮．太った女性に多い

②**治療とケア**：杖や装具，外側ウェッジ，温熱療法，安静，肥満の防止，運動療法（大腿四頭筋），ステロイド関節注入，手術

3　五十肩（肩関節周囲炎）

①**運動療法**：コッドマン体操，棒体操，滑車運動

②**その他**：温熱療法，外用薬，ステロイド関節注射，肩甲上神経ブロック

4　腰　痛

①**牽引療法**：軟部組織のポンプ作用，マッサージ作用

②**軟性コルセット**：腹圧を高めやすく，前方支持時の腰仙部を保護

③**硬性コルセット**：腰椎を支持して動きを制限

④**運動療法**：脊柱可動性の維持，姿勢矯正，股関節屈筋とハムストリングのストレッチ，腹筋・背筋強化，ウィリアムズ体操

⑤**温熱療法**：ホットパック，極超短波

正解：1—④，2—①，3—②，4—①，5—②，6—③

例 題

1　関節リウマチ患者の筋力増強法として最も適切なのはどれか
①等運動性訓練　　②求心性筋収縮訓練
③遠心性筋収縮訓練　④等尺性筋収縮訓練

2　関節リウマチの理学療法で適切でない記述はどれか
①安静保持　②等尺性訓練　③ ADL 向上　④温熱療法

3　リウマチによる手足の異常でないものはどれか
①手指の尺側偏位　　②鷲手
③母指の Z 変形　　④オペラグラスハンド

4　下記の組み合わせについて正しくないのはどれか
①変形性膝関節症―内側ウェッジ
②腰痛―ウィリアムズ体操
③五十肩―コッドマン体操
④関節リウマチ―スプリント使用

5　変形性膝関節症について誤っている記述はどれか
① O 脚　② X 脚　③運動開始時痛　④肥満による悪化

6　変形性膝関節症について誤っている記述はどれか
①関節組織の退行変性による　②肥満は進行を助長する
③膝の外反変形を生じやすい　④大腿四頭筋の萎縮が起こる

ワンポイント

・関節リウマチの出題頻度が高い
・関節リウマチ・ケアのポイント
①筋萎縮の防止，強化―等尺性運動
②関節変形や拘縮の防止：装具療法
③急性期や炎症が強い時期：安静
④ ROM 訓練等：愛護的に行う
・変形性膝関節症
内反膝（O 脚）―外側ウェッジ使用

4　リハビリテーション各論／整形外科（2）

1　末梢神経障害の分類

①**多発性神経障害（ポリニューロパチー）**：手袋くつ下型の知覚障害

②**局所障害**：原因は外部の圧迫と腫瘍．絞扼性神経障害ともいう

2　代表的な末梢神経障害の特徴とケア

①**多発性神経炎**：原因は中毒，薬剤及び糖尿病，四肢末梢症状．

- ケア：スプリントを装用

②**ギラン・バレー症候群**：原因不明，発症前に胃腸炎や呼吸器感染症，四肢のしびれが初発，その後，四肢脱力，上向性麻痺，重症化すると呼吸筋麻痺

- ケア：下垂足―サスペンダー装具，プラスチック装具

③**橈骨神経障害**：下垂手

- ケア：コックアップスプリント，トーマススプリント，オッペンハイマースプリントの装具

④**尺骨神経障害**：鷲手

- ケア：ナックルベンダー

⑤**正中神経障害**：猿手，母指球筋の萎縮

- ケア：対立副子

⑥**尺骨・正中神経合併**：フォルクマン拘縮

- ケア：対立副子，オッペンハイマースプリント

⑦**坐骨神経障害**：足関節底屈障害

- ケア：短下肢装具

⑧**総腓骨神経障害**：下垂足

- ケア：サスペンダー装具，靴べら型装具

⑨**腕神経叢障害**

上位（エルブ）型（C5-6）：肩と肘の障害

下位（クルンプケ）型（C8）：手指の障害

⑩**分娩麻痺**：出産時にみられる腕神経叢障害

- 特徴：成長発達障害で，早期の神経移行術が必要

正解：1—①，2—④，3—①，4—④，5—②，6—④

例題

1　**ポリニューロパチーについて正しい記述はどれか**
①手袋くつ下型の知覚障害　②絞扼性神経障害
③単一神経障害　④神経の運動障害

2　**ギラン・バレー症候群について正しくないのはどれか**
①かぜの前駆症状　②上向性麻痺
③呼吸筋麻痺　④下垂手

3　**神経麻痺と装具との組み合わせで正しいのはどれか**
①正中神経―対立副子
②尺骨神経―コックアップスプリント
③坐骨神経―靴べら型装具
④総腓骨神経―ナックルベンダー

4　**サスペンダー装具を使用するのはどれか**
①橈骨神経障害　②尺骨神経障害
③坐骨神経障害　④総腓骨神経障害

5　**橈骨神経麻痺に伴う症状として誤っているのはどれか**
①下垂手　②母指球筋の萎縮
③手背の知覚障害　④手背の発汗障害

6　**四肢の末梢神経麻痺のリハビリテーションで行わないのはどれか**
①関節可動域訓練　②低周波治療　③装具療法　④温熱療法

ワンポイント

- ニューラプラキシア：圧迫による障害
- アクソノトメーシス：軸索のみ断裂，神経鞘は障害していない（機能回復は見込める）
- ニューロトメーシス：軸索，神経鞘ともに断裂（回復は見込めない）
- チネル徴候：末梢への放散痛，神経の再生回復の兆し
- ワーラー変性：末梢神経の切断損傷で，末梢側，中枢側ともに軸索，髄鞘が崩壊，消失．次いでシュワン細胞の増生，軸索末端部の再生による側芽形成

4 リハビリテーション各論／心疾患と肺疾患

1 心疾患のリハビリテーション

心疾患による身体障害は内部障害の1つで，近年，そのリハビリテーションは増加傾向

①運動強度の表示法

- 脈拍数，血圧
- WATTS（ワット）：自転車エルゴメーターで表示
  仕事量（kg・m）＝負荷抵抗（kg）×距離（m）
- METS（メッツ）法（安静時1 METS）
  低強度：ボウリング（2～4）・散歩（4～5）・ゴルフ（4～7）
  中強度：バレーボール（3～6）・テニス（4～9）・速歩（6～7）・バドミントン（6）・サイクリング（7）
  高強度：縄跳び（9）・ジョギング（10～11）・登山（10以上）

②運動負荷試験

トレッドミル（速度や傾斜で調節），自転車エルゴメーター（抵抗と速度で調節），マスター2階段法（回数で調節）

③リスク管理：アンダーソン・土肥の基準により行う
脈拍，血圧，低酸素血症によるチアノーゼがポイントとなる

2 慢性閉塞性肺疾患のリハビリテーション

慢性閉塞性肺疾患は呼吸器疾患のリハビリテーションの代表である

- **評価**：ヒュー・ジョーンズ分類，血液ガス検査，運動耐容能テスト，肺機能テスト（肺活量・1回換気量，1秒率）
- **理学療法**：呼吸機能の補助，体位排痰，運動療法，全身調節運動
- **呼吸機能改善**：腹式呼吸訓練（1回換気量増加），口すぼめ呼吸（気管虚脱閉塞を防ぐ）
- **体位排痰訓練**（体位ドレナージ法）：早めに積極的に行う．高齢者では，強い圧迫による肋骨骨折に注意
- **全身調整運動**：ADLと社会復帰をめざし，歩行，胸郭ストレッチ，肩のROM及び呼吸筋強化などの全身調整運動を行う．呼吸困難の重症者では，酸素を吸入しながら，訓練する

正解：1—②，2—①，3—②，4—①，5—④，6—①

例題

1　心疾患における運動強度を示すのはどれか
①アンダーソン・土肥の基準　②メッツ（METS）法
③6分間歩行テスト　④1回換気量

2　メッツ法で高強度を示す運動はどれか
①縄跳び　②バドミントン　③テニス　④サイクリング

3　慢性閉塞性肺疾患の訓練法として誤っているのはどれか
①腹式呼吸　②口ひろげ呼吸
③排痰訓練　④全身調整運動

4　呼吸機能の改善について正しい方法はどれか
①腹式呼吸　②胸式呼吸　③体位ドレナージ法　④安静保持

5　肺機能を示す指標について正しくないのはどれか
①1秒率　②12分間歩行テスト
③1回換気量　④WATTS法

6　心疾患の運動負荷試験について誤っている記述はどれか
①マスター2階段法は段差を次第に高くする
②トレッドミルはベルトの傾斜やスピードを変化させる
③自転車エルゴメーターは運動量をワット単位で表示できる
④負荷が過大になれば心電図異常が出現しやすい

ワンポイント

・肺機能テストの指標：肺活量，1回換気量，1秒率，12分間（6分間）歩行テスト
・1秒率：最初の1秒間の呼出量／肺活量×100
閉塞（拘束）性肺疾患では1秒率は低下となる

X　東洋医学概論

1　東洋医学の基礎理論／陰陽論

① 陰陽可分

- すべての事物は，陰と陽に分類してまとめることができる
- 陰の中にさらに陰陽が分けられる（陽も同じ）

陽	天	昼	春	夏	男	温	軽	火	明	上	外	凸	動	進	雄	剛	白	奇数	浮	昇
陰	地	夜	秋	冬	女	冷	重	水	暗	下	内	凹	静	退	雌	柔	黒	偶数	沈	降

陽	男	生	幼	熱	表	背	腑	三焦	気	衛	興奮	魂	亢進	実	瀉
陰	女	死	老	寒	裏	腹	臓	心包	血	営	抑制	魄	衰退	虚	補

＊五臓の陰陽：五臓が陰に属するが，その中では，陽が心と肺，陰が脾肝腎．陽中の陽が心，陽中の陰が肺．陰中の陽が肝，陰中の陰が腎．

② 陰陽の対立と制約

- 陰陽は対立し相互に制約しバランスをとっている
- 正常な制約関係が崩れ体内の陰陽の一方が衰えると，一方が亢ぶる

例：陰が少なく陽が多いため発熱する，陽が少なく陰が多いため冷える

③ 陰陽の相互依存（陰陽互根）

- 1つの事物を成り立たせるために必要な，相対する2つの側面
- 陰陽は独立して存在せず，相互依存の性質がある

例：人〔男・女〕，空間〔上・下〕，物体〔表・裏〕，人体〔気・血〕，病〔実証・虚証〕

④ 陰陽消長：リズムを持った量的な変化の過程

- 陰陽のバランスは，静止した不変のものではなく流動性を帯びており，陰が増えて陽が減り，陽が増えて陰が減るという，リズムを持った陰陽の変化で平衡を保っている

例：春・夏（陽が増え，陰が減る―陽長陰消），秋・冬（陰が増え，陽が減る―陰長陽消）の四季の流れ

⑤ 陰陽転化：量的な変化の結果として，質が反対の方に変わる

- 事物の陰陽は，陰陽の一方の性質が極まった時に性質が反対に転化することがある

例：生命〔生（陽）と死（陰）〕，1日〔正午（陽）と深夜（陰）〕

正解：1—③，2—③，3—②，4—②，5—②，6—③

例　題

1　陰陽のリズム現象はどれか
①陰陽可分　②陰陽転化　③陰陽消長　④陰陽制約

2　陰陽法則で陰陽消長を表現しているのはどれか
①陰中に陽あり，陽中に陰あり
②陰極まれば陽となり，陽極まれば陰となる
③陰虚すれば陽実し，陽虚すれば陰実す
④陰実するときは陽も実し，陰虚するときは陽も虚す

3　陰は陽に根ざし，陽は陰に根ざすという陰陽の基本法則はどれか
①陰陽可分　②陰陽互根　③陰陽消長　④陰陽転化

4　陰極まれば陽となり，陽極まれば陰となる法則はどれか
①陰陽可分　②陰陽転化　③陰陽消長　④陰陽互根

5「陰が不足すれば陽が優勢となり，陽が不足すれば陰が優勢となる」を表現するのはどれか
①陰陽互根　②陰陽消長　③陰陽転化　④陰陽制約

6　陰陽の属性が同じ組合せはどれか
①温—西　②遅—凸　③魄—腹　④左—偶数

ワンポイント

・陰陽説は東洋医学を体系化させた理論である．よく把握しておく
・陰陽説の特徴
①陰陽の「対」：反対性・相関性・可分性（相対性）の３つである
②陰陽説の法則
陰陽の性質：対立と制約・相互依存
陰陽の運動：陰陽消長（量的な変化）・陰陽転化（質的な変化）

X　東洋医学概論

1　東洋医学の基礎理論／五行論

① 五行の色体表

自然「大宇宙」	五行	木（もく）	火（か）	土（ど）	金（ごん）	水（すい）
	五方	東	南	中央	西	北
	五時	春	夏	長夏	秋	冬
	五気	風（ふう）	熱・暑(しょ)	湿（しつ）	燥（そう）	寒（かん）
	五能	生	長	化	収	蔵
	五色	青	赤	黄	白	黒
	五味	酸	苦	甘	辛	鹹（かん）
人体「小宇宙」	五臓	肝	心	脾	肺	腎
	五腑	胆	小腸	胃	大腸	膀胱
	五体（主）	筋	血脈	肌肉	皮	骨
	五官	目	舌	口	鼻	耳
	五脈	弦（げん）	鈎（こう）	代（たい）	毛（もう）	石（せき）
人体の生理と病理	五液	涙（るい）	汗	涎（せん）	涕（てい）	唾（だ）
	五臭	臊（そう） (羶　せん)	焦(しょう)	香（こう）	腥（せい）	腐（ふ）
	五華	爪	面・色	唇	毛	髪
	五音	角（かく）	徴（ち）	宮(きゅう)	商(しょう)	羽（う）
	五声	呼（こ）	笑(しょう)	歌（か）	哭（こく）	呻（しん）
	五神	魂（こん）	神（しん）	意（い）	魄（はく）	志（し）
	五志	怒	喜	思	憂	恐
	五労	久行	久視	久坐	久臥	久立
	五病	語（ご）	噫（あい）	呑（どん）	咳（がい）	欠（けつ）

＊注意：①筋と肌肉筋は筋力．肌肉は筋肉，②憂は五志で肺，五変で心に所属する，
③二陰とは肛門と生殖器

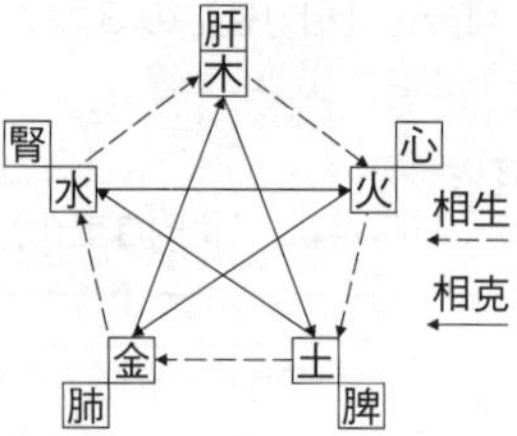

② 五行間の法則

左記の五行法則図を必ず覚える

①正常関係
- 促進関係：相生（母子）関係
- 抑制関係：相克

②病的関係
- 抑制関係：相乗＝相克
- 反抑制関係：相侮＝反克

正解：1—①，2—④，3—②，4—④，5—②，6—③，7—①

例題

1　**五行色体の組合せで正しいのはどれか**
①唾—呻　②香—鼻　③辛—思　④爪—神

2　**相剋関係にある経脈の絡穴の組合せはどれか**
①外関—通里　②蠡溝—大鍾　③公孫—偏歴　④飛揚—内関

3　**五行色体で相剋関係にある組合せはどれか**
①酸—鹹　②面色—毛　③汗—涎　④久坐—久臥

4　**五行色体における五脈と五病の組合せで正しいのはどれか**
①弦—呑　②代—咳　③毛—語　④石—欠

5　**五行色体の組合せで正しいのはどれか**
①魄—久行　②呻—欠　③羽—涎　④噫—臊

6　**五行色体で相克関係にある組合せはどれか**
①焦—臊　②面—唇　③汗—涕　④憂—噦

7　**陽中の陰の臓が剋する臓の生理作用はどれか**
①疏泄を主る　②血を主る　③運化を主る　④水を主る

ワンポイント

・五行論は，五行色体表と五行間の法則の 2 つに大別される
・五行色体表は国試の必出問題だけではなく，後述の東洋医学のすべてを暗記するポイントとなるので，熟読し暗記しておく
・五行間法則の暗記技
①まず五行と五臓との組み合わせをよく覚える　例：肝木，腎水等
②相生相克の星形図を描き時計回りの順で，よく覚える
③相乗＝相克　例：腎克心→腎乗心
④相侮＝反克（相克関係を逆する）　例：肝克脾→脾侮肝

2　生理物質（精・気血津液と神）(1)

1　精

組織・器官を滋養する働きや，気血を化成（変化・生成）し，神を維持する働きがあり，人体の構成や生命活動を維持する最も基本的な物質である

①**先天の精**：父母の精（遺伝）ともいう，腎に貯えられ人体の成長・発育の源となる

②**後天の精**：脾胃の働きによって飲食物（水穀）から後天的に得られ，水穀の精とも呼ばれる (1) 気・血に化生する (2) 絶えず腎精を補充する

③**精の作用**：(1) 生殖（天癸）(2) 滋養 (3) 血への化生 (4) 気への化生 (5) 神の維持　＊天癸：生殖機能の成熟を促す物質である

2　気の生成・機能・部位

分類	生産素材	機能	部位
宗気	水穀の気＋*自然の清気(酸素)*	①肺の呼吸．②心の血液循環の駆動．③発声	胸中(上焦)
営気	水穀の*精（清）気*☞*陰性*の気	①血の素．②栄養素	脈中(中焦)
衛気	水穀の*悍気*☞*陽性*の気	①体表防御，外邪（病原体）侵入を防ぐ．②体温調整．③発汗（腠理）	脈外(中焦)
原（元）気	先天の気（精）．*後天*の気により*滋養*される	生命活動の原動力．生体の発育，成長を推動する	腎中(下焦)

＊原気（元気）：三焦を通って全身に分布する．

①**気の総合作用**：(1) 推動作用（すべての気）(2) 温煦作用（体温維持：元気と衛気）(3) 防御作用（衛気）(4) 固摂作用：汗漏れ（汗をかきやすい）（衛気）；統血（出血）（脾気）；尿漏れ（頻尿）と精液もれ（腎気）(5) 気化作用（すべての気）(6) 栄養作用 (7) 情報伝達作用

正解：1—②，2—③，3—④，4—①，5—④，6—④

例題

1　生体の活力として働く気の類に含まれるのはどれか
①血　②精　③魂　④体

2　肺に作用して発声．呼吸を推動するのはどれか
①営気　②衛気　③宗気　④元気

3　元気の説明で正しいのはどれか
①血とともに脈中を行く
②清気とも言う
③夜間に人体の陰の部を 25 周する
④先天の精が変化生成したものである

4　三焦を通って全身に分布する気はどれか
①原気　②宗気　③営気　④衛気

5　気の固摂作用について正しくないのはどれか
①汗の流失を防ぐ　②出血を防ぐ
③精液の流失を防ぐ　④外邪の侵入を防ぐ

6　糖の作用について誤っているのはどれか
①生殖作用　②滋養作用　③気血へ化生　④津液へ化生

ワンポイント

神：①広義神：生命活動の総称（元来人体に備わっている精神活動のこと）
②狭義の神：神志・心神ともよぶ．精神・意識・思惟活動

＊気機とは昇・降・出・入という４つの方向性がある

＊衛気の働き：①外邪の侵襲を防ぐ（脈の外, 特に体表をバリアーとして，病原体の侵入を防御する）②全身を温め養う（体温を維持する）③腠理を開闔する（発汗を調整する）④昼夜で分布部位が異なる（昼間に体表を 25 周し，夜間に体内部を 25 周する）

2　生理物質（精・気血津液と神）(2)

1　血の素材と五臓との関係

①**血の化生**：(1) 飲食物から（営気＋血脈に入る津液）(2) 精（腎精）から化生する

②**血の作用**：(1) 滋養 (2) 神の維持

③**血の運行と五臓**：心（主血）・脾（生血・統血）・肝（疏泄・蔵血）・肺の機能（宗気）

2　津液と五臓との関係

①**津液の化生**：飲食物の水分は脾により吸収されている

- **津（陽性）**：粘りけがなく，流動性に富む．体表を潤い，体温調整に関与☞汗，尿となる
- **液（陰性）**：粘りけがあり，あまり流動しない．骨，関節間隙を潤い，髄となり，体内の粘液質となる

②**津液の作用**：滋養・濡養．血脈を満たす

③**津液の代謝**：肝・脾・肺・腎および三焦の協調により行われている．とくに脾・肺・腎との関係が深い

- 肺（水の上源，宣散と粛降）
- 脾（生津→水分吸収）
- 腎（主水→水液代謝の中心）

＊津液代謝は三焦にも関係がある！（三焦に注意を！！！）

正解：1―②，2―①，3―③，4―②，5―②，6―③，7―②

例題

1　血の説明で正しいのはどれか

①衛気とともに脈中を流れる　②生成に営気が関与する

③量は脾が調節する　④温煦作用により循環する

2　血の化生について正しいのはどれか

①精（腎精）　②宗気　③経気　④衛気

3　血について誤っているのはどれか

①営気は血とともに脈中を流れる

②滋養や神の維持作用をもつ

③体表部を潤し体温調節に関与する

④飲食物から化生され精（腎精）により補充される

4　血液代謝と関係の深いのはどれか

①心・肝・脾・腎　②心・肝・脾・肺

③肺・肝・脾・腎　④心・肺・肝・腎

5　津液代謝と関係の深いのはどれか

①心・肝・腎・三焦　②肺・脾・腎・三焦

③心包・脾・腎・三焦　④心・脾・腎・三焦

6　気血を化生する臓はどれか

①肝　②心　③脾　④腎

7　津液について正しい記述はどれか

①津液は腎と膀胱で生成される

②津液の代謝機構を三焦気化という

③津液は経脈を通じて全身に流れる

④津液が停滞する病理変化を津傷という

3　臓腑の生理（1）

1　臓腑の分類

①**臓**：肝，心，脾，肺，腎，心包
- 共通の特徴：実質臓器，精気の貯蔵，生命活動の中枢

②**腑**：胆，小腸，胃，大腸，膀胱，三焦
- 共通の特徴：中空器官，水穀（水分と食物）の運搬と消化

③**奇恒の腑**：脳，骨，髄，脈，胆，女子胞
- 共通の特徴：形態は腑に，性質（機能）は臓に似ている

2　五臓（六臓）の生理機能と特徴　必ず，五行色体表に連携し暗記すること！

心	①主血（血脈を主る），②蔵神（神志を主る），「生の本」，「五臓六腑の大主」．*特徴：全身の陽気を主る．臓腑を統括する*→代表症状：心悸・怔忡・不眠	君主の官，神明これより出づ
肺	①呼吸や一身の気を主り（治節・気の本），心を助けて臓腑や器官を調節する．②宣発（病理：衛表不固・衛外不固→自汗・易感冒）と粛降（水の上源・通調水道），③皮毛を主る．*特徴：華蓋と嬌臓・百脈を朝ず*→代表症状：鼻閉・咳嗽・喘息・息切れ・風邪	相傅の官，治節これより出づ
脾	①運化を主る．②営を蔵し*後天*の本，③昇清，④津液を作り出す．⑤統血，⑥肌肉を主る．*特徴：昇清・喜燥悪湿*→代表症状：食欲不振・腹脹・下痢	倉廩の官，五味これより出づ
肝	①疏泄（情志・気機・脾胃の補助・月経），②蔵血（血の貯蔵と血流量の調節），③魂を蔵し思索・評価・判断力や計画性などの精神活動を支配する．④筋を主る．*罷極*の本．*特徴：昇発と条達・罷極の本*→代表症状：急躁・易怒・うつ・胸脇苦満・目の症状・頭痛・生理不順	将軍の官，謀慮これより出づ
腎	①水（水液代謝）を主る．②精を蔵し原気（元気）を作り出す．*先天*の本．③骨（歯）を主り，骨髄を生じる．④納気を主る．*特徴：封蔵・陰陽の根本・先天の本*→代表症状：腰膝酸軟・性欲減退・尿の異常・精力減退	作強の官，伎巧これより出づ
心包	①心を保護する．②心に代わって邪気を受ける．喜怒哀楽を発露する	臣使の官，喜楽これより出づ（＊膻中ともいう）

正解：1―④，2―②，3―②，4―④，5―③，6―④，7―③，8―②

例題

1　臓腑の働きと五華の組合せで正しいのはどれか
①精を蔵する―爪　②神を蔵する―毛
③血を蔵する―面色　④営を蔵する―唇

2　五臓の生理機能について正しくないのはどれか
①肝は疏泄を主る　②心は肌肉を主る
③脾は運化を主る　④腎は納気を主る

3　水の上源といわれる臓腑はどれか
①脾　②肺　③腎　④膀胱

4　骨と髄を主り，耳と二陰に開竅する臓はどれか
①心　②肺　③肝　④腎

5　肺の生理作用で誤っているのはどれか
①気を主る　②宣発を主る　③納気を主る　④皮毛を主る

6　五臓と生理特徴の組合せで正しいのはどれか
①肝―封蔵　②心―蔵血　③腎―治節　④脾―昇清

7　五臓と生理作用の組合せで正しいのはどれか
①腎―喜燥悪湿　②心―華蓋と嬌臓
③肝―昇発と条達　④脾―喜湿悪燥湿

8　決断を主る臓腑と表裏関係にある臓腑の生理作用はどれか
①気を主る　②血流量を調節する
③全身の陽気を主る　④水分代謝を調節する

ワンポイント

・五臓の生理について国試では必ず出題される
・一石二鳥で，五行色体表と五臓の生理を再確認して覚えたい
・神（心）・魂（肝）・魄（肺），五臓との組み合わせに注意する
・納気について要注意
・十二官の中では，倉廩の官は脾胃であることに注意したい

3　臓腑の生理（2）

1　腑の生理

①**胆**：①中正の官，②決断を主る，③胆汁を蔵する，④第10胸椎に付着（胆兪），⑤六腑の1つでありながら，奇恒の腑にも分類される

②**小腸**：①受盛の官，②清濁の泌別（分別）を主る，③第1仙椎に付着（小腸兪）

③**胃**：①倉廩の官・水穀の海，②水穀の受納・腐熟を主る，③第12胸椎に付着（胃兪）　＊特徴：喜湿悪燥（＊脾との区別に注意する）

④**大腸**：①伝導の官，②糟粕の転送，③第4腰椎に付着（大腸兪）

⑤**膀胱**：①州都の官，②貯尿と排尿，③第2仙椎に付着（膀胱兪）

⑥**三焦**：①決瀆の官，②気血津液の調整，③体温の調節，④水液運行の通路（輸瀉作用）である，⑤第1腰椎に付着（三焦兪）

- **三焦の分類**：上焦・中焦・下焦の3つに分けられる

  ①上焦：横隔膜より上部の部位で，心肺と関係が深い

  ②中焦：横隔膜から臍までの部位で，脾胃との関係が深い

  ③下焦：臍より下腹部までの部分，腎・膀胱・小腸・大腸・生殖器と関係が深い

  注意：肝は機能上，下焦に配当される説もある

- **三焦の特徴**：名あって形なし（有名無実）．機能上の分類で，実際の器官や臓器の名称ではない（名前と機能はあっても解剖学的な形はない）．その働きも飲食物の消化・伝送・排泄と吸収・分化した気血津液の調整

2　奇恒の腑：形状は六腑に，機能は五臓に似ることより命名

①**脳**：精神・思惟等の活動を主る

②**骨**：体を支える

③**髄**：骨や脳を養う．脳は髄の海である

④**脈**：血脈のこと

⑤**胆**：六腑の1つであるが，「決断を主る」という臓の働きを持つため，奇恒の腑にも分類される

⑥**女子胞**：子宮（女性生殖器）のこと．月経と妊娠の機能で，腎・任脈と衝脈との関係が深い

正解：1—④，2—②，3—②，4—②，5—①，6—②，7—④，8—④

例 題

1　胆の腑の作用で正しいのはどれか
①津液の生成を主る　②大便の排泄を主る
③栄養の吸収を主る　④決断を主る

2　六腑に属する奇恒の腑が剋する腑の生理作用はどれか
①貯尿を主る　②受納を主る　③決断を主る　④昇清を主る

3　誤っているのはどれか
①小腸は受盛の官である　②胆は州都の官である
③胃は水穀の海である　④大腸は伝導の官である

4　臓腑と生理作用の組合せで正しいのはどれか
①小腸—受納　②胃—降濁　③大腸—化物　④胆—腐熟

5　奇恒の腑に属するのはどれか
①脳・女子胞　②肝・腎　③脾・胃　④心包・三焦

6　六腑に属する奇恒の腑が剋する腑の生理作用はどれか
①貯尿を主る　②受納を主る　③決断を主る　④昇清を主る

7　飲食物の伝送と消化に直接に関与しないのはどれか
①小腸　②大腸　③三焦　④胆

8　三焦について正しいのはどれか
①第 12 胸椎に付く　②伝導の官
③納気を主る　④水道を通調する

ワンポイント

・五行の色体表と関連させて覚えることが重要
・胆は，腑にも奇恒の腑にも属するので要注意
・胆は飲食物の伝送・消化に直接関与しない．小腸，大腸，三焦は直接に関与する

4　病因論

1　病因の分類

①分類

(1) 外感病因→六淫（風寒暑湿燥火）と疫癘→外感病
(2) 内傷病因→七情・飲食不節内・労逸・房事過多→傷病
(3) 病理産物とその他の病因→体内要因（痰湿・瘀血）と体外要因（外傷）

②外感病因：六淫

風邪	①陽邪，上部を侵しやすい　②体表（衛気）や肺を侵す*(軽陽性・開泄性)*　③変化しやすい*(遊走性)*　④百病の長（他の外邪と一緒に身体に侵入し発症する）
寒邪	①陰邪，陽気を損傷しやすい*(寒冷性)*　②気血を渋滞させ*痛み*を引き起こす*(凝滞性)*　③収縮，収斂*(収引性)*　④臓腑を直接に侵入する
熱（暑）邪	①陽邪，上昇し発散する*(炎上性，昇散性)*　②*湿邪を伴う*ことが多い
湿邪	①陰邪，人体の下部を侵しやすい*(下注性)*　②重く停滞する*(重濁性・粘滞性)*　③*脾*を損傷しやすい
燥邪	①津液を損傷しやすい*(乾燥性)*　②*肺*を傷つけやすい．
火邪	①陽邪，上昇しやすい*(炎上性)*　②気や津液を損傷しやすい③*生風・動血*しやすい　④腫瘍を形成しやすい _＊五気変火_：外邪は長期にわたって体内に停滞すると熱化して火邪となる

③内傷病因・病理産物

- **七情と五志・五臓**：心（喜），肝（怒），脾（思），肺（憂・悲），腎（恐・驚）

④病理産物とその他の要因：病理産物とその他の要因として，痰湿，瘀血など体内からの要因と，外傷や中毒など体外からの要因が含まれる

- **痰湿**：痰湿は，脾・肺・腎の機能失調や多飲，湿邪の侵襲などによって体内に生じる病理産物である．これらが形成されると，直接あるいは間接的に臓腑や経絡に影響をおよぼし，多くの病証が起こる
- **瘀血**：瘀血は，気滞，気虚，血虚，寒邪などによって体内に生じる病理産物である

  瘀血が生じて，臓腑や経絡に影響を及ぼすと，頭痛・関節痛・腰痛・下肢痛・月経痛などの疼痛が起こる．また，心悸・咳嗽・腫塊を形成するなど様々な症状が起こる

⑤体外の要因（外傷）→例えば，スポーツ障害と損傷

正解：1—②，2—①，3—③，4—②，5—①，6—②，7—③

例題

1　次の文で示す患者の症状を引き起こす六淫で最も適切なのはどれか

「40歳の女性．昨日，外出後，頭痛，鼻づまり，咽喉部の痒み，眼瞼および顔面の浮腫が発生した．顔面麻痺様の症状もある」

①寒邪　②風邪　③湿邪　④暑邪

2　次の文で示す外邪はどれか

「百病の長，春に多く発病し，皮毛から侵入する」

①風　②寒　③湿　④燥

3　寒邪の特徴でないのはどれか

①収斂作用をもつ　②気血を阻滞する

③遊走性をもつ　④陰性の外邪である

4　病邪と損傷する対象との組み合わせで正しいのはどれか

①風邪—血　②火邪—気　③湿邪—津液　④風邪—営気

5　急にめまい，けいれんを起こすのはどれか

①内風　②内寒　③内湿　④内燥

6　外因について正しくないのはどれか

①風邪—遊走性　②湿邪—凝滞性

③火邪—炎上性　④暑邪—湿邪を伴うものが多い

7　次の文で示す症状を引き起こす六淫の性質に含まれるのはどれか

「梅雨の時期から体が重く下肢がむくみ，下痢をするようになった」

①遊走性　②昇散性　③粘滞性　④収引性

ワンポイント

- 五行色体表の外因（五気），内因（五志）の分類をチェック
  ①五行色体表の五志にない七情は悲・驚
  ②五行色体表の五気（五邪，五悪）にない六淫は火邪
- 三毒説：漢方の病因説で，水毒・血毒・食毒の３つ
- 疫癘（えきれい）：六淫以外の外因で，伝染病の病原体等がそれにあたる

5　病理と病証／八綱病証

1　八綱の意義

八綱とは，病位・病性・病勢を，陰陽概念を用いて陰陽・表裏・寒熱・虚実に統括した病証である．

①**陰陽**—八綱病証を総合（総綱）する

- 陽：表証，熱証，実証
- 陰：裏証，寒証，虚証

②**表裏**—病の深浅（病位）

③**寒熱**—病の病情（病性）

④**虚実**—正邪の盛衰（病勢）

2　八綱の主な症状

陰証	顔面蒼白，気分が沈うつ，元気がない，言葉が少ない，手足を縮める，悪寒や冷え，舌質は淡胖，脈は遅，弱，細
陽証	顔面紅潮，多言，多動，発熱，舌質は紅，脈は浮，弦，洪，滑，実
表証	発熱悪寒，頭痛，項強，腰背痛，四肢関節痛，脈は浮
裏証	悪熱，口渇，便秘，腹部脹満，腹痛，下痢，舌苔は厚，脈は沈
寒証	悪寒，手足の冷え（厥冷），顔面蒼白，寒性下痢，小便が多く澄む，唇は淡白，舌苔は白で湿潤，脈は遅
熱証	発熱，煩燥，顔は赤くほてる，大便秘結，小便は少なく赤い，口渇，舌苔は黄，脈は数
虚証	呼吸や語勢が弱い，自汗，下痢，小便数，筋肉に弾力性がない，喜按，脈は濡，弱，微，虚
実証	呼吸や語勢が荒く強い，無汗，便秘，小便の回数は多い筋肉に弾力性があり，拒按，脈は弦，洪，滑，実，緊

正解：1—④，2—④，3—④，4—④，5—①，6—②，7—③，8—②

例題

1　八綱病証で病位を診るのはどれか
①陰陽　②虚実　③寒熱　④表裏

2　八綱病証で病勢を示すのはどれか
①寒熱　②陰陽　③表裏　④虚実

3　虚証にみられないのはどれか
①声が弱い　②脈弱　③自汗　④拒按

4　正邪の盛衰を診るのはどれか
①寒熱　②燥湿　③表裏　④虚実

5　八綱のうち病証を統括するのはどれか
①陰陽　②虚実　③寒熱　④表裏

6　八綱病証で疾病の性質を示すのはどれか
①表裏　②寒熱　③虚実　④陰陽

7　寒証でないのはどれか
①遅脈　②手足の厥冷
③小便は少なく赤い　④温かいものを好む

8　「頭痛，首と肩がこる，手足の関節が痛む，厚着をしても寒い，微熱，薄白苔，緊脈」最も考えられる病証はどれか
①表熱　②表寒　③裏寒　④裏熱

ワンポイント

- 八綱病証は，ほぼ毎年に出題される
- 表裏―病位，寒熱―病性，虚実―病勢をよく覚えておく
- 主な証とその代表的な症状
  ①表証―発熱悪寒，浮脈．裏証―熱証もしくは寒証だけ，沈脈
  ②実証―拒按，弦脈，滑脈，緊脈．虚証―喜按，虚脈，濡脈，微脈
  ③熱証―口渇，冷飲を好む，数脈．寒証―口渇がない，お湯を好む，遅脈

5　病理と病証／気血津液の病証

1　気の証

①**気虚証**：倦怠感・無力感・眩暈・息切れ・懶言・自汗・易感冒

②**気陥証**：気虚証＋気の上昇不能．気虚証＋胃下垂・脱肛・子宮脱・慢性下痢

③**気脱証**：虚証．極めて重症！　呼吸が浅くなる・意識を失う・顔面蒼白・四肢の冷え・脈弱強い自汗

④**気うつ・気滞証**：実証．脹痛・胸悶・胸肋部痛（胸脇苦満）・腹部の脹満感・抑うつ感

⑤**気逆証**：肝気上逆証：易怒・頭痛；肺気上逆証：咳嗽・喘；胃気上逆証：悪心・嘔吐・噯気（げっぷ）・吃逆（しゃっくり）

2　血の証

①**血虚証**：眩暈，顔面蒼白；動悸，不眠，健忘；しびれ，痙攣，目のかすみ，視力減退，爪の変形；経色淡白，経少，月経痛

②**血瘀証（瘀血証）**：固定痛，刺痛；腫脹，腫塊；紫舌，暗紅舌，瘀斑，瘀点，皮下出血斑；肌膚甲錯；月経痛，血塊が多い

③**血熱証**：発熱，発赤，発疹，痒み；出血；潮熱，五心煩熱，盗汗，口渇；心煩，不眠，精神不安

3　津液の証

①**津液不足証**：口や咽喉の乾き；皮膚や髪の乾燥；乾燥便や尿量の減少．

②**津液停滞証**：重要！　臨床では，湿，水，飲，痰，水湿，水飲，痰湿，痰飲＝「痰湿」

③**湿（邪）の証**：身体の重だるさ．浮腫，下痢．

④**飲の証**：腹鳴・動悸・喘息・浮腫．

⑤**痰（湿）の証**：咳嗽；動悸，眩暈，頭痛；意識障害，精神障害；食欲不振，皮膚疾患，運動障害，腫瘍

4　**陽虚証**：寒がる・手足の冷え・顔面蒼白・頻尿・自汗

- 気虚と陽虚の区別：陽虚は気虚より重くなり，「虚寒」が特徴

5　**陰虚証**：五心煩熱・手足のほてり・のぼせ・盗汗・午後や夜間の潮熱

- 血虚と陰虚の区別：陰虚は血虚より重くなり，「虚熱」が特徴

正解：1—①，2—①，3—④，4—③，5—②，6—③，7—③，8—④

例題

1　**気虚の症状として誤っているものはどれか**
①遊走性の痛み　②息切れ　③精神不振　④倦怠無力感

2　**気滞の症状として誤っているものはどれか**
①吐き気　②脹痛　③イライラする　④うつ

3　**瘀血の症状として誤っているものはどれか**
①固定性の刺痛　②顔がどす黒い
③舌に斑がある　④遊走性の痛み

4　**血虚の症状として正しいのはどれか**
①刺痛　②顔赤　③動悸　④厥冷

5　**次のうち，津液の停滞を示す証はどれか**
①血瘀　②痰飲　③気滞　④気虚

6　**病証と症状の組み合わせで正しいものはどれか**
①気滞―刺痛　②血虚―脹痛
③気陥―内臓下垂　④気虚―イライラ

7　**陰虚証の症状でないのはどれか**
①盗汗　②手足のほてり　③下痢　④口渇

8　**次の文で示す患者について，最も考えられる病証はどれか**
「55歳の女性．皮下出血しやすく，皮膚はかさつき，腹が脹る，月経時に血塊を伴う」
①気滞　②血虚　③気逆　④瘀血

ワンポイント

・病証と疼痛
気滞―脹痛，瘀血―刺痛，湿証―重痛・酸痛
寒証―冷痛，熱証―灼痛，虚証―隠痛・酸痛

5 病理と病証／臓腑病証（1）

① 心の病証：共通の症状—動悸（心悸）・息切れ

<table>
<tr><th>証名</th><th colspan="2">症候</th></tr>
<tr><td>心気虚</td><td rowspan="4">動悸
息切れ
結代脈</td><td>胸悶＋気虚，倦怠，息切れ，自汗，舌質淡，脈細弱</td></tr>
<tr><td>心陽虚</td><td>胸痛・畏寒・四肢の冷え＋気虚(心気虚＋陽虚)，舌質胖大，脈細弱</td></tr>
<tr><td>心血虚</td><td>不眠・健忘(蔵神機能の低下＋血虚)，舌質淡，脈細弱</td></tr>
<tr><td>心陰虚</td><td>不眠・五心煩熱・盗汗(心血虚＋陰虚内熱)，舌尖紅</td></tr>
<tr><td>心火亢進</td><td colspan="2">胸部煩熱，不眠，尿赤，うわごと，煩燥，口腔炎，舌尖紅絳，脈数</td></tr>
<tr><td>心脈阻滞</td><td colspan="2">背部に放散する胸痛・胸悶（顔面青紫，冷汗），舌質紫暗，脈濇</td></tr>
</table>

② 肺の病証：共通の症状—咳嗽・喘息

<table>
<tr><th>証名</th><th colspan="2">症候</th></tr>
<tr><td>肺気虚</td><td rowspan="3">咳嗽
喘息</td><td>無力な咳嗽・喘息，少気，自汗，息切れ，風邪をひきやすい，舌質淡，脈弱</td></tr>
<tr><td>肺陰虚</td><td>から咳，咽頭乾燥，粘痰，五心煩熱，盗汗，舌苔少，脈細数</td></tr>
<tr><td>肺の宣発粛降の失調</td><td>痰，鼻の異常（鼻づまり），感冒，浮腫</td></tr>
</table>

③ 脾の病証：共通の症状—食欲不振・倦怠・腹脹・大便異常

証名	症候
脾気虚	食欲不振，泥状便，食後の膨満感，気虚証，舌薄膩苔，脈濡
脾陽虚	腹痛，喜温喜按，畏寒，腹部や四肢の冷え，下痢，舌質胖大，脈細弱
脾陰虚	やせ，無力感，食後腹脹，食欲不振，五心煩熱，舌質紅，脈細数
脾胃湿熱	腹部のつかえ・膨脹感，腹部隠痛，食欲不振，悪心嘔吐，口苦，口が粘る，病証は慢性化しやすい，舌苔黄，脈数
脾胃昇降異常	心下痞，悪心，嘔吐，噯気，腸鳴，下痢

正解：1—③，2—③，3—②，4—③，5—②，6—④，7—③

例題

1 次の文で示す患者の病証として適切なのはどれか
「38 歳の男性．半年前の失職以来，不安と不眠がある．起立時のめまいと軽度の動悸とを訴えている」
①脾陽虚証 ②肝陰虚証 ③心血虚証 ④腎気虚証

2 四肢の冷え，胸痛，畏寒を示す病証はどれか
①肝陰虚 ②腎陰虚 ③心陽虚 ④脾陽虚

3 肺の病証でみられるのはどれか
①耳鳴 ②咳嗽 ③不眠 ④腰痛

4 脾の病証として適切でないのはどれか
①倦怠 ②消化不良 ③性欲減退 ④腹部膨満感

5 脾の病証でみられないのはどれか
①軟便 ②咽喉の閉塞感 ③崩漏 ④全身倦怠感

6 五臓の証で正しいのはどれか
①心気虚—動悸・胸刺痛 ②肺陰虚—咳嗽・自汗
③脾陽虚—下痢・盗汗 ④心火亢進—不眠・尿赤

7 五臓の病証で誤っている組み合わせはどれか
①心—譫語 ②脾—脱肛 ③肺—陽痿 ④腎—頻尿

ワンポイント

・五臓の証は国試で頻出されている．まず，その共通症状をおさえておく
①心の証：循環器系や心臓病，不眠症，不整脈などの症状を主証とする
②肺の証：呼吸器系の病症に代表され，咳や喘息等を主証とする
③脾の証：消化器系や栄養吸収等の病症との関係が深く，食欲不振，腹部膨満感や大便異常（下痢と便秘）等を主証とする
・各々の詳しい証について，気血津液の証や陰虚証，陽虚証などと関連づけて覚えるとよい
例：心気虚：心の主証＋気虚証，脾陽虚：脾の主証＋陽虚証

5　病理と病証／臓腑病証（2）

① 肝の病証：共通の症状—抑うつ・イライラ・怒りっぽい

<table>
<tr><th>証名</th><th colspan="3">症　候</th></tr>
<tr><td>肝うつ</td><td rowspan="3">イライラ
怒りっぽい</td><td colspan="2">精神抑うつ，ため息，胸悶，胸脇苦満，生理不順，梅核気（のどのつかえ），脈弦</td></tr>
<tr><td>肝火亢進</td><td rowspan="2">頭痛，耳鳴り，
めまい，目の充血</td><td>便秘，脈弦数</td></tr>
<tr><td>肝陽亢進</td><td>腰下肢のだるさ，脈細数</td></tr>
<tr><td>肝血虚</td><td colspan="3">目の乾き・かすみ，胸脇隠痛，顔色痿黄，舌質淡白，脈細</td></tr>
<tr><td>肝風</td><td colspan="3">めまい，しびれ，ふるえ，痙攣，拘急，半身不随（ふらつき）</td></tr>
</table>

② 腎の病証：共通の症状—腰がだるい・尿の異常・性機能低下

<table>
<tr><th colspan="2">証名</th><th colspan="2">症　候</th></tr>
<tr><td rowspan="2">腎気虚</td><td>腎気不固</td><td colspan="2">遺精，早漏，遺尿，小便失禁，流産，帯下，脈沈弱または尺脈弱</td></tr>
<tr><td>腎不納気</td><td colspan="2">喘息，浅い呼吸，呼吸困難，息切れ，脈沈弱または尺脈弱</td></tr>
<tr><td colspan="2">腎　陽　虚</td><td colspan="2">冷え症，腰膝軟弱，性欲減退，水腫，小便清澄，舌胖大，脈弱</td></tr>
<tr><td colspan="2">腎 精 不 足</td><td rowspan="2">腰膝軟弱，
耳鳴り，難聴，
めまい</td><td>発育遅延（五遅・五軟），性機能成熟障害・早老化，陽痿，不妊，歯の動揺，健忘，骨粗鬆症，脱毛</td></tr>
<tr><td colspan="2">腎　陰　虚</td><td>五心煩熱，盗汗，不眠，多夢，咽頭の渇き，便秘，舌質痩，苔少，脈細数</td></tr>
</table>

正解：1—②，2—③，3—③，4—①，5—②，6—④，7—①

例題

1 肝うつでみられない症状はどれか
①胸苦しい　②息切れ　③生理不順　④イライラ

2 肝の病証に含まれないのはどれか
①目の充血　②ため息　③動悸　④めまい

3 肝の病証に属するのはどれか
①胸痛　②手足の冷え　③のどのつかえ　④頻尿

4 四肢のふるえとめまいとがともにみられる病証はどれか
①肝血虚　②脾気虚　③肺陰虚　④腎陽虚

5 腎の症状として誤っているのはどれか
①耳鳴り　②舌尖紅　③四肢の冷え　④性欲減退

6 次の文で示す患者の病証はどれか
「腰がだるい，遺精，早漏，尿漏れ」
①肝の証　②心の証　③脾の証　④腎の証

7 腎の症状はどれか
①難聴　②血便　③脇痛　④胸痛

ワンポイント

- 五臓の証の中では，肝腎の証はよく出題され，その共通症状をおさえるのは重要である
  ①肝の証：自律神経や情動の病症，高血圧などの症状にあたり，うつ，イライラ，胸脇苦満等を主証とする
  ②腎の証：ホルモン系や生殖器系，発育等との関係が深く，尿の異常，生殖能力の異常，耳鳴り及び発育障害等を主証とする
  ③腎不納気：東洋医学の特有な証で，出題されやすい．吸気が呼気より少ない，浅い呼吸
- 五臓の証に関する問題を解くときに，迷ったら，五行色体表を思い出す
- 陽痿とは，勃起不全（ED，インポテンツ）のことである

5 病理と病証／十二経脈の病証

① 十二経脈の病証

経絡	症　候
手太陰肺経	上肢前面外側の痛み，手掌のほてり，咳嗽，喘息，息切れ，胸苦しさ，胸熱感
手陽明大腸経	上肢外側の痛み，示指の痛み，のどの脹痛，歯痛，鼻出血
足陽明胃経	顔面の麻痺，前頸部の腫れ，前胸部・腹部・鼠径部・下肢前面・足背の痛み，躁状態・うつ状態，鼻出血，消化吸収の異常
足太陰脾経	下肢内側の腫れ痛み，前胸部，心下部，腋下の圧迫感，母指の麻痺，腹部膨満感，嘔吐，軟便，下痢，全身の倦怠感
手少陰心経	上肢前面内側の痛み，心臓部痛，手掌のほてりと痛み，のどの渇き，脇の痛み
手太陽小腸経	頸・肩・上肢後面内側の痛み，肩・上腕の激しい痛み，頸が脹れ，後ろを振り返れない．のど・あごの脹れと痛み．難聴
足太陽膀胱経	目の痛み，頭頂部・後頭部痛，体幹後面，脊柱の痛み・下肢後面の痛み・足の小指の麻痺・鼻出血，痔，おこり，精神異常
足少陰腎経	腰と大腿内側の痛み・冷え・しびれ，足底のほてり，口腔内・咽頭部の炎症，空腹感があるが食欲がない，顔色が黒ずむ，呼吸が苦しく咳込む
手厥陰心包経	上肢のひきつり，心臓部痛，腋の腫れ，手掌のほてり，季肋部のつかえ，胸苦しさ，顔色が赤い，精神不安定
手少陽三焦経	耳―肩上部―上肢後面の痛み，第4指の麻痺，目尻から頬の痛み，難聴，咽頭・喉頭の炎症，汗
足少陽胆経	目尻・側頭部・顎関節・鎖骨上窩・体幹外側・下肢外側の痛み，足の第4指の麻痺，寝返りが打てない，足は外反しほてる，口が苦い，よくため息をつく，顔色がくすむ，かさかさして艶がない
足厥陰肝経	季肋部の腫れ，顔色がすすけて青黒くなる，疝気（男），下腹部膨満感（女），遺尿・尿閉，腰痛，うつむいたり仰向けたりできない，嘔吐，ひどい下痢，のどの渇き

正解：1―②，2―②，3―②，4―①，5―①，6―③，7―④

例題

1　経脈病証で前胸部，心下部，腋下部の圧迫感，下肢内側の腫れや痛みがみられるのはどれか

①陽明胃経病証　②太陰脾経病証
③少陽胆経病証　④厥陰肝経病証

2　次の文で示す症状を訴えるのはどの経絡の病証か

「腋窩部の腫れ，上肢のひきつり，手掌のほてり及び季肋部のつかえ」

①太陽小腸経　②厥陰心包経　③陽明大腸経　④少陽三焦経

3　次の文で示す病証に関係する経絡はどれか

「頸が腫れ，肩から上腕後内側を経て小指にいたる部位の激しい痛み，難聴がある」

①陽明大腸経　②太陽小腸経　③少陰心経　④太陰肺経

4　経脈病証で「顔がすすけて黒く，腰が痛く，陰嚢が腫れて痛み，小便が出ない」のはどれか

①足の厥陰経脈病証　②足の少陰経脈病証
③足の少陽経脈病証　④足の太陽経脈病証

5　次の文で示す病証を呈する経絡はどれか

「前胸部から心下部への圧迫感，腹部膨満感があり，下肢内側の腫れと痛み，足の母指の麻痺がある」

①太陰脾経　②太陽膀胱経　③陽明胃経　④少陽胆経

6　次の文で示す経絡病証はどれか

「咳が出て胸苦しく，胸に熱感があり息切れし，手掌がほてる」

①手少陰心経　②足太陰脾経　③手太陰肺経　④足少陰腎経

7　次の文で示す経脈の病証はどれか

「48 歳の女性．発汗，目尻から頬の痛みがあり，耳鳴りが続き，耳が聞こえにくい」

①足の陽明経　②手の太陽経　③足の少陰経　④手の少陽経

ワンポイント

・経脈流注の部位と臓腑の機能に注目する

5　病理と病証／六経弁証・奇経八脈弁証（1）

① 六経弁証（三陰三陽病）

太陽病	表証・実証	悪寒・発熱，頭痛，項強痛，脈浮
少陽病	半表半裏証・実証	寒熱往来，胸脇苦満，口苦，目眩（めまい），脈弦
陽明病	裏実熱証	激しい汗，壮熱，激しい口渇，潮熱，大便秘結，譫語，黄苔，脈洪
太陰病	裏虚証の初期段階	食欲不振，腹部膨張感，水様便
少陰病	外感病の後期	虚寒証：四肢厥冷，精神疲労，水様便 虚熱証：心煩，不眠
厥陰病	外感病の末期	寒熱錯雑（上熱下寒）：胸部の不快感，激しい口渇，四肢厥冷，下痢

正解：1―①，2―②，3―③，4―②，5―④，6―①

例題

1　次の文で示す症例について，六経病証で正しいのはどれか

「18 歳の男性．昨日雨に濡れ，その夜から悪寒，発熱，後頭部痛が出現した．脈は浮緊，舌は淡紅で薄白苔．咳，痰，鼻水はない」

①太陽病証　②少陽病　③陽明病　④太陰病

2　次の文で示す症状について六経病証で正しいのはどれか

「寒熱往来，目眩，弦脈」

①太陽病　②少陽病　③陽蹻病　④陽維病

3　次の文で示す症例について六経病証で正しいのはどれか

「28 歳の男性．10 日前に風邪を引き起こし，昨日から体温が 38.5 度，汗はよく出る，口渇，大便秘結，幅の広い脈が触診される」

①少陰病　②少陽病　③陽明病　④太陰病

4　次の文で示す病態について六経病証で正しいのはどれか

「外感病の末期にあり，正気が衰退し，陰陽の失調により寒熱錯雑（上熱下寒）がおこる」

①太陰病　②厥陰病　③少陰病　④衝脈病

5　六経病証の中では，「四肢厥冷，精神疲労，心煩，不眠」が現れるのはどれか

①太陽病　②太陰病　③少陽病　④少陰病

6　六経病証で，病位は裏，病状は上熱下寒，咽の渇き，胸部の不快感，四肢厥冷，嘔吐，下痢などを現すのはどれか

①厥陰病　②太陰病　③陽明病　④少陰病

ワンポイント

・近年，難問として出題される

5　病理と病証／六経弁証・奇経八脈弁証 (2)

① 奇経八脈弁証

督　脈	背骨がこわばり，頭痛，足の冷え・痛み，痔，下腹部から胸までつきあげる痛み，浮腫み
任　脈	疝気（男），帯下・月経異常・不妊（女），腹部皮膚の痛み・かゆみ
衝　脈	逆気（悪心，嘔吐，めまい，頭痛）して下痢
帯　脈	腹がはり，腰は水中にすわっているように冷える
陽蹻脈	陰が緩んで陽がひきつる（下肢内側の麻痺，前半身は緩み後ろ半身が引きつる），目が痛む
陰蹻脈	陽が緩んで陰がひきつる（下肢外側の麻痺，後ろ半身は緩み前半身が引きつる）
陽維脈	寒熱に苦しむ
陰維脈	心臓部に苦しむ

② 衛気営血弁証

- 衛気営血弁証は，外感温熱病の弁証に用いられている．温熱病が進行する過程を，衛分証，気分証，営分証，血分証の４つに分けて病位，病勢（病の重度症）を診療するものである

③ 三焦弁証

- 温熱病，とくに湿熱性の温病に対する弁証法である．湿熱性の温病の進行過程を，上焦・中焦・下焦の３段階に分け，主として三焦に属する臓腑が現す症状によって症候を分型し，弁証論治の根拠とする．

正解：1—①，2—②，3—④，4—①

例題

1　任脈病証に含まれるのはどれか

①月経異常　②頭痛　③手足の麻痺　④関節腫脹

2　陽蹻（きょう）脈病証の症状はどれか

①胃痛　②目の痛み　③排尿障害　④下痢

3　次の文で示す患者の奇経八脈病証はどれか

「60歳の男性．目の痛み，前半身の緩み・後ろ半身のひきつり，下腿内側の麻痺」

①衝脈　②帯脈　③陽維脈　④陽蹻脈

4　次の文で示す患者に対する奇経を用いた治療で適切でないのはどれか

「28歳の女性．月経が3か月に一度しかなく，経血量も少ない．めまい感があり，食欲がない．やせ型で顔色が蒼白く，舌質淡，脈沈細」

①陽維脈　②衝脈　③任脈　④帯脈

ワンポイント

・近年，難問として出題される

奇経八脈弁証と八総穴を一緒に覚えよ

衝脈：公孫（脾経）—陰維脈：内関（心包経）：これらは胃や心臓の疾患に使う

帯脈：足臨泣（胆経）—陽維脈：外関（三焦経）：これらは外眼角，耳後，頬，頸，肩の疾患に使う

督脈：後渓（小腸経）—陽蹻脈：申脈（膀胱経）：これらは内眼角，耳，項，肩甲骨の疾患に使う

任脈：列欠（肺経）—陰蹻脈：照海（腎経）：これらは胸，肺，横隔膜の疾患に使う

6　診断法（1）

1　四診法の分類

①**望診**（神技）：視覚により診察，望神・顔面診・舌診など
②**聞診**（聖技）：聴覚・嗅覚により診察，呼吸音・声及び体臭
③**問診**（工技）：聞くことにより，主訴，症状及び治療経過等を調べる
④**切診**（巧技）：触診により診察，切経・腹診・背候診・脈診など

2　病色と主病

- **白色**—虚証・寒証，**青色（青紫）**—瘀血・風寒・痛み
  紅色—熱証，**黄色**—湿・脾虚，**黒色**—腎虚，瘀血

3　舌診の臓腑配当

- **舌尖部**—心・肺・上焦，**舌中部**—脾・胃・中焦
  舌辺部—肝・胆・中焦，**舌根部**—腎・下焦

4　六部定位と臓腑

①**左手**：寸口（心・膻中），関上（肝・胆），尺中（腎・小腹）
②**右手**：寸口（肺・胸中），関上（脾・胃），尺中（腎・小腹）

5　脈　状

①**祖脈：（基本の脈状）**：浮・沈・遅・数・虚・実の六脈
②**杉山和一の八脈**：浮・沈・遅・数・弦・緊・伏・結
③**七表脈（陽脈）**：浮・芤・滑・実・弦・緊・洪
④**八裏脈（陰脈）**：沈・緩・濇・濡・遅・伏・微・弱
⑤**九道脈（その他）**：長・短・細・虚・動・牢・結・促・代
⑥**季節と脈状**

- **春**—肝—**弦**，**夏**—心—**鈎**，**長夏**—脾—**代**，
  秋—肺—**毛**，**冬**—腎—**石**

⑦**主な脈状**

- **滑脈**：珠を転がしたような脈象—痰飲・食滞
- **弦脈**：弾力に富み，琴の弦を按じるような脈—肝胆病・痛証
- **濡脈**：浮にして細軟の脈—湿証・虚証
- **緊脈**：張りつめた藁を按じるような脈—実証・痛証

⑧**虚里の動**：左乳下の動悸（心尖拍動）

正解：1—①，2—①，3—③，4—①，5—①，6—③，7—②，8—①

例　題

1　目のかすみ，めまい，脇部の隠痛及び手足のふるえを呈する病証で最も考えられる舌質はどれか
①淡白舌　②淡紅舌　③紅舌　④紫舌

2　顔面と舌の五臓配当で正しい組み合わせはどれか
①オトガイ—舌根　②鼻—舌尖
③左の頬—舌中　　④右の頬—舌辺

3　舌診部位と臓腑との組み合わせで正しいのはどれか
①舌根部—心　②舌辺部—肺　③舌中部—脾　④舌尖部—腎

4　虎口三関の脈について正しくないのはどれか
①小児の脈診　　　②小児の望診
③気関—病が重い　④風関—病が軽い

5　脈診部位と臓腑の組み合わせで正しいのはどれか
①右の寸口—肺・大腸　②左の関上—脾・胃
③右の尺中—腎・膀胱　④左の寸口—心包・三焦

6　珠をころがしたような脈はどれか
①緩脈　②洪脈　③滑脈　④弦脈

7　七表の脈でないのはどれか
①浮脈　②遅脈　③実脈　④弦脈

8　四季と脈状との組み合わせで誤っているのはどれか
①春—緩脈　②夏—洪脈　③秋—毛脈　④冬—石脈

ワンポイント

・望診の顔面診（『素問』刺熱論による五臓配当）
・額（顔）—心，右頬—肺，左頬—肝，鼻—脾，頤（オトガイ）—腎
注意：左右の頬の肺肝の配当
・虎口三関の脈（小児の望診法の 1 つ）：手の第 2 指掌面の皮膚の色による診断
①風関—第 2 指基節部—病が軽い
②気関—第 2 指中節部—病が重い
③命関—第 2 指末節部—病は治し難い

6　診断法（2）

1　難経腹診の臓腑配当

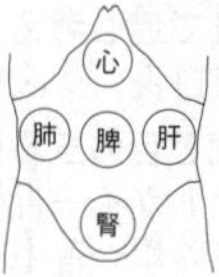

①**心病**：臍の上に異常（硬結や圧痛）
②**肝病**：臍の左に異常（硬結や圧痛）
③**肺病**：臍の右に異常（硬結や圧痛）
④**脾病**：臍の周囲に異常（硬結や圧痛）
⑤**腎病**：臍の下に異常（硬結や圧痛）

2　湯液の腹診

①**心下痞鞕**：心下部が他覚的・自覚的につかえ抵抗感のあるもの．心・心包の病変が多い
- 心下痞：心下部（みぞおち）が自覚的につかえる
- 心下鞕：心下部が他覚的に硬く抵抗感がある

②**胸脇苦満**：肝・胆の病変に多い
- 季肋下部（肋骨弓の下縁）に不快感や脹満感，圧痛がある

③**小腹不仁（臍下不仁）**：腎の病変が多い
- 小腹とは下腹部で，また臍下ともいう．下腹部に力がなく，知覚が鈍麻

④**小腹急結（少腹急結）**：瘀血の腹証，肝・脾・腎の病変が多い
- 下腹部，ことに左下腹部に抵抗や硬結がある

⑤**裏急（腹裏拘急）**：肝・脾・腎の病変が多い
- 腹直筋の異常なつっぱりである

3　切経：経絡を切診すること

①**撮診**：皮膚をつまみ，痛みや反応により経絡の変調を診る
②**背診**：背部兪穴の反応により，臓腑・経絡の変調を診る
③**圧痛**：拒按—実証，喜按—虚証
④**硬結**：押圧して，皮下や筋中に見られる固まり．実証が多い
⑤**陥下**：押圧によりへこんで落ち込むポイント．虚証が多い
⑥**細絡**：皮下静脈のことで，瘀血（実証）の所見により刺絡を行うポイントとなる

4　口渇

①痰飲による口渇：口渇．飲むとすぐ吐き出してしまい，小便不利
②瘀血による口渇：口渇．口を潤すと気持ちがいいが飲みたくない
③消渇による口渇：口渇．よく飲むが，それ以上に小便の量が多い

正解：1—④，2—①，3—②，4—①，5—①，6—④，7—②，8—①

例題

1 難経の腹診において臍の下で診る病はどれか
①肝の病　②心の病　③脾の病　④腎の病

2 難経腹診の臓腑配当で正しいのはどれか
①肝―臍の左側　②心―中胃部
③肺―心下部　④腎―臍の右側

3 腹証で正しい組み合わせはどれか
①小腹急結―心　②小腹不仁―腎
③胸脇苦満―肺　④心下痞鞕―脾

4 胸脇苦満を示すのはどの臓の病か
①肝　②脾　③肺　④腎

5 瘀血の腹証はどれか
①小腹急結　②心下痞鞕　③胸脇苦満　④小腹不仁

6 小腹不仁を示す臓の病はどれか
①肝　②心　③脾　④腎

7 切経による虚の反応はどれか
①拒按　②陥下　③瘀血　④硬結

8 一定の時刻に発熱する特徴をもつのはどれか
①潮熱　②往来寒熱　③壮熱　④但熱不寒

ワンポイント

①壮熱：高熱，悪寒を伴わない
②潮熱：一定時刻になると発熱を繰り返す．午後に発熱するのが多い
・日哺潮熱：胃腸の燥熱によるもの．午後３～５時に発熱が強く，大便秘結を伴う
・夜間潮熱：陰虚によるもの．五心煩熱や骨蒸発熱が特徴となる
③長期微熱：気虚発熱・陰虚発熱・瘀血発熱の三つがある

7　治療法／刺法

1　刺　法

①**九刺**：九つの病変に応じた刺法

①**輸刺**：五臓病，手足末端近くの経穴に刺す．毫鍼・員鍼・鍉鍼

②**遠道刺**：六腑病，下肢の膝周囲，下合穴，毫鍼

③**巨刺**：反対刺法（左右刺）．毫鍼

④**経刺**：経脈に刺す．毫鍼

⑤**絡刺**：刺絡療法（瀉血療法，三稜鍼使用）

⑥**分刺**：分肉の間を刺す．毫鍼・員鍼

⑦**大瀉刺**：膿血を瀉す．鈹鍼

⑧**毛刺**：皮膚の浅刺．小児鍼・摩擦療法・浅刺，鑱鍼・毫鍼

⑨**焠（さい）刺**：圧痛点を治療点として焼き鍼「燔（はん）鍼」

②**十二刺**：十二経に応じた刺法

①**偶刺**：心痹，胸・背に前後１本ずつの２本鍼の刺法

②**報刺**：痛みの部位が動いて定まらないときにその痛みの部位を追って刺す

③**恢刺**：筋痹，筋に刺し，動揺手法を取る

④**斉刺**：狭く深い寒痛を刺す３本鍼の刺法

⑤**揚刺**：広い寒痛を刺す５本鍼の刺法

⑥**直鍼刺**：浅い寒痛を刺す

⑦**輸刺**：深部の熱証を瀉す

⑧**短刺**：骨痹を刺す

⑨**浮刺**：筋肉の冷痛・痙攣，斜刺

⑩**傍鍼刺**：慢性の痹，２本鍼の刺法

⑪**陰刺**：寒厥（腰膝下肢の冷痛），太渓に刺す

⑫**賛刺**：膿血，腫瘍を瀉す

③**五刺**：五臓に応じた刺法

半刺：肺，豹文刺：心，関刺：肝，合谷刺：脾，輸刺：腎

④**三刺**

１刺目—陽邪を出す，２刺目—陰邪を出す，３刺目—穀気を招来

⑤**反対側治療**：巨刺と繆刺（左右刺ともいう，井穴や血絡を刺す）

2　輸刺の区別：九刺の輸刺—手足末端の部位に刺す．十二刺の輸刺—熱証．五刺の輸刺—腎の証に応じる刺法

正解：1—④，2—④，3—①，4—①，5—④，6—④，7—③，8—③

例題

1　九変に応じる刺法について誤っている組み合わせはどれか
①毛刺—皮膚に浮痺があるとき
②分刺—肌肉に邪気があるとき
③遠道刺—病が上部にあるとき
④輸刺—深部に熱があるとき

2　十二刺のうち，患部に１鍼，その傍に１鍼ずつ刺す刺法はどれか
①恢刺　②揚刺　③報刺　④斉刺

3　古代刺法で兪募配穴に発展したのはどれか
①偶刺　②揚刺　③報刺　④傍鍼刺

4　五刺について正しい組み合わせはどれか
①輸刺—骨　②関刺—血脈　③豹文刺—肌肉　④合谷刺—筋

5　次の刺法のうち，出血しないものはどれか
①豹文刺　②繆刺　③絡刺　④恢刺

6　右肩関節痛に対して左肩に刺鍼する刺法はどれか
①遠道刺　②絡刺　③毛刺　④巨刺

7　遠道刺の刺法はどれか
①病，分肉にあればその間を刺す　②病，右にあれば左に取る
③病，上にあれば下に取る　④病，体表にあれば皮毛を刺す

8　九変に応ずる刺法で筋痺のときに圧痛点へ刺すのはどれか
①経刺　②絡刺　③焠刺　④輸刺

ワンポイント

・出血を伴う刺法：絡刺，大瀉刺，賛刺，豹文刺，繆刺
・五刺と五臓・五主
半刺—皮毛—肺，豹文刺—血脈—心，関刺—筋—肝，合谷刺—肌肉—脾，輸刺—骨—腎
関刺は淵刺（えんし），豈刺（がいし）ともいう

7　治療法／補瀉手技

1 補瀉の手技

	補　法（虚証に適）	瀉　法（実証に適）
呼吸補瀉	呼気に刺入，吸気に抜刺する	吸気に刺入，呼気に抜刺する
迎随補瀉	鍼を経絡流注の方向に随って刺入する	鍼を経絡流注の方向に逆らって刺入する
弾爪補瀉	爪で弾いてから刺入する	弾爪せずにそのまま刺入する

2 **難経69難の補瀉**：五行の母子（相生）関係によるもの

- 虚証はその母を補い，実証はその子を瀉す

		虚証⇒補母	実証⇒瀉子
木	肝証	曲泉・陰谷	労宮・少府・行間
火	心証	少衝・大敦	神門・太白
	心包証	中衝・太敦	大陵・太白
土	脾証	大都・少府・労宮	商丘・経渠
金	肺証	太淵・太白	尺沢・陰谷
水	腎証	復溜・経渠	湧泉・大敦

＊上記の経穴の部位も必ず暗記せよ

3 難経75難の補瀉

- 証の特徴：東方実と西方虚：肝（東）実証と肺（西）虚証
- 南方を瀉す，南である心包経（労宮）と心経（少府）
- 北方を補う，北である腎経（陰谷）

4 他の治療原則及び治療法

①**本証**：病の変化を左右する根本的な証
②**標証**：病変の中では一時的にみられる症状や局所的な症状
③**本治法**：証に従う治療　例：経絡治療・太極療法（澤田流）
④**標治法**：対症的な治療

正解：1―①，2―②，3―④，4―②，5―②，6―②

例題

1 肘関節に向けて刺入すると補法になる経穴の部位はどれか

①尺骨内縁と尺側手根屈筋の間，手関節背側横紋の上方５寸
②長掌筋腱と橈側手根屈筋腱の間，手関節掌側横紋の上方５寸
③肘頭と肩峰角を結ぶ線上，肘頭の上方２寸
④肘後外側，上腕骨外側上顆の上縁，外側顆上稜の前縁

2 迎随の補瀉で瀉法となるのはどれか

①太白に踵の方向へ刺す
②復溜に足関節の方向へ向けて刺す
③経渠に手関節の方向へ向けて刺す
④陽池に肘関節の方向へ向けて刺す

3 69 難で太淵と太白に補法を行うのはどれか

①肝虚証　②心虚証　③脾虚証　④肺虚証

4 69 難で肝実証に行間穴とともに瀉法を行う経穴はどれか

①大敦　②少府　③中封　④然谷

5 難経 69 難で経渠穴と商丘穴に瀉法を行うのはどれか

①肝実証　②脾実証　③肺実証　④腎実証

6 次の文で示す症状に対し，難経六十九難に基づく適切な治療穴はどれか

「食欲がなく，腹部膨満感，下痢があり，手足に無力感がある」

①足関節後内側，内果尖とアキレス腱の間の陥凹部
②手掌，第５中手指節関節の近位端と同じ高さ，第４・第５中手骨間
③前腕，撓骨下端の撓側で外側に最も突出した部位と椀骨動脈の間，手関節掌側横紋の上方１寸
④足内側，第１中足指節関節の近位陥凹部，赤白肉際

ワンポイント

・主証：発病からその症状が引き続き変わらないもの
・客証：時によって出現する症状
・難経 69 難の治療法は，五行の母子関係に立ち返って理解する

1 経脈の意義 (1)

1 十二正経：お互いに接合して気血を伝達

①表裏関係

手・足それぞれの陽明と太陰，太陽と少陰，少陽と厥陰は表裏の関係にある（太陰肺経と陽明大腸経など）

接続部位		十二経脈の名称	接続部位
		手太陰肺経 →	少商：
鼻翼外方	迎香 ←	手陽明大腸経 ←	商陽：手示指端←
	→承泣 →	足陽明胃経 →	厲兌：
心中	大包 ←	足太陰脾経 ←	陰白：足第1指内側端←
	→極泉 →	手少陰心経 →	少衝：
内眼角	聴宮 ←	手太陽小腸経 ←	少沢：手小指端←
	→睛明 →	足太陽膀胱経 →	至陰：足第5指端
胸中	兪府 ←	足少陰腎経 ←	湧泉： ←
	→天池 →	手厥陰心包経 →	中衝：
外眼角	糸竹空 ←	手少陽三焦経 ←	関衝：手薬指端←
	→瞳子髎 →	足少陽胆経 →	足竅陰：
中焦	期門 ←	足厥陰肝経 ←	大敦：足第1指外側端←
	→中府 →	手太陰肺経	

②部位別での経脈の通る位置

- 手関節掌側：(橈側から) 肺経，心包経，心経
- 手関節背側：(橈側から) 大腸経，三焦経，小腸経
- 足関節外側：(前側から) 胃経，胆経，膀胱経
- 足関節内側：(前側から) 肝経，脾経，腎経
  *大腿部内側：(前側から) 脾経，肝経，腎経
- 腹部（臍の高さ）：(正中から) 任脈，腎経，胃経，脾経，肝経，胆経
  *腎経，胃経，脾経は腹部では任脈に沿って走行する
- 背部：膀胱経

正解：1—③，2—②，3—④，4—②，5—①

例題

1　経脈間の接続とその部位の組み合わせで正しいのはどれか
①手の陽明経から足の陽明経—内眼角
②足の太陰経から手の少陰経—側胸部
③足の少陰経から手の厥陰経—胸中
④手の太陽経から足の太陽経—外眼角

2　大腿の前内側を上行する経脈はどれか
①胃経　②脾経　③腎経　④肝経

3　経脈間の接続と部位との組み合わせで正しいのはどれか
①小腸経から膀胱経—鼻翼外方
②脾経から心経—側胸部
③腎経から心包経—心中
④三焦経から胆経—外眼角

4　腎経と心包経の接続部はどれか
①舌根　②胸中　③心中　④中焦

5　経脈流注と接続部との組み合わせで正しいのはどれか
①肝経から肺経—中焦
②大腸経から胃経—口角外方
③心包経から三焦経—手の中指端
④小腸経から膀胱経—足の小指端

ワンポイント

・経脈の接続部位と走行方向はよく出題される
・各経脈の名前と接続部位を覚える
・経脈走行（流注）の法則
①手の陽経は手指末端→体幹，手の陰経は体幹→手指末端
②足の陽経は顔面部→下肢，足の陰経は足肢末端→体幹へ

1　経脈の意義（2）

1　奇経八脈の名称及び所属経穴，宗（総）穴

①**衝脈**：経脈の海（血の海）．女子胞から起こる．宗穴：公孫
気衝→横骨→大赫→気穴→四満→陰交→中注→肓兪→商曲→石関→陰都→通谷→幽門

②**陽蹻脈**：足の太陽の別脈．宗穴：申脈　郄穴：跗陽
申脈→僕参→跗陽→居髎→臑兪→巨骨→肩髃→地倉→巨髎→承泣→睛明→風池

③**陰蹻脈**：足の少陰の別脈．宗穴：照海　郄穴：交信
然谷→照海→交信→睛明

④**陽維脈**：諸陽の会に起こる．宗穴：外関　郄穴：陽交
金門→陽輔→陽交→臂臑→天髎→臑兪→風池→瘂門→風府→脳空→承霊→正営→目窓→頭臨泣→陽白→本神

⑤**陰維脈**：諸陰の交に起こる．宗穴：内関　郄穴：築賓
築賓→衝門→府舎→大横→腹哀→期門→天突→廉泉

⑥**帯脈**：側腹部（帯脈）に起こる．宗穴：足臨泣
章門→帯脈→五枢→維道

⑦**督脈**：陽の海．宗穴：後渓
長強→腰兪→腰陽関→命門→懸枢→脊中→中枢→筋縮→至陽→霊台→神道→身柱→陶道→大椎→瘂門→風府→脳戸→強間→後頂→百会→前頂→顖会→上星→神庭→素髎→水溝→兌端→齦交

⑧**任脈**：陰の海．宗穴：列欠
会陰→曲骨→中極→関元→石門→気海→陰交→神闕→水分→下脘→建里→中脘→上脘→巨闕→鳩尾→中庭→膻中→玉堂→紫宮→華蓋→璇璣→天突→廉泉→承漿

2　奇経治療に用いられる八宗穴（八総穴）の組み合わせ

公孫（衝脈）―内関（陰維脈），足臨泣（帯脈）―外関（陽維脈）
後渓（督脈）―申脈（陽蹻脈），列欠（任脈）―照海（陰蹻脈）

正解：1―①，2―①，3―①，4―②，5―①，6―③，7―④，8―①，9―④，10―③

例題

1　次の文で示す奇経はどれか

「足少陰経の築賓から起こり，大腿内側を走り下腹部に入る」

①陰維脈　②陰蹻脈　③衝脈　④帯脈

2　踵から始まり，足少陰の別脈といわれるのはどれか

①陰蹻脈　②陽蹻脈　③陰維脈　④陽維脈

3　奇経と郄穴との組み合わせで正しいのはどれか

①陰維脈―築賓　②陰蹻脈―陽交

③陽蹻脈―交信　④陽維脈―跗陽

4　陽の海といわれている経脈はどれか

①任脈　②督脈　③帯脈　④衝脈

5　帯脈に属さない経穴はどれか

①期門　②章門　③五枢　④維道

6　奇経と経穴との組み合わせで正しいのはどれか

①陽蹻脈―然谷　②陰蹻脈―築賓

③陽維脈―金門　④陰維脈―申脈

7　女子胞から起こって腹部を上行する経絡はどれか

①陽維脈　②陰維脈　③帯脈　④衝脈

8　奇経八脈について正しい記述はどれか

①衝脈は子宮から起こる　②陰維脈は金門に発する

③陽維脈は築賓に発する　④帯脈は踵から起こる

9　奇経と関係する経穴の組み合わせで正しいのはどれか

①陽蹻脈―金門　②陰蹻脈―築賓

③陽維脈―居髎　④陰維脈―府舎

10　奇経八脈と八宗穴（八総穴）との組み合わせで正しいのはどれか

①陰維脈―外関　②帯脈―後渓

③陽蹻脈―申脈　④任脈―照海

2 経穴の意義と概要

1 取穴法

①**経穴数**：354 穴（十四経発揮），361 穴（WHO）

②**骨度法**：骨の体表標識により定める取穴の基準尺度

<table>
<tr><td>大転子頂点～膝窩</td><td>1尺9寸</td></tr>
<tr><td>恥骨結合上縁～膝蓋骨上縁</td><td>1尺8寸</td></tr>
<tr><td>膝窩～外果尖</td><td>1尺6寸</td></tr>
<tr><td>膝蓋骨尖～内果尖</td><td>1尺5寸</td></tr>
<tr><td>殿溝～膝窩</td><td>1尺4寸</td></tr>
<tr><td>脛骨内側顆下縁～内果尖</td><td>1尺3寸</td></tr>
<tr><td>前髪際中点～後髪際中点</td><td rowspan="3">1尺2寸</td></tr>
<tr><td>肘窩～手関節横紋</td></tr>
<tr><td>足指尖～踵（足底）</td></tr>
<tr><td>両額角髪際間</td><td rowspan="4">9寸</td></tr>
<tr><td>両乳様突起間</td></tr>
<tr><td>頸切痕～胸骨体下端</td></tr>
<tr><td>腋窩横前端または後端～肘窩</td></tr>
<tr><td>中指尖～手関節横紋</td><td>8寸5分</td></tr>
<tr><td>両乳頭間</td><td rowspan="2">8寸</td></tr>
<tr><td>胸骨体下端～臍中央</td></tr>
<tr><td>左右の肩甲棘内端縁間</td><td>6寸</td></tr>
<tr><td>臍中央～恥骨結合上縁</td><td>5寸</td></tr>
<tr><td>眉間中央～前髪際中点</td><td rowspan="2">3寸</td></tr>
<tr><td>内果尖～足底</td></tr>
<tr><td>脛骨内側顆下縁～膝蓋骨尖</td><td>2寸</td></tr>
</table>

③**同身寸法**：施術を受ける人の身体を長さの尺度として用いる

- **手の母指第1節の横幅**：1寸
- **手の示指・中指・薬指の第1節を合わせた幅**：2寸
- **手の示指から小指までを合わせ，中節の横幅**：3寸
- **手の母指と中指で環を作り，環の内側で遠位指節間関節と近位指節間関節の横紋間の幅**：1寸

正解：1―③，2―③，3―②，4―④，5―②，6―④

例 題

1　骨度で犢鼻から下巨虚までと同じなのはどれか
①前髪際中点から後髪際中点　②胸骨体下端から臍中央
③腋窩横紋前端から肘窩　④中指尖から手関節横紋

2　少海から神門までと同じ骨度はどれか
①脛骨内側顆下縁から内果尖
②胸骨体下端から恥骨結合上縁
③足指尖から踵
④足三里から解渓

3　骨度で殿溝から膝窩までの長さはどれか
①1尺2寸　②1尺4寸　③1尺8寸　④2尺

4　骨度法で8寸はどれか
①前髪際額角間　②腋窩横紋前端から肘窩横紋まで
③肩峰外端から肘頭まで　④胸骨体下端から臍まで

5　骨度法で最も短いのはどれか
①前髪際中点から後髪際中点　②胸骨体下端から臍中央
③腋窩横紋前端から肘窩　④中指尖から手関節横紋

6　骨度で最も短いのはどれか
①恥骨結合上縁から膝蓋骨上縁　②膝蓋骨尖から内果尖
③大転子頂点から膝窩　④殿溝の中央から膝窩

ワンポイント

・骨度法に関する出題は多い．特に同じ長さや寸法が似ている部位に要注意
①1尺2寸が3つの部位，9寸が4つの部位，8寸が2つの部位
②1尺9寸，1尺8寸及び1尺6寸等の部位をよく区別しておく
③肩関節を90度外転したとき，肘頭から肩峰角までの長さは1尺となる

3　所属経穴を持つ奇経／任脈

①　任脈及び平行して走行する経絡・経穴の関係

取穴法	任脈	腎経（外方2寸）	胃経（外方4寸）	脾経（外方6寸）
第2肋間	紫宮	神蔵	屋翳	周栄
第3肋間	玉堂	霊墟	膺窓	胸郷
第4肋間 両乳頭線上	膻中	神封	乳中 （*天池）	天渓
第5肋間	—	歩廊	乳根	食竇

*天池（厥陰心包経）：乳中穴の外方1寸，胃経は乳頭線上にある

取穴法	任脈	腎経（外方5分）	胃経（外方2寸）	脾経（外方4寸）
臍の上6寸	巨闕	幽門	不容	—
臍の上5寸	上脘	腹通谷	承満	—
臍の上4寸	中脘	陰都	梁門	—
臍の上3寸	建里	石関	関門	腹哀
臍の上2寸	下脘	商曲	太乙	—
臍の上1寸	水分	—	滑肉門	—
臍の中央	神闕	肓兪	天枢	大横
臍の下1寸	陰交	中注	外陵	—
臍の下1寸5分	気海	—	—	（*腹結）
臍の下2寸	石門	四満	大巨	—
臍の下3寸	関元	気穴	水道	—
臍の下4寸	中極	大赫	帰来	（*府舎）
臍の下5寸	曲骨	横骨	気衝	衝門

*府舎：大横穴の下4寸3分，腹結：大横穴の下1寸3分となるので注意

正解：1—③，2—③，3—③，4—③，5—②，6—③，7—④，8—①，9—④

例題

1　玉堂と同じ高さにあるのはどれか
①神封　②乳根　③霊墟　④庫房

2　関門と同じ高さに取穴する経穴はどれか
①関元　②下脘　③腹哀　④陰都

3　経穴で同じ高さにあるのはどれか
①上脘と梁門　②水分と商曲　③中極と大赫　④関元と大巨

4　取穴法で正しいのはどれか
①水分は神闕の上方5分に取る
②太乙は天枢の上方3寸に取る
③横骨は曲骨の外方5分に取る
④商曲は石関の上方1寸に取る

5　神闕穴の外方4寸を通る経絡はどれか
①足の少陽胆経　②足の太陰脾経
③足の陽明胃経　④足の少陰腎経

6　同じ高さにある経穴はどれか
①気穴と大巨　②肓兪と水分　③商曲と太乙　④大赫と気衝

7　臍の上3寸の高さにない経穴はどれか
①関門　②建里　③腹哀　④石門

8　同一肋間にある経穴の組み合わせはどれか
①歩廊―食竇　②膺窓―天渓
③霊墟―屋翳　④胸郷―神封

9　第4肋間にないのはどれか
①天渓　②天池　③乳中　④霊墟

ワンポイント

・各経絡の走行，位置関係に注意する
・特に各経穴の横方向のつながりを理解する

3　所属経穴を持つ奇経／督脈

①　督脈及び平行して走行する経絡・経穴の関係

取穴法	督脈	膀胱経（外方1寸5分）	膀胱経（外方3寸）
第1・2胸椎棘突起間	陶道	大杼	（*肩外兪）
第2・3胸椎棘突起間	—	風門	附分
第3・4胸椎棘突起間	身柱	肺兪	魄戸
第4・5胸椎棘突起間	（巨闕兪）	厥陰兪	膏肓
第5・6胸椎棘突起間	神道	心兪	神堂
第6・7胸椎棘突起間	霊台	督兪	譩譆
第7・8胸椎棘突起間	至陽	膈兪	膈関
第8・9胸椎棘突起間	—	—	—
第9・10胸椎棘突起間	筋縮	肝兪	魂門
第10・11胸椎棘突起間	中枢	胆兪	陽綱
第11・12胸椎棘突起間	脊中	脾兪	意舎
第12胸椎・第1腰椎棘突起間	（接脊）	胃兪	胃倉
第1・2腰椎棘突起間	懸枢	三焦兪	肓門
第2・3腰椎棘突起間	命門	腎兪	志室
第3・4腰椎棘突起間	—	気海兪	—
第4・5腰椎棘突起間	腰陽関	大腸兪	—
第5腰椎・第1仙椎棘突起間	（十七椎：上仙）	関元兪	—

*肩外兪穴は手太陽小腸経の経穴であるので注意

*十七椎（上仙），接脊，巨闕兪は経外奇穴

正解：1—①，2—②，3—①，4—④，5—④，6—④，7—①，8—③，9—②

例題

1　同じ高さに並ぶ経穴の組み合わせで誤っているのはどれか
①神道—厥陰兪　②譩譆—霊台
③脊中—脾兪　④腰陽関—大腸兪

2　肝兪穴と同じ高さにあるのはどれか
①至陽　②筋縮　③膈関　④陽綱

3　取穴法で正しい記述はどれか
①膏肓—第4・5胸椎棘突起間の外方3寸
②意舎—第10・11胸椎棘突起間の外方3寸
③膈兪—第9・10胸椎棘突起間の外方1.5寸
④腎兪—第1・2腰椎棘突起間の外方1.5寸

4　同じ高さにならぶ経穴はどれか
①身柱と風門　②筋縮と脾兪
③命門と肓門　④神道と神堂

5　同じ高さにある経穴はどれか
①身柱と膈関　②陶道と譩譆
③至陽と魄戸　④筋縮と魂門

6　棘突起間の外方3寸の取穴で正しいのはどれか
①附分—第3・4胸椎　②膈関—第6・7胸椎
③魂門—第8・9胸椎　④志室—第2・3腰椎

7　同じ高さにない経穴の組み合わせはどれか
①中枢—胃倉　②大杼—肩外兪
③三焦兪—肓門　④霊台—督兪

8　督兪と同じ高さにあるのはどれか
①膈兪　②膏肓　③譩譆　④魂門

9　奇穴と経穴が同じ高さにある組み合わせはどれか
①定喘—肩外兪　②接脊—胃兪
③痞根—腎兪　④腰眼—関元兪

ワンポイント

・各経絡の走行，位置関係（各経穴の横並びを理解する）に注意

4　十二正経／取穴法（1）

①　前髪際の経穴

神庭	眉衝	曲差	頭臨泣	本神	頭維
		通天（上3.5寸）	承霊（上3.5寸）		
		承光（上2寸）	正営（上2寸）		
		五処（上5分）	目窓（上1寸）		
神庭	眉衝 (神庭と曲差の中点)	曲差	頭臨泣 （瞳孔線上）	本神	頭維
督脈		外1寸半		外3寸	外4寸半

②　眼周囲の経穴（1）及び耳珠前の経穴（2）

(1)

眉毛上	(内)	陽白	(外)
眉毛	攅竹	＊魚腰	糸竹空
瞳孔	睛明：内眼角	(瞳孔)	瞳子髎：外眼角
瞳孔下		承泣	

(2)耳珠前(上から)
耳門
聴宮
聴会

＊魚腰穴は奇穴

③　鼻周囲の経穴　中央（督脈）より

鼻尖：素髎，迎香，巨髎，顴髎．人中：水溝，禾髎

④　喉頭隆起付近の経穴

喉頭隆起上縁：廉泉．甲状軟骨上縁：人迎，扶突，天窓

⑤　肩関節・肩甲骨周囲の経穴

肩関節前（肩峰と上腕骨頭の間）：肩髃，肩峰外端後下際：肩髎，肩髎穴の下3寸：臂臑，肩関節後（腋窩横紋後端の上1寸）：肩貞，肩甲内側端：曲垣，中央：秉風，外側(肩甲棘と鎖骨外側端)：巨骨，肩髃穴と大椎穴との中央：肩井，曲垣穴と肩井穴との中央：天髎，肩甲棘外側下際：臑兪，棘下窩中央：天宗

⑥　殿部にある各経穴の位置関係

	内側		外側
第1後仙骨孔（第1仙椎棘突起部下）	上髎	（小腸兪）	
第2後仙骨孔（第2仙椎棘突起部下）	次髎	（膀胱兪）	胞肓
第3後仙骨孔（第3仙椎棘突起部下）	中髎	（中膂兪）	
第4後仙骨孔（第4仙椎棘突起部下）	下髎	（白環兪）	秩辺

正解：1—①，2—③，3—③，4—③，5—①，6—②

例題

1　次の経穴の取穴法で誤っているのはどれか
①肩髎は曲垣穴と肩髃穴との中央に取る
②肩髎は肩峰外端後下際に取る
③肩井は肩髃と大椎との中央に取る
④肩髃は肩峰と上腕骨頭との間に取る

2　次の経穴間の距離が１寸５分でないのはどれか
①神庭―曲差　②承光―通天
③目窓―承霊　④本神―頭維

3　取穴法で正しい記述はどれか
①承泣は顔面部，眼窩下孔部に取る
②糸竹空は眉毛の内端陥凹部に取る
③陽白は眉毛中央の上方１寸に取る
④瞳子髎は内眼角の内方１寸，鼻根との間に取る

4　喉頭隆起の周囲にない経穴はどれか
①廉泉　②人迎　③天突　④扶突

5　正中から外側に向けて経穴の並びで正しいのはどれか
①神庭―曲差―頭臨泣―本神―頭維
②神庭―頭臨泣―曲差―本神―頭維
③上星―曲差―頭臨泣―本神―頭維
④上星―頭臨泣―曲差―本神―頭維

6　第２仙椎棘突起部下に取る経穴はどれか
①小腸兪　②膀胱兪　③中膂兪　④白環兪

ワンポイント

- 任脈や督脈にある経穴を基準穴として各経穴の位置関係をよく覚えておく
- 後頭部・側頭部を通る経絡は膀胱経，三焦経，胆経である
- 顔面部を通る経絡は大腸経，胃経，小腸経，胆経である
- 風府・風池，肩髎・天髎など似た名前の経穴が多いので注意して覚える
- 上星穴：正中線上，前髪際を入ること１寸に取る

4 十二正経／取穴法（2）

① 上肢掌側：手関節～肘関節まで1尺2寸

	手関節→	5分	1寸	1寸5分	2寸	3寸	5寸	7寸	肘関節
橈側	太淵	—	経渠	列欠	—	—	—	孔最	尺沢
正中	大陵	—	—	—	内関	間使	郄門	—	曲沢
尺側	神門	陰郄	通里	霊道	—	—	—	—	少海

② 上肢背側

	手関節	1寸	2寸	3寸	4寸	5寸	5寸	4寸	3寸	2寸	肘関節
橈側	陽渓	—	—	偏歴	—	温溜	—	下廉	上廉	手三里	曲池
正中	陽池	—	外関	支溝	三陽絡		四瀆	—	—	—	天井*
尺側	陽谷	養老	—	—	—	支正	—	—	—	—	小海

*天井は肘頭から肩関節へ向かい1寸なので注意

*会宗は支溝穴の尺側1寸である

③ 下　肢

①内　果

内果から	2寸	3寸	5寸	6寸	7寸	10寸	12寸（脛骨内側顆下）
	復溜	三陰交	蠡溝	漏谷	中都	地機	陰陵泉
	交信		築賓				

- **内果付近の経穴**

前下方：商丘　前方：中封　アキレス腱との間：太渓

下方：照海　太渓穴の下5分：大鍾　太渓穴の下1寸：水泉

②外　果

外果から	3寸	4寸	5寸	7寸	8寸	10寸	13寸	腓骨頭前下際
	懸鍾	陽輔	光明	外丘	条口	上巨虚	足三里	陽陵泉
	跗陽			陽交	豊隆			
				飛揚				
				下巨虚				

- **外果付近の経穴**

前下方：丘墟　アキレス腱との間：崑崙　直下：申脈

崑崙の下：僕参　外果尖の高さ：解渓

③**膝窩横紋上の経穴**（内端から）：曲泉，陰谷，委中，委陽

正解：1—②，2—②，3—③，4—④，5—②，6—①，7—②

例題

1　手関節掌側横紋の上方３寸にある経穴はどれか
①偏歴　②間使　③会宗　④支溝

2　取穴法で正しい記述はどれか
①豊隆―内果の上方８寸　②中都―内果の上方７寸
③外丘―外果の上方５寸　④三陰交―外果の上方３寸

3　手関節横紋から寸法が同じ経穴の組み合わせはどれか
①間使―三陽絡　②孔最―手三里
③郄門―温溜　④列欠―通里

4　２穴の間隔が２寸になる組み合わせはどれか
①足三里―上巨虚　②関元―石門
③陽輔―懸鍾　④郄門―間使

5　膝を深く屈曲し，膝窩横紋の内端に取る経穴はどれか
①陰陵泉　②曲泉　③陰谷　④委中

6　取穴法で正しいのはどれか
①光明―外果の上方５寸
②水分―神闕の上方１寸５分
③至陽―第８～第９胸椎棘突起間
④地機―内果の上方６寸

7　取穴法で正しいのはどれか
①支正は陽谷の上方４寸に取る
②三陽絡は陽池の上方４寸に取る
③温溜は陽渓の上方４寸に取る
④孔最は太淵の上方４寸に取る

ワンポイント

・手関節，肘関節，足関節及び膝関節にある経穴を基準穴としてよく覚えておく
・上肢背側の５寸に横並びの経穴は温溜・支正
上肢背側の３寸に横並びの経穴は偏歴・支溝・会宗

4 十二正経／取穴法（3）

① 上肢 肘〜肩

大腸経

肘窩横紋外端 →	3寸	（曲池→7寸）	肩峰
曲池	手五里	臂臑	肩髃

小腸経

肘頭と上腕骨内側上顆の間
小海

三焦経

肘頭 →	1寸	2寸	5寸	9寸（3寸←）	肩峰角
	天井	清冷淵	消濼	臑会	肩髎

心経

上腕骨内側上顆上縁 →	3寸	腋窩
少海	青霊	極泉

心包経

上腕二頭筋腱内方	2寸 ←	腋窩
曲沢	天泉	

肺経

上腕二頭筋腱外方	5寸（4寸←）	6寸（3寸←）	腋窩
尺沢	侠白	天府	

② 下肢 股関節〜膝関節

胃経

膝蓋骨底	→ 2寸	3寸	6寸	上前腸骨棘
	梁丘	陰市	伏兎	髀関

脾経

膝蓋骨底内端	→ 2寸	12寸
	血海	箕門

③ 手指末端の経穴（井穴）とそのつながり

- 母指橈側：少商（肺経）→ 示指橈側：商陽（大腸経）
- 中指橈側：中衝（心包経）→ 薬指尺側：関衝（三焦経）
- 小指橈側：少衝（心経）→ 小指尺側：少沢（小腸経）

④ 足指末端の経穴（井穴）とそのつながり

- 第2指外側：厲兌（胃経）→ 第1指内側：隠白（脾経）
- 第5指外側：至陰（膀胱経）→ 足底の中央：湧泉（腎経）
- 第4指外側：足竅陰（胆経）→ 第1指外側：大敦（肝経）

正解：1—③，2—②，3—②，4—①，5—②，6—①，7—②

例題

1　肘窩横紋外端にある経穴はどれか
①曲沢　②天井　③曲池　④少海

2　膝関節より上方にある経穴はどれか
①地機　②梁丘　③中都　④外丘

3　足の部位と経穴との組み合わせで正しいのはどれか
①第 1 指外側爪甲根部—隠白
②第 2 指外側爪甲根部—厲兌
③第 4 指外側爪甲根部—大敦
④第 5 指外側爪甲根部—足竅陰

4　足の第 1 指内側に始まる経絡と表裏の関係にある経穴の終わる部位は次のうちどれか
①第 2 指外側　②第 3 指内側　③第 4 指外側　④第 5 指外側

5　肩関節にあり，手の陽明経に属する経穴はどれか
①肩髎　②肩髃　③肩井　④肩貞

6　肘関節にあり，手の太陽経に属する経穴はどれか
①小海　②少海　③照海　④血海

7　肩関節を 90 度外転したとき，天井から臑会の長さはどれか
①5 寸　②6 寸　③7 寸　④8 寸

ワンポイント

- 肩関節と股関節にある経穴を基準穴としてよく覚えておく
- 肩髎と肩髃，少海と小海等の，文字がよく似ている経穴について，よくまとめて覚えたい
- 肩関節を 90 度外転したとき，肘頭から肩峰角までの長さは 1 尺となる

4　十二正経／経穴と筋肉・神経・動脈の関係

1　頭　部

①**口輪筋**：水溝，地倉，禾髎
②**咬筋**：下関，大迎
③**眼輪筋**：睛明，承泣，瞳子髎，糸竹空
④**胸鎖乳突筋**：人迎，水突，扶突，天容
⑤**斜角筋**：天鼎，欠盆，天窓
⑥**三叉神経**
- 第1枝（眼神経）：睛明，攅竹，陽白，瞳子髎，糸竹空
- 第2枝（上顎神経）：巨髎，四白，承泣，迎香
- 第3枝（下顎神経）：耳門，聴宮，聴会，大迎，頬車

⑦**総頸動脈**：人迎，扶突，天容，頬車
⑧**顔面動脈**：翳風，大迎，地倉
⑨**浅側頭動脈**：和髎，頭維

2　上　肢

①**肩甲挙筋**：肩中兪，肩外兪，附分
②**棘上筋**：巨骨，秉風，曲垣
③**小円筋**：肩貞
④**菱形筋**：魄戸，膏肓，肺兪，厥陰兪，心兪，神堂，譩譆
⑤**橈骨神経**：手五里，天井，四瀆，偏歴，列欠，陽渓，会宗
⑥**正中神経**：天泉，郄門，間使，内関，少海
⑦**尺骨神経**：少府，小海，霊道，通里，陰郄，神門，後渓
⑧**上腕動脈**：天泉，青霊，曲沢
⑨**橈骨動脈**：孔最，経渠，太淵
⑩**尺骨動脈**：霊道，通里，陰郄，神門
⑪**腋窩動脈**：極泉

3　下　肢

①**大腿直筋**：髀関，伏兎
②**内側広筋**：血海
③**外側広筋**：陰市，梁丘
④**前脛骨筋**：足三里，上巨虚，条口
⑤**腸脛靱帯**：風市
⑥**腓腹筋**：合陽，承筋，承山
⑦**坐骨神経**：環跳，承扶，殷門
⑧**上殿神経**：髀関
⑨**大腿神経**：梁丘，血海，箕門
⑩**脛骨神経**：合陽，承筋，承山，三陰交
⑪**総腓骨神経**：陽陵泉
⑫**深腓骨神経**：足三里，上巨虚，下巨虚，条口
⑬**浅腓骨神経**：陽陵泉，陽交，外丘，光明，懸鍾
⑭**大腿動脈**：足五里，気衝
⑮**前脛骨動脈**：足三里，上巨虚
⑯**後脛骨動脈**：太渓
⑰**足背動脈**：太衝，衝陽
⑱**膝窩動脈**：委中

正解：1—④，2—③，3—①，4—①，5—④，6—②，7—②，8—④，9—②

例題

1 経穴と動脈との組み合わせで正しいのはどれか
①人迎—顔面動脈　②曲沢—尺骨動脈
③申脈—後脛骨動脈　④太衝—足背動脈

2 経穴と神経との組み合わせで誤っているのはどれか
①上巨虚—深腓骨神経　②少府—尺骨神経
③内関—橈骨神経　④光明—浅腓骨神経

3 上腕動脈の走行上にない経穴はどれか
①臂臑　②天泉　③青霊　④曲沢

4 口輪筋上にない経穴はどれか
①巨髎　②水溝　③地倉　④禾髎

5 浅側頭動脈拍動部にある経穴はどれか
①完骨　②瞳子髎　③大迎　④和髎

6 経穴と神経との組み合わせで誤っているのはどれか
①間使—正中神経　②内関—尺骨神経
③光明—浅腓骨神経　④条口—深腓骨神経

7 橈骨神経の支配領域にある経穴はどれか
①尺沢　②天井　③内関　④神門

8 経穴と末梢神経との組み合わせで誤っているのはどれか
①天泉—正中神経　②翳風—顔面神経
③手五里—橈骨神経　④髀関—下殿神経

9 尺骨神経と関係の深い経穴はどれか
①天井　②小海　③少海　④照海

ワンポイント

・よく出題される
・主要な神経と経脈ライン
①橈骨神経—大腸経，正中神経—心包経，尺骨神経—心経と小腸経
②大腿神経—胃経，坐骨神経—膀胱経，脛骨神経—膀胱経，深腓骨神経—胃経，浅腓骨神経—胆経
・小海—尺骨神経　少海—正中神経

5　経穴の応用／特定穴（1）

1　要穴

①八会穴　腑会：中脘　　臓会：章門　筋会：陽陵泉
髄会：懸鍾(絶骨)　骨会：大杼
脈会：太淵　　血会：膈兪　気会：膻中

②四総穴　足三里（胃経）：腹部の疾患に用いる
委中（膀胱経）：腰背部の疾患に用いる
列欠（肺経）：頭項部の疾患に用いる
合谷（大腸経）：面口・面目（顔面部）の疾患に用いる

③八総穴　公孫（衝脈)—内関（陰維脈）
足臨泣（帯脈)—外関（陽維脈）
後渓（督脈)—申脈（陽蹻脈）
列欠（任脈)—照海（陰蹻脈）

2　五兪穴

五兪穴			井	榮	兪	経	合
五行穴			木	火	土	金	水
陰経	木	肝	大敦	行間	太衝	中封	曲泉
	火	心	少衝	少府	神門	霊道	少海
	土	脾	陰白	大都	太白	商丘	陰陵泉
	金	肺	少商	魚際	太淵	経渠	尺沢
	水	腎	湧泉	然谷	太渓	復溜	陰谷
	火	心包	中衝	労宮	大陵	間使	曲沢
			金	水	木	火	土
陽経	木	胆	足竅陰	侠渓	足臨泣	陽輔	陽陵泉
	火	小腸	少沢	前谷	後渓	陽谷	小海
	土	胃	厲兌	内庭	陥谷	解渓	足三里
	金	大腸	商陽	二間	三間	陽渓	曲池
	水	膀胱	至陰	足通谷	束骨	崑崙	委中
	火	三焦	関衝	液門	中渚	支溝	天井

正解：1—④，2—②，3—④，4—②，5—③，6—③，7—④，8—①，9—④

例題

1　八会穴の組み合わせで正しいのはどれか
①脈会—陽陵泉　②臓会—中脘
③気会—懸鍾（絶骨）　④骨会—大杼

2　内関・公孫・列欠の３穴に共通する項目はどれか
①経金穴　②八総穴　③四総穴　④八会穴

3　体重節痛を主る経穴はどれか
①霊道　②魚際　③陰谷　④太白

4　五兪穴の主治で誤っている記述はどれか
①井穴は心下満を主る　②滎穴は喘咳寒熱を主る
③兪穴は体重節痛を主る　④合穴は逆気して泄を主る

5　八総穴であって木に属する経穴はどれか
①申脈　②公孫　③足臨泣　④大敦

6　四総穴で頭項の病変に用いるのはどれか
①足三里　②委中　③列欠　④合谷

7　八会穴で五兪穴の合穴であるのはどれか
①曲池　②太淵　③中脘　④陽陵泉

8　経火穴と滎水穴との組み合わせで正しいのはどれか
①支溝—液門　②商丘—大都
③霊道—少府　④崑崙—束骨

9　五兪穴（五行穴）で脈気が注ぐ穴の主治はどれか
①身熱　②喘咳寒熱　③心下満　④体重節痛

ワンポイント

・五兪穴の意義
井穴（木）：経脈の出る所・主証：心下満
滎穴（火）：経脈の溜る所・主証：身熱
兪穴（土）：経脈の注ぐ所・主証：体重節痛
経穴（金）：経脈の行く所・主証：喘咳寒熱
合穴（水）：経脈の入る所・主証：逆気して泄する

5　経穴の応用／特定穴（2）

① 五要穴

		五要穴				
経絡		原穴	郄穴	絡穴	募穴	兪穴
陰経	肝	太衝	中都	蠡溝	期門	肝兪
	心	神門	陰郄	通里	巨闕**	心兪
	脾	太白	地機	公孫	章門*	脾兪
	肺	太淵	孔最	列欠	中府	肺兪
	腎	太渓	水泉	大鍾	京門*	腎兪
	心包	大陵	郄門	内関	膻中**	厥陰兪
陽経	胆	丘墟	外丘	光明	日月	胆兪
	小腸	腕骨	養老	支正	関元**	小腸兪
	胃	衝陽	梁丘	豊隆	中脘**	胃兪
	大腸	合谷	温溜	偏歴	天枢*	大腸兪
	膀胱	京骨	金門	飛揚	中極**	膀胱兪
	三焦	陽池	会宗	外関	石門**	三焦兪
督脈		—	—	長強	—	—
任脈		—	—	鳩尾	—	—
脾の大絡		—	—	大包	—	—
陽蹻脈		—	跗陽	—	—	—
陰蹻脈		—	交信	—	—	—
陽維脈		—	陽交	—	—	—
陰維脈		—	築賓	—	—	—

注）募穴の経穴は，自経上3（期門，中府，日月）以外は，
他経上3（*），任脈上6（**）である

正解：1—①，2—④，3—②，4—③，5—③，6—④，7—②，8—④，9—①

例題

1　五要穴で急性症状に用いるのはどれか
①孔最　②列欠　③太淵　④魚際

2　経絡と郄穴との組み合わせで誤っているのはどれか
①肝経—中都　②心経—陰郄
③脾経—地機　④腎経—築賓

3　任脈上に募穴がないのはどれか
①心包経　②脾経　③小腸経　④三焦経

4　絡穴はどれか
①孔最　②養老　③大鍾　④衝陽

5　中脘穴について誤っているのはどれか
①任脈に属する　②胃経の募穴である
③脾経の募穴である　④腑会である

6　所属する経脈が表裏関係にない原穴の組み合わせはどれか
①太淵—合谷　②神門—腕骨
③太白—衝陽　④太渓—丘墟

7　原穴と所属経脈との組み合わせで正しいのはどれか
①丘墟—肝経　②衝陽—胃経
③大陵—心経　④京骨—小腸経

8　兪穴と募穴の組み合わせで正しいのはどれか
①肺兪—期門　②肝兪—石門　③胆兪—京門　④脾兪—章門

9　自経にある募穴はどれか
①期門　②巨闕　③天枢　④章門

ワンポイント

・募穴の配穴について，自経，他経，任脈上にあることに注意
・絡穴は督脈・任脈・脾の大絡も含まれるので注意する

5　経穴の応用／組み合わせ穴・奇穴

1　組み合わせ穴

①**小児斜差の灸穴**：小児疾患（特に疳虫症）に用いる
- 取穴：男児は左肝兪と右脾兪，女児は右肝兪と左脾兪

②**中風七穴**：中風，言語障害に用いる
- 取穴：下線は脚気八処の穴と同じ

説 1：百会，曲鬢，肩井，風市，足三里，懸鍾（絶骨），曲池（7 穴）
説 2：百会，風池，大椎，肩井，間使，曲池，足三里（7 穴）

③**六つ灸（別名：六華の灸，胃の六つ灸）**：胃疾患に用いる
- 取穴：膈兪，肝兪，脾兪（左右 6 穴）

④**脚気八処の穴**：脚気に用いる．下線は中風七穴に同じ
- 取穴：風市，伏兎，外膝眼，犢鼻，足三里，上巨虚，下巨虚，懸鍾（絶骨）

＊風市，足三里，懸鍾（絶骨）は脚気八処・中風七穴とも用いられる

2　奇　穴

①**顔面部**：四神聡，翳明，印堂（神庭穴の下方，眉間中央陥凹部），球後，魚腰，夾承漿，太陽（別名：当容，眉毛の外端と外眼角との中央から後 1 寸の陥凹部），牽正

②**肩部**：肩内陵

③**腹部**：子宮

④**背部**：定喘（第 7 頸椎棘突起下縁の外 5 分），接脊（別名：接骨），巨闕兪（第 4 胸椎棘突起下縁），下極兪，四華，患門，痞根（第 1 腰椎棘突起下縁の外 3 寸 5 分），腰眼（第 4 腰椎棘突起下縁の外 3 寸 5 分），十七椎（別名：上仙，第 5 腰椎棘突起下縁），夾脊（第 1 胸椎から第 5 腰椎棘突起まででそれぞれの棘突起下縁と同じ高さで後正中線の両外方 5 分）

⑤**手部**：落枕（手背第 2・3 中手指節間関節の上 5 分），八邪，四縫，十宣，腰痛点（手背第 2・3 と第 4・5 中手骨底間下陥凹部の 2 点）

⑥**下肢**：胆嚢点，鶴頂（膝蓋骨上縁の中央），内膝眼（膝蓋骨下縁内側陥凹部），闌尾（足三里穴の下約 2 寸，虫垂炎に用いる），八風，裏内庭

正解：1—④，2—③，3—③，4—①，5—④，6—②，7—②，8—④，9—③，10—③

例題

1　胃の六ツ灸で使用しない経穴はどれか
①膈兪　②肝兪　③脾兪　④胃兪

2　小児斜差の灸に用いる経穴はどれか
①肺兪　②膈兪　③肝兪　④腎兪

3　中風七穴と脚気八処の穴とに共通する経穴はどれか
①百会　②肩井　③足三里　④伏兎

4　脚気八処の穴で奇穴はいくつか
①2つ　②4つ　③6つ　④8つ

5　背部正中線上にある奇穴はどれか
①巨闕兪　②痞根　③腰眼　④上仙

6　第1腰椎棘突起下外方3寸5分に取る経穴はどれか
①腰眼　②痞根　③風市　④気海兪

7　眉毛外端と外眼角との中央から後1寸の陥凹部にある経穴はどれか
①印堂　②太陽　③眉衝　④糸竹空

8　膝蓋骨上縁の中央に取る経穴はどれか
①上仙　②風市　③痞根　④鶴頂

9　奇穴と正穴との組み合わせで同じ高さにないのはどれか
①痞根―三焦兪　②定喘―肩中兪
③巨闕兪―心兪　④腰眼―大腸兪

10　経穴について誤っている記述はどれか
①風市は脚気八処の1つである
②足三里は中風七穴の1つである
③胃兪は胃の六ツ灸の1つである
④肝兪は小児斜差の灸の1つである

ワンポイント

・複数の組み合わせ穴に配穴される経穴に注意する
・奇穴は正経との位置関係について理解する

6 経絡・経穴の現代研究

1 循経感伝現象：経絡に沿って感覚が伝わる現象

2 経絡・経穴と関連する反応点・反応帯

①**圧診点**：小野寺直助

内臓体壁反射の１つで，内臓疾患に関連する皮下や筋，腱等の深部に知覚異常が出現

- エアポケット現象：松永藤雄

圧診点が観察される部位の皮膚温が低下する現象が観察される

②**皮電点**：石川太刀雄

内臓疾患により相当する皮膚分節の皮下の電気抵抗が減少

③**良導点**：中谷義雄

一定の疾患により皮膚上の一定点の電気抵抗が減少

④**撮診点**：成田夬助（かいすけ）

内臓体壁反射の１つで，内臓疾患により皮下組織の知覚異常が出現．皮膚をつまんで検索する

⑤**丘疹点**：藤田六郎

内臓体壁反射による皮膚反応として経穴部位に丘疹や紅斑が出現

⑥**圧発汗反射**：高木健太郎

圧迫による交感神経系の活動により特異的な発汗現象が出現

⑦**トリガーポイント**

関連痛の出現，痛覚閾値の低下（圧痛），索状硬結の蝕知，単収縮反応

好発部位：肩甲挙筋…肩外兪，小円筋…肩貞

正解：1—②，2—③，3—③，4—①，5—①，6—④，7—④，8—②

例題

1　皮膚温の変化として報告されたのはどれか
①良導絡　②エアポケット現象　③ヘッド帯　④皮電点

2　皮膚電気抵抗低下現象として報告されているのはどれか
①圧診点　②撮診点　③良導点　④丘疹点

3　皮膚をつまんで知覚過敏を検査するのはどれか
①良導点　②皮電点　③撮診点　④圧診点

4　皮下組織をつまみ上げて軽く圧迫すると，その部位にピリピリした異常な知覚が発生する反応点はどれか
①撮診点　②丘疹点　③良導点　④トリガーポイント

5　トリガーポイントの特徴を示す反応はどれか
①関連痛の出現　②皮膚の知覚過敏
③皮膚温の上昇　④皮膚通電抵抗の上昇

6　圧診点に関連して生じるのは次のうちどれか
①ヘッド帯　②良導点
③マッケンジー帯　④エアポケット現象

7　肩甲挙筋のトリガーポイント好発部位に当たるのはどれか
①肩井　②肩髃　③天髎　④肩外兪

8　小円筋のトリガーポイント好発部位に当たるのはどれか
①天宗　②肩貞　③秉風　④肩外兪

ワンポイント

・鍼灸理論と関連する領域である
・各学説の特徴，特性について理解する

1　東洋医学の治療理念・治療原則

①　東洋医学の治療理念

天人合一・整体観・大宇宙と小宇宙・一元論・天地人の三材思想・治未病・本治法・心身一如・五臓が生命体の中枢・随証治療（弁証論治）・経絡治療や太極治療は本治法

②　本治法と標治法

	本	標
部位	内臓	体表
邪（気）と正気	正気	邪気
病因と症状	病因	症状
発病の先後	先病	後病

＊**陰陽の調整**：有余を瀉し，不足を補う．陽勝則（実）熱・陰勝則（実）寒；熱者寒之・寒則熱之．陽虚則（虚）寒・陰虚則（虚）熱

＊**補虚瀉実**：正気（不足）を補い，邪気を除去する「精気奪われれば虚」・「邪気盛なれば実」．「虚則補之」・「実則瀉之」・「宛陳則除之」「陥下則灸之」．虚実錯雑証→「補瀉併用」

＊**時に応じた治療季節に応じる鍼灸治療**：春夏→浅刺；秋冬→深刺

③　「難経・六十四難」：井は心下満を主る．栄は身熱を主る．兪は体重節痛を主る．経は喘咳寒熱を主る．合は逆気而泄を主る

④　重要な配穴法

- **同名経配穴と同経配穴**：前者は手足にある同じ名称をもつ経脈である．（例えば手陽明の合谷と足陽明の足三里）．後者は一つの経脈にある経穴を配穴する（例：手陽明の合谷と曲池）
- **表裏配穴**：表裏関係のある（ペアとなる）陰経と陽経の経穴配穴法（肺経と大腸経，脾経と胃経の配穴）
- **原絡配穴**：表裏経脈の病証に自経の原穴と表裏関係のある（ペア経脈）の絡穴を組み合わせる（例：肺経の太淵（原穴）と大腸経の遍歴（絡穴）
- **原兪配穴**：同じ経脈の原穴と兪穴の配穴
- **原合配穴**：同じ経脈の原穴と合水穴の配穴
- **兪募配穴**：背部にある兪穴と胸腹部にある募穴を組み合わせるものである（例：肺の兪穴と募穴：肺兪と中府）

正解：1—④，2—④，3—③，4—③，5—③，6—③，7—③，8—②

例題

1　東洋医学的な治療原則で適切なのはどれか
①急なれば本を治す　②緩なれば標を治す
③虚すれば，これを瀉す　④有余なれば，これを瀉す

2　東洋医学的治療原則について誤っている記述はどれか
①心理状態を考慮する　②先病が本治法の対象となる
③急性症状では標治法を優先する　④秋・冬には浅刺する

3　対症療法について正しいのはどれか
①経絡治療　②本治法　③標治法　④太極療法

4　東洋医学的な考え方で適切なのはどれか
①緩なれば標を治す　②対症治療
③診断システムと治療システムの一体化
④有余なればこれを補う

5　次の文で示す患者の病態に対し五兪穴の主治を考慮して施術を行う場合，最も適切な経穴はどれか
「50歳の男性．主訴は昨日からの咳．鼻汁の量は多く，色は白く，臭いはない．舌苔は薄白，脈は浮緊．」
①魚際　②太淵　③経渠　④少商

6　選穴法則における配穴法と経穴との組合せで正しいのはどれか
①兪原配穴—厥陰兪・神門　②原絡配穴—太淵・列欠
③同名経配穴—聴会・中渚　④兪募配穴—三焦兪・中極

7　『難経』の五臓の腹診による部位と原穴との組合せで誤っているのはどれか
①臍の上—神門　②臍—太白　③臍の左—太淵　④臍の下—太渓

8　標治法の対象はどれか
①内臓　②邪気　③病因　④先病

ワンポイント

・東洋医学の治療原則：
①急症：標を治す．慢性的な症：本を治す
②陰陽調節：有余（実証）を瀉し，不足（虚証）を補う
③補虚瀉実：正気の不足を補い（補虚），邪気を除去する（瀉実）

2　頭部・顔面部疾患の鍼灸治療（1）

1　頭　痛

①現代医学的な考え方

①**鍼灸適応症**：片頭痛（片頭痛型血管性頭痛）・筋収縮性頭痛

②**片頭痛**：拍動性・反復性・片側性の３大症状

- **典型的片頭痛**：閃輝暗点・飛蚊等の前駆症状
- **普通型頭痛**：突然発症・前駆症状がない
- **群発頭痛**：男性に多く・夜間や睡眠中に好発・自律神経症状

（治療指針）：自律神経系の調整・血管運動の安定，局所の反応点に刺鍼，施灸

（処方例）：天柱・完骨・和髎・陽白

③**筋収縮性頭痛**：後頭や項部に好発・非拍動性・両側性，頭重感

（治療指針）：筋緊張の緩和・局所循環の改善，局所の反応点に刺鍼，施灸

（処方例）：天柱・風池・肩井・懸顱

②東洋医学的な考え方

①**外感頭痛**：急に発病・発熱悪寒等の表証を伴う（風寒・風熱・風湿型の３型）

②**内傷頭痛**：表証がなく・慢性発症・脾肝腎との関係が深い

肝陽亢進型：眩暈・怒り・イライラ・脈弦
痰濁型：頭重痛・胸悶
気血両虚型：隠痛・倦怠感
瘀血型：刺痛・固定痛
腎虚型：空痛・腎虚証

③**経絡流注と頭痛の部位**

陽明経：前頭部
太陽経：後頭部
少陰経：頭内部
少陽経：側頭部
厥陰経：頭頂部

④**頭痛の常用穴**：四総穴の列欠

正解：1—③，2—②，3—①，4—④，5—①，6—①，7—①

例題

1　鍼灸治療の適応症となる頭痛はどれか

①目覚めた時に頭痛が激しく，嘔吐を伴う，嘔吐後頭痛は軽減
②深部反射の異常や，項部強直が認められる頭痛
③拍動性，反復性の片側性頭痛．悪心，嘔吐を伴う，充分睡眠をとると軽減
④意識障害，片麻痺，言語障害，眼症状を伴う頭痛

2　頭痛，疲れると悪化する，倦怠，動悸，食欲不振，顔色不華，舌質淡，舌苔白，脈細無力などの症状がみられる病証は次のどれか

①腎虚による頭痛　②気血両虚による頭痛
③肝陽による頭痛　④瘀血による頭痛

3　側頭部痛の際に特に施術を考慮すべき経絡はどれか

①少陽経　②少陰経　③陽明経　④太陽経

4　適切な治療方針はどれか

「35 歳の女性．前頭部に頭重感，胃のつかえ感，泥状便を伴う．舌苔は白膩，脈は滑」

①陽気を補う　②津液を補う
③瘀血を改善する　④痰濁を除く

5　後頭部の痛みに対して遠道刺として取穴される要穴はどれか

①委中　②上巨虚　③足三里　④委陽

6　次の患者の病証に対する治療対象となる経絡はどれか

「目尻から側頭部にかけて痛みがある．口苦，ため息」

①足の少陽経　②足の少陰経　③手の陽明経　④手の太陰経

7　六経病証の頭痛分類で正しい組み合わせはどれか

①頭頂部―厥陰経頭痛　②前頭部―太陽経頭痛
③後頭部―少陽経頭痛　④側頭部―陽明経頭痛

2 頭部・顔面部疾患の鍼灸治療 (2)

1 顔面痛

①現代医学的な考え方

①鍼灸適応症

非定型顔面痛・特発性三叉神経痛・症候性三叉神経痛など

②特発性三叉神経痛

電撃様の痛み，特有の圧痛点，トリガー・ポイントがある，顔面知覚異常がない

③非定型顔面痛

疼痛部位は三叉神経支配領域と無関係．顔面紅潮・結膜充血・流涙・鼻汁過多などの自律神経症状を伴う

(処方例)**顔面部**：四白・攅竹，**頸部**：人迎・水突

④三叉神経痛の部位別による選穴

- 第1枝領域痛：魚腰・攅竹・糸竹空・陽白・頭維（眼窩上孔・前頭切痕部）
- 第2枝領域痛：四白・下関・迎香（眼窩下孔）
- 第3枝領域痛：下関・頬車・大迎（オトガイ孔部）

②東洋医学的な考え方

①**風寒型**：突然発作・冷痛・寒冷の刺激で増悪．風寒表証

②**陰虚（虚火）型**：鈍痛・病歴長・疲労で増悪．腎陰虚の症状

③**肝火（胃火）型**：突然発作・灼熱痛・誘発点・胃熱証/肝火証

(処方例)：四白・下関・陽白・合谷・太衝

正解：1—②，2—②，3—①，4—②，5—②，6—③，7—①

例題

1　次の病証に対する東洋医学の証はどれか

「患者 D，家族とけんか後，突然左面部に灼熱痛が起こった．氷で冷やすと楽になった．怒りやすく，舌赤苔黄，脈弦数」

①風寒型　②肝火型　③腎虚型　④陰虚型

2　頭部の神経痛と罹患神経を対象とした治療穴との組み合わせで正しいのはどれか

①三叉神経第 1 枝痛―天柱　②三叉神経第 2 枝痛―四白

③三叉神経第 3 枝痛―浮白　④大後頭神経痛―完骨

3　三叉神経第 2 枝に電撃様の痛み，治療する経穴はどれか

①四白　②陽白　③頭維　④頬車

4　罹患局所への治療を目的として陽白穴へ刺鍼を行う場合，対象となる顔面痛はどれか

①舌咽神経痛　②三叉神経第 1 枝痛

③三叉神経第 2 枝痛　④三叉神経第 3 枝痛

5　顔面痛の中では，鈍痛がみられるのはどれか

①風寒型　②陰虚型　③胃熱型　④肝火型

6　40 歳の女性．口紅を塗ろうとしたら唇から頬にかけて電撃様の痛みがでた．以後，1 日に数回痛みが繰り返すようになった．痛みは右下唇から耳前で時に歯の痛みが感じられる．治療穴として不適切なのはどれか

①大迎　②下関　③陽白　④地倉

7　額，上眼瞼，鼻筋部の発作性激痛に対する施術部位はどれか

①眼窩上孔　②オトガイ孔部　③眼窩下孔　④頬骨弓の下部

ワンポイント

・顔面痛：①三叉神経の第 1，2，3 枝領域痛の取穴

②風寒型顔面痛―冷痛

陰虚型顔面痛―鈍痛

肝火型顔面痛―灼熱痛

2　頭部・顔面部疾患の鍼灸治療（3）

[1] 顔面麻痺

①現代医学的な考え方

①**鍼灸適応症**：ベル麻痺・ラムゼーハント症候群（ハント症候群）

②**ハント症候群の特徴**：難聴，耳鳴り，めまい，耳の痛みなどを伴う

③**ベル麻痺の特徴**：患側前額のしわの消失・閉眼不能/不十分（強く閉眼すると眼球が上方に回転する）・口角下垂・鼻唇溝の消失/浅くなる・味覚障害・聴力過敏・唾液や涙の分泌異常

(処方例)：**顔面部**：陽白・四白・地倉・翳風，**項部**：天柱

(治療指針)：血行の改善・神経機能の回復・顔面筋の萎縮の防止

④**部位別の選穴**：**前頭筋**：陽白，**眼輪筋**：四白，**口輪筋**：地倉，**顔面神経**：翳風，**項部**：天柱

②東洋医学的な考え方

①**少陽経型**：顔面麻痺・耳後や耳下の疼痛・聴覚過敏

②**陽明経型**：顔面麻痺・麻痺側の舌前2/3の味覚が減退

③**肝血虚型**：患側顔面筋が拘縮や攣縮

(処方例)：**局所穴**：地倉・頬車・陽白・四白・攅竹

誘導穴：風池・外関・合谷・足三里・三陰交・太衝

[2] 歯　痛

①現代医学的な考え方

①**鍼灸適応症**：三叉神経痛による歯痛・歯肉炎の症状緩和

(処方例)：大迎・下関・オトガイ孔

②東洋医学的な考え方

①**実火型**：激痛・歯肉の赤・腫・熱，舌苔黄・脈洪数/滑数

(処方例)：下関・頬車・合谷・内庭・上巨虚

②**腎陰虚型**：鈍痛・歯肉の軽度赤・腫/萎縮，舌赤苔少・脈細数

(処方例)：下関・頬車・合谷・太渓・行間

③**部位別の選穴**：**上歯痛**：胃経の経穴，**下歯痛**：大腸経の経穴

正解：1—②，2—①，3の1)—④，3の2)—④，4—②，5—②，6—④

例題

1　風寒の邪による顔面麻痺に対して，治療対象となるのはどれか

①太陽経　②陽明経　③厥陰経　④少陰経

2　顔面神経麻痺と治療穴との組み合わせで正しいのはどれか

①前頭筋―陽白　②頬筋―睛明

③眼輪筋―地倉　④口輪筋―承泣

3　次の症例に対して質問に答えなさい

「患者 A，朝から左眼瞼の開閉が不能．食物と飲水が左口角から漏れるようになった．また，左額部にしわがなくなった，しわ寄せもできない．鼻唇溝が消失した」

1）現代医学において，患者 A の正しい診断名はどれか

①中枢性顔面麻痺　②耳性顔面麻痺

③ハント症候群　④ベル麻痺

2）障害神経を目標に適切な治療穴はどれか

①風府　②風門　③秉風　④翳風

4　上歯痛の治療に目標となる経絡はどれか

①大腸経　②胃経　③三焦経　④小腸経

5　次の文で示す患者の病証に対して，補法を行う経穴はどれか

「65 歳の女性．奥歯が浮いたような感じで鈍痛がある．症状は夜間に強くなる．歯肉の発赤は軽度．耳鳴りを伴う」

①太衝　②太渓　③太白　④大陵

6　次の文で示す症例について，最も考えられる疾患はどれか

「49 歳の男性．左耳痛で始まり，その後に外耳道，耳介周辺に水疱がみられ，同側の顔面が麻痺した」

①耳下腺腫瘍　②ベル麻痺

③三叉神経麻痺　④ラムゼーハント症候群

ワンポイント

・顔面麻痺：①ベル現象，②麻痺筋別の選穴
・歯痛：上歯痛―胃経に選穴，下歯痛―大腸経に選穴

2　頭部・顔面部疾患の鍼灸治療（4）

1　眼精疲労

①現代医学的な考え方

①**鍼灸適応症**：健常者の調節機能低下（VDT 作業，低血圧と更年期障害などによる眼精疲労）・筋性眼精疲労（二重視）・調節性眼精疲労（乱視，遠視）

（治療指針）：眼の毛様帯筋や調節機能の改善，眼筋及び後頸筋の硬結・緊張，圧痛に刺鍼

（処方例）：攅竹・太陽・風池

②東洋医学的な考え方

①**肝血虚型**：眼精疲労・目の乾き・目がかすむ・胸脇苦満・手足のしびれ

②**肝腎陰虚型**：眼精疲労・めまい・耳鳴り・腰膝無力感

（治療指針）：肝経，腎経に補法

（処方例）：太渓・太衝・三陰交・攅竹・風池

2　鼻汁・鼻閉

①現代医学的な考え方

①**鍼灸適応症**：鼻過敏症・鼻炎と慢性副鼻腔炎（ある程度の症状緩和）

（治療指針）：自律神経の調整，鼻部経穴や後頸部の硬結・圧痛に刺鍼

（処方例）：**鼻部**：迎香・攅竹，**後頸部**：風池

②東洋医学的な考え方

①**肝胆湿熱型と脾経湿熱型（実証）の共通症状**：鼻汁黄色・粘濁・臭い

- **肝胆湿熱型**：頭痛・眩暈・難聴耳鳴・口苦・舌赤苔黄膩・脈弦数

（処方例）：太衝・風池・陽陵泉・上星・迎香

- **脾経湿熱型**：腹部膨満・食欲不振・身重感・舌赤苔黄膩・脈滑数

②**肺気虚型と脾気虚型（虚証）の共通症状**：鼻汁白/透明・臭くない

- **肺気虚型**：自汗・悪風・寒冷刺激や風邪により増悪
- **脾気虚型**：食欲不振・倦怠感・下痢・食後の腹脹・舌淡苔白・脈弱

（治療指針）：肺経に補法，大腸経に瀉法

（処方例）：上星・迎香・肺兪・太淵・太渓

正解：1—③，2—②，3—③，4—③，5の1)—①，5の2)—④，6—③

例題

1　鍼灸治療の適応となる眼精疲労はどれか
①緑内障による眼精疲労
②慢性結膜炎による眼精疲労
③毛様帯筋疲労による眼精疲労
④うつ病などの神経症による眼精疲労

2　腹脹・食欲不振・体が重い・舌赤苔黄膩を伴う鼻炎はどれか
①肝胆湿熱型　②脾経湿熱型　③肺気虚型　④脾気虚型

3　肺気虚による鼻炎にともなう鼻汁の特徴はどれか
①色は黄色い　②粘濁している　③透明である　④臭い

4　肺気虚による鼻炎治療で正しい組み合わせはどれか
①肺経と大腸経に補法　②肺経と大腸経に瀉法
③肺経に補法・大腸経に瀉法　④肺経に瀉法・大腸経に補法

5　次の症例に対して問いに答えよ
「35 歳の女性．コンピュータ作業を続けると目が疲れ，物がぼやけてみえる．月経血量は少ない．爪につやがない．舌質淡．脈は細」
1）五臓の病証で適切なのはどれか
①肝　②心　③脾　④肺
2）気血の病証で適切なのはどれか
①気虚　②気滞　③血瘀　④血虚

6　次の文で示す症例について正しい証はどれか
「25 歳の女性．2 年前に「過敏性鼻炎」と言われていた．常に白い鼻汁が多くて，鼻づまりもあり，匂いを感じられない．自汗，悪風，息切れなどを伴う．また年中風邪を引きやすい」
①脾気虚　②肝胆湿熱　③肺気虚　④脾胃湿熱

ワンポイント

鼻汁・鼻閉
・実証：鼻汁黄色・粘濁・臭い
・虚証：鼻汁白，透明・臭くない

2 頭部・顔面部疾患の鍼灸治療（5）

1 脱毛症

①現代医学的な考え方

①**鍼灸適応症**：円形脱毛症（自律神経失調やストレスが原因）・円形や楕円形の脱毛斑・境界が鮮明・青年期と学童期に好発

治療指針：自律神経の調整，ストレスの緩和，局部の循環改善

処方例：脱毛斑周囲の散鍼・中心部の施灸・梅花鍼の軽刺激

②東洋医学的な考え方：腎（肝）や血との関係が深い

①**肝腎陰虚型**：持続的に頭頂や両額から脱毛．頭皮に油脂が多い．肝腎陰虚証

治療指針：肝腎の原穴，背兪穴に補法を行う

処方例：太渓・腎兪・血海・上廉・足三里

②**瘀血型**：持続的に部分または全体の脱毛．刺痛・固定痛・舌質暗・瘀血斑点

治療指針：手足の陽明経や脾経穴に瀉法を行う

処方例：膈兪・三陰交・血海・風池・上廉

2 めまい

①現代医学的な考え方

①**鍼灸適応症**：耳性めまい（メニエール病），めまい感

治療指針：内耳や脳内の循環改善．耳周囲の経穴や反応点に刺激

処方例：聴会・翳風・和髎・完骨・頭竅陰・風池・肩井・耳門

②東洋医学的な考え方：めまいと関係が深いのは肝・腎・脾

①**肝陽亢進型**：めまい・耳鳴・頭痛・イライラする・怒りっぽい

治療指針：肝陽亢進を抑え，腎陰を補う

処方例：風池・侠渓・陽輔・太衝・太渓

②**気血両虚型**：めまい・横になると軽減する・疲れると誘発する・気血虚証

治療指針：健脾，気血を補う

処方例：百会・脾兪・膈兪・足三里・三陰交

③**腎精不足型**：めまい・耳鳴・健忘・精神疲労・腰膝の脱力感

治療指針：腎精を滋養し脳髄を充実させる

処方例：太渓・三陰交・風池・翳風

正解：1―②，2―①，3―④，4―①，5―①，6―②，7―②

例題

1　次の文で示す患者に対する治療法で適切なのはどれか

「50 歳の男性．半年前からめまいがある．怒りっぽく顔は赤い．脈は弦数」

①腎経の瀉　②肝経の瀉　③脾経の瀉　④肺経の瀉

2　めまいについて鍼治療の適応であるのはどれか

①更年期障害　②脳腫瘍　③てんかん　④多量の出血

3　次の文で示す患者の治療対象となる適切な病証はどれか

「4 回の出産を経験した 38 歳の女性．めまい，耳鳴りがあり，腰が冷えてだるい．脈は沈」

①肝虚　②脾虚　③肺虚　④腎虚

4　次の文で示す患者の病証に対する適切な治療はどれか

「50 歳の男性．よくめまいが起こり，横になると軽減する．顔色は蒼白く疲れやすい．食欲がなく脈状は細」

①気血を補う　②胃熱を除く　③肝陽を抑える　④湿熱を除く

5　次の症状に対する東洋医学の証はどれか

「めまい，耳鳴，頭痛．怒ると増悪する症状がある」

①肝陽亢進型　②痰濁型　③気血両虚型　④腎精不足型

6　メニエール病に対する治療方針として適切でないのはどれか

①内耳の循環改善　②視機能の改善

③自律神経機能の改善　④頸部の筋の過緊張の改善

7　次の文で示す患者に対し，八会穴を用いて治療を行う場合，膈兪とともに 選穴するのはどれか

「47 歳の女性．2 か月前からめまいがあり，頭部 MRI 検査では異常はなかった．疲れやすく，風邪を引きやすい．爪の色が薄く，経血量の減少がある．舌は淡，脈は弱を認める」

①大杼　②膻中　③陽陵泉　④懸鍾

ワンポイント

- 更年期障害や自律神経失調などによるめまいは，めまい感に属する
- 肝陽亢進，痰濁，気血両虚，腎精不足型はよく出題される

2　頭部・顔面部疾患の鍼灸治療（6）

1　耳鳴と難聴

①現代医学的な考え方

①鍼灸適応症：メニエール病・突発性難聴・中耳炎後遺症

②耳鳴の特徴：キーン・ジーンの耳鳴感，肩こり・頭頸部の重圧感・疲労や睡眠不足による増悪

(治療指針)：自律神経の調節，内耳血行の改善

(処方例)：耳門・聴会・翳風・完骨・風池

②東洋医学的な考え方

①腎精不足型の特徴：疲労時に増悪・喜按・夜間に増強・めまい・腰膝の無力感（だるさ）・不眠・脈細数

(治療指針)：腎精を補い，局所の血流の改善（腎経や任脈の経穴に補法や灸法）

(処方例)：翳風・聴会・腎兪・関元・太渓

②肝火型の特徴：突然発症・耳が脹って痛む・拒按・怒りっぽい・赤面・脈弦数

(治療指針)：肝火を清め，局所血流の改善（足厥陰経・手足少陽経に瀉法）

(処方例)：翳風・聴会・侠渓・中渚・太衝

③実証型と虚証型の区別：

- **実証（肝火，痰火）**：耳鳴音が大きい・難聴が突発
- **虚証（脾胃虚弱，腎精不足）**：耳鳴音が小さい・徐々に発症

正解：1―②，2―①，3―④，4―③，5―①

例題

1　腎精不足による耳鳴りに対して，治療穴として適切なのはどれか

①太淵　②太渓　③大陵　④太白

2　耳鳴り，難聴に対する局所治療穴として適切でないのはどれか

①四白　②翳風　③角孫　④和髎

3　次の病症について東洋医学では，どの証に分類するか

「患者 A，次第に耳鳴がして，夜間や疲労時に症状が悪化し，耳を押さえると軽減する，眩暈，腰がだるい，不眠，舌質赤，苔少，脈細数」

①肝火タイプ　②痰火タイプ

③脾胃虚弱タイプ　④腎精不足タイプ

4　次の文で示す患者について，治療方針で適切なのはどれか

「57 歳の女性．閉経は 54 歳．最近，顔のほてりと発汗が頻発し，耳鳴り，めまい，手足のほてり，腰部の重だるさ，肩こりを随伴し受診した．ホルモン検査で異常が指摘された．舌質は暗紅，舌苔は少なくやや乾燥．脈は細数．小腹不仁が認められた」

①心血を補う　②肝陽を抑える　③腎陰を補う　④瘀血を除く

5　次の文で示す患者の病証に対する治療で適切でないのはどれか

「45 歳の男性．日頃から頭痛，耳鳴りがあり，怒ると症状が悪化する．顔面紅潮，口が苦く，寝汗を伴う．舌質は紅，脈は弦数」

①足の陽明経を補う　②足の少陰経を補う

③足の少陽経を瀉す　④足の厥陰経を瀉す

ワンポイント

- 無難聴性耳鳴の症状特徴と治療方針
- 耳部・後頭部の取穴
- 腎精不足型と肝火型の特徴
- 実証型と虚証型の区別

3 内科疾患の鍼灸治療（1）

1 咳 嗽

①現代医学的な考え方

①**鍼灸適応症**：風邪症候群の咳・アレルギー性鼻炎やアレルギー性気管支喘息による咳嗽・気管支炎による湿性咳嗽の症状緩和

②**風邪症候群の咳嗽の特徴**：風邪症状・咽喉炎による乾性咳嗽

（治療指針）：炎症の軽減と頸部の圧痛や硬結を和らげる

（処方例）：**前頸部**：天突，**後頸部**：大杼，**上肢**：尺沢

②東洋医学的な考え方：外感咳嗽と内傷咳嗽を分類する

①**外感咳嗽と内傷咳嗽の区別**

- **外感咳嗽**：発熱・悪寒等の表証，風寒型と風熱型を分ける
- **内傷咳嗽**：表証がない．関係ある臓腑の機能失調による症状

②**外感咳嗽の区別**

- **風寒型**：頭痛，舌苔薄白，脈浮緊
- **風熱型**：痰の色が黄色い，舌苔薄黄，脈浮数

③**内傷咳嗽の区別**：痰の量・質・色により，痰湿型・肝火型・肺腎陰虚型を分ける

- **痰湿型**：粘り痰が多く，白色．舌苔白膩・脈滑
  （治療指針）：健脾利肺・去痰除湿，脾・胃・肺経穴に瀉法
  （処方例）：肺兪・太淵・脾兪・章門・豊隆
- **肝火型**：痰少・粘い・黄色．胸脇痛・舌赤苔黄・脈弦数
  （治療指針）：肝火や肺熱を清め，止咳する．肝・肺経穴に瀉法
  （処方例）：肺兪・魚際・尺沢・行間・陽陵泉
- **肺腎陰虚型**：痰少・乾咳・喀血．舌質赤・潮熱・盗汗・脈細数
  （治療指針）：補益腎陰，潤肺止咳．肺腎経穴に補法
  （処方例）：肺兪・腎兪・膏肓・尺沢・照海

正解：1―①，2―④，3―③，4―③，5―③，6―③

例題

1　外感咳嗽について正しいのはどれか
①発熱・悪寒を伴う　②脈弦数
③舌苔白膩・脈滑　④潮熱・盗汗

2　次の文で示す患者の病証に対する治療方針として最も適切なのはどれか
「36 歳の女性．主訴は咳嗽．せき込むと粘稠で白色の痰を多量に喀出する．緩解 と増悪を繰り返しながら 3 年が経過している．子どもの頃から食が細く，痩せている．舌は淡，白膩苔，脈は滑を認める」
①風寒の邪を取り除く　②瘀血を取り除く
③肺陰を補う　④運化を高める

3　咳嗽に関して東洋医学的な病態はどれか
①胃気上逆　②腎不納気　③肺気上逆　④肝陽上亢

4　次の症状の咳嗽について東洋医学のどの証に属するか
「咳嗽，痰は少なく，胸痛，面赤，口苦，舌紅苔薄黄，脈弦数」
①風寒型　②風熱型　③肝火型　④肺腎陰虚型

5　次の症状の咳嗽について，東洋医学の治療原則はどれか
「乾いた咳，血痰，喀血，腰がだるい，脱力感，五心煩熱，盗汗，脈細数」
①肺経と肝経に瀉法　②大腸経と胃経に瀉法
③肺経と腎経に補法　④肺経と脾経に補法

6　次の文で示す患者の病証に対する治療方針として最も適切なのはどれか
「43 歳の男性．主訴は咳嗽．仕事が忙しくなると発作的にせき込む．痰が切れにくく，咽頭部に違和感があり，胸脇部が張る．舌は紅，脈は弦数を認める」
①腎陰を補う　②肺気を補う
③肝火を抑える　④痰濁を除く

3　内科疾患の鍼灸治療（2）

1　喘息（哮喘）

①現代医学的な考え方

①**鍼灸適応症**：気管支喘息（喘鳴を伴う発作性呼吸困難）

（治療指針）：自律神経の調整，気道過敏性の抑制，気管支筋の緩和

（処方例）：**胸部**：天突・中府，**背部**：身柱・肺俞・膈俞

②東洋医学的な考え方

①**実証と虚証の区別**

- **実証**：急に発病・経過が短い・呼吸が荒い・胸悶・脈有力
- **虚証**：緩慢に発病・経過が長い・息切れ

②**喘息の寒熱の区別**

- **寒型**：風寒型または陽虚型．痰が稀薄で色は白い
- **熱型**：痰熱による喘息で，痰が黄色く粘い

③**腎気虚型**：慢性化・動くと増悪する・呼多吸少・息切れ・腎虚証

（治療指針）：肺腎を補い，納気機能を改善する，腎・肺経に補法，灸法

（処方例）：肺俞・太淵・腎俞・太渓・足三里

④**痰熱型**：呼吸促迫・呼吸が荒い・痰が黄色く粘い・黄膩苔・脈滑数

（治療指針）：熱痰の除去，肺・胃・大腸経に瀉法

（処方例）：合谷・豊隆・膻中・中府・孔最

③小児気管支喘息の治療指針：接触鍼・散鍼・知熱灸などの軽刺激

2　胸痛（胸痹）

①現代医学的な考え方

①**鍼灸適応症**：特発性肋間神経痛（左側5-9肋間に多発）・胸部帯状疱疹・胸部手術後の痛みの緩和

（治療指針）：鎮痛（圧痛点へ斜刺や水平刺）・疱疹への直刺は禁忌

（処方例）：**胸骨点**：前皮枝，**腋窩点**：外側皮枝，**脊柱点**：後枝

②東洋医学的な考え方

①**痰濁型**：胸痛・胸悶・咳嗽・痰が多い・舌苔膩・脈滑

（処方例）**（瀉法）**：肺俞・尺沢・膻中・中府・雲門・足三里

②**瘀血型**：刺痛，固定痛・夜間増強・舌質紫・瘀血証

（処方例）**（瀉法）**：心俞・膈俞・膻中・巨闕・陰郄

③**陽虚型**：絞痛，寒冷の刺激による誘発と増強・陽虚証

（処方例）**（補法）**：心俞・厥陰俞・膻中・内関・通里

正解：1—③，2の1)—②，2の2)—④，3—④，4—②，5—②，6—④

例　題

1　次の喘息の症状のうちでは，虚証であるのはどれか
①呼吸が荒い　②持続時間が短い
③動くと増強　④急に発病

2　次の症例に対して問いに答えよ
「50 歳の女性．3 年前から，喘鳴と呼吸困難を伴う発作がある．全身倦怠感があり，腰がだるい．四肢の冷えがみられ，稀薄な痰がでる．舌質は淡，脈は沈細」
1）気血の弁証で適切なのはどれか
①血虚　②気虚　③血瘀　④気滞
2）治療方針として適切なのはどれか
①肝腎を補う　②心脾を補う　③脾胃を補う　④肺腎を補う

3　小児気管支喘息の発作予防の施術で適切でないのはどれか
①肺経の接触鍼　②前胸部の管散術
③背部兪穴の知熱灸　④腹部の多壮灸

4　胸部の帯状疱疹痛について適切ではない施術はどれか
①疼痛領域を囲む水平刺
②疱疹への直刺
③罹患神経の高さで脊柱直側の置鍼
④疼痛領域を挟む通電療法

5　次の文で示す病証への治療方針で，最も適切なのはどれか
「58 歳の管理職女性．胸部に刺すような痛みがあり，夜間に増強する．唇は紫色．脈は結代」
①痰濁を除く　②瘀血を改善する
③陽気を補う　④津液を補う

6　気管支喘息の治療方針として正しくないのはどれか
①気管支筋の緊張を緩める　②交感神経を興奮させる
③副交感神経を抑制させる　④気道の過敏性を高める

3　内科疾患の鍼灸治療（3）

1 腹　痛

①現代医学的な考え方

①**鍼灸適応症**：心因性や慢性の腹痛の緩和，**心窩部**：慢性胃炎・胃下垂・胃神経症，**右季肋部**：胆石症，**臍部**：慢性腸炎，**左腸骨窩部**：過敏性大腸炎，**下腹部**：神経性腸炎

②**鍼灸適応症の特徴**：鈍痛・膨満や重圧感・食欲不振・ストレスや疲労により誘発する腹痛と消化器症状

(治療指針)：腹部や背部の反応点に刺鍼，施灸

(処方例)：**腹部**：中脘・天枢，**背部**：膈兪・肝兪・脾兪（胃の六つ灸）

②東洋医学的な考え方：上腹部痛型と下腹部痛型を分ける

①**上腹部痛（胃脘痛）**

- **実証型**：寒邪型胃脘痛・食滞型胃脘痛・肝うつ型胃脘痛
  実証例：寒邪型
  激痛，温めると軽減，冷やすと増悪，脈弦緊
  (治療指針)：温胃散寒，胃の募穴と胃経に瀉法，灸法
  (処方例)：中脘・足三里・内関・梁丘・合谷
- **虚証型**：脾胃虚寒型胃脘痛
  虚証例：脾胃虚寒型
  鈍痛，喜温喜按，冷やすと増悪，食後に軽減
  (治療指針)：健脾温胃・散寒止痛，脾・胃の兪募穴に補法，灸法
  (処方例)：胃兪・中脘・足三里・内関・公孫

②**下腹部痛（腹痛）**

- **虚証型**
  虚証例：脾陽虚型
  下腹部冷痛・喜温・冷やすと増悪・倦怠・下痢・冷え症
  (治療指針)：温補脾胃，脾・胃の兪募穴や任脈穴に補法
  (処方例)：脾兪・胃兪・章門・中脘・足三里
- **実証型**
  実証例：肝うつ型
  少腹痛・腹脹・脇部に放散・疼痛部位の不定・噯気・口苦
  (治療指針)：疏肝理気・うつの改善，心包・肝経や任脈に瀉法
  (処方例)：章門・太衝・内関・気海・陽陵泉

正解：1—①，2—①，3の1)—①，3の2)—③，4—②，5—②，6—②

例題

1「胃の六つ灸」について正しい組み合わせはどれか
①膈兪・肝兪・脾兪　②膈兪・胃兪・脾兪
③膈兪・肝兪・胃兪　④脾兪・胃兪・大腸兪

2　肝うつによる腹痛の特徴として誤っているのはどれか
①刺痛　②腹脹　③疼痛部位の不定　④ガスが出ると軽減

3　次の文で示す症例について，問題3の1)，問題3の2）に答えよ
「21歳の女性．最近，食思不振や発熱があり，次第に血便や腹痛を伴うようになった．痔瘻はない．内視鏡検査で縦走潰瘍，敷石状病変はみられなかった．普段から寒がりで，冷たいものを飲食すると下痢が出現しやすい．手足が冷え，腰がだるい．舌質は淡白，脈は細くて弱い」

1)　診断として最も考えられるのはどれか
①潰瘍性大腸炎　②クローン病
③過敏性腸症候群　④大腸ポリープ

2)　東洋医学からみた病証として適切なのはどれか
①肝血虚証　②心陰虚証　③脾陽虚証　④肺気虚証

4　胃脘部に隠痛があり，喜温，喜按の特徴を持つ病証はどれか
①寒邪による胃脘痛　②脾胃陽虚による胃脘痛
③食滞による胃脘痛　④胃陰不足による胃脘痛

5　次の症例について正しいのはどれか
「腹部隠痛，喜温，食後軽減，倦怠感，冷やすと増悪」
①瘀血型　②脾胃虚寒型　③肝うつ気滞型　④胃熱型

6　適切な治療方針はどれか
「45歳の女性．疲労時に腹痛が起こり，冷えると増悪する．倦怠感，便は水様性．舌質は淡，脈は沈細」
①肝陰を補う　②脾陽を補う　③肺気を補う　④腎陰を補う

ワンポイント

・胃の六つ灸：膈兪・肝兪・脾兪の左右の六経穴

3　内科疾患の鍼灸治療（4）

1　悪心と嘔吐

①現代医学的な考え方

①**鍼灸適応症**：急性・慢性胃炎，胃神経症，ストレスによるもの

(治療指針)：上腹部や背部の反応点及び筋緊張を和らげる

(処方例)：**腹部**：巨闕・中脘，**背部**：膈兪・肝兪・脾兪

②東洋医学的な考え方

①**実証**：急に発病・経過が短い

- **外邪型**：悪心・嘔吐・発熱・悪寒などの表証
- **食滞型**：悪心・嘔吐・酸腐臭の嘔吐物・厭食・腹部脹満・泥状便・苔腐厚

  (治療指針)：消食化滞・降逆止嘔，胃経に瀉法

  (処方例)：下脘・内関・足三里・天枢・内庭
- **肝うつ型**：悪心・嘔吐・精神や情動のストレスで誘発
- **痰湿型**：悪心・嘔吐・水様の痰涎を嘔吐する・胸悶

②**虚証**：慢性化・経過が長い

- **脾胃気虚型**：悪心・嘔吐・倦怠無力・食欲低下．症状が反復して起こる

  (治療指針)：健脾和胃・降逆止嘔，胃の募穴・下合穴・脾の兪募穴に補法，灸法

  (処方例)：中脘・内関・足三里・脾兪・章門
- **胃陰虚型**：悪心・嘔吐・口渇・胃部隠痛・舌赤苔少・脈細数

2　食欲不振

①現代医学的な考え方

①**鍼灸適応症**：急性・慢性胃炎，胃神経症によるもの

(処方例)：中脘・巨闕・膈兪・脾兪

②東洋医学的な考え方

肝胃不和型・**脾胃湿熱型**・**食滞型**・**胃陰虚型**・**脾胃虚弱型**を分ける

(治療指針)と(処方例)：悪心と嘔吐を参照

正解：1—③，2—③，3—③，4—①

例題

1　悪心・嘔吐について鍼灸治療の適応症でないのはどれか
①急性胃炎　②胃神経症
③胃癌によるもの　④ストレスによるもの

2　悪心や嘔吐について「食滞型」に属さないのはどれか
①酸腐物を吐く　②厭食　③発熱悪寒　④泥状便

3　悪心・嘔吐に関して東洋医学的しくみはどれか
①腎不納気　②肺気上逆　③胃気上逆　④脾気下陥

4　次の文で示す病証に対する治療方針で適切なのはどれか
「空腹感はあるが食欲がない．口が渇くが飲みたがらない．ときおり乾嘔し，便秘がある．脈は細数」
①脾胃を補う　②肝胆を補う
③肺大腸を瀉す　④腎膀胱を瀉す

ワンポイント

肥満
・現代医学的な考え方
鍼灸適応症：単純性肥満
(治療指針)：減食と運動，(処方例)：天枢・脾兪・腎兪
・東洋医学的な考え方
①気虚型：肥満・無力感・肌肉は弛んでいる
(治療指針)：健脾和胃・祛 湿痩身
②痰湿型：肥満・体が重い・肌肉は張りがある
(治療指針)：清熱祛湿・健脾和胃

3 内科疾患の鍼灸治療（5）

1 便 秘

①現代医学的な考え方

①**鍼灸適応症**：機能性や精神・ストレス性・神経性腸疾患の便秘・内臓下垂症の便秘・習慣性の単純便秘と下痢・心因性下痢・過敏性大腸症候群の便秘と下痢

②**習慣性便秘**：慢性傾向・便意がない・ストレスと無関係

③**過敏性大腸炎**：下痢と便秘（兎糞）の交替，ストレスと関与

治療指針：腸機能を調え，下腹部や腰背部の反応点に施術

処方例：**腹部**―左腹結・天枢，**背部**―三焦兪・大腸兪，**臍**―塩灸

②東洋医学的な考え方

①**実証の便秘**

- **胃腸熱型**：大便秘結・口臭・拒按・舌苔黄・脈滑数

治療指針：胃腸の清熱，胃・大腸経穴に瀉法

処方例：合谷・曲池・内庭・天枢・上巨虚

- **肝うつ型**：便意はあるが，すっきりしない．肝うつ証

②**虚証の便秘**

- **気虚型**：便意はあるが，排便困難．大便は硬または軟．気虚証
- **血虚型**：慢性便秘・排便困難．大便は硬く兎糞状．血虚証

治療指針：健脾和胃・補気養血，脾・胃経穴に補法，灸法

処方例：脾兪・大腸兪・三陰交・天枢・上巨虚

- **腎陽虚型**：排便困難・腹部冷痛・冷え症・顔面蒼白

2 下 痢

①**湿熱型**：急に発病．腹痛・便秘と下痢が交互．悪臭・肛門灼熱感

治療指針：調和腸胃・祛湿止痢，大腸・胃経に瀉法

処方例：天枢・合谷・陰陵泉・上巨虚・下巨虚

②**腎陽虚型**：五更泄瀉・腹部冷痛・冷え症・腰膝酸軟・脈沈細

治療指針：温補脾腎・壮陽止痢，脾・腎・胃経に補法，灸法

処方例：中脘・天枢・脾兪・腎兪・命門

正解：1―④，2―④，3―②，4―①，5―②

例題

1　次の文で示す患者の治療として適切でないのはどれか

「17 歳の女子学生，便秘と下痢が交替に起こり，便秘の時の便は兎糞状で硬い，定期試験が近づくと症状が悪化する」

①臍に塩灸する　②天枢に刺鍼

③大腸兪に刺鍼　④胆兪に刺鍼

2　早朝の無痛性下痢（五更泄瀉）の治療に用いる経絡はどれか

①手の陽明経　②手の少陰経　③足の厥陰経　④足の少陰経

3　次の便秘の分類とその原因の組み合わせで誤っているものはどれか

①熱秘—胃熱　②気秘—気虚　③虚秘—血虚　④冷秘—陽虚

4　次の症状に対して正しい治療指針はどれか

「大便秘結，排便困難，腹部膨満，拒按，顔面紅潮，身熱，口臭，口渇，舌苔黄，脈滑実」

①大腸経・胃経に瀉法　②大腸経・胃経に補法

③肝経・胆経に瀉法　④脾経に補法

5　次の文で示す患者の病証に対して，難経 69 難に基づいた治療穴はどれか

「50 歳の女性．食欲不振があり，下痢しやすい．精神疲労と無力感がある．舌質淡，脈は沈細」

①曲泉・陰谷　②少府・大都　③太淵・太白　④復溜・経渠

ワンポイント

- 過敏性大腸炎：下痢と便秘（兎糞）のくりかえし，ストレスと関与
- 熱秘—胃腸熱型，気秘—肝うつ型，虚秘—気血虚型，冷秘—腎陽虚型
- 五更泄瀉：腎陽虚型（脾腎陽虚ともいう）で，夜明けに下痢，脾・腎・胃経に補法，灸法

3　内科疾患の鍼灸治療（6）

1　倦怠と疲労

①現代医学的な考え方

①**鍼灸適応症**：機能性の疲労・倦怠（肩こりや体がだるい・疲労感・脱力感）

治療指針：血流改善・愁訴の強い部位に局所治療

処方例：肩井・腎兪・中脘・手三里・足三里

②東洋医学的な考え方：共通の症状―倦怠と疲労

①**脾気虚型**：四肢無力・食後のだるさ・腹脹・泥状便・舌歯痕・脈弱

治療指針：健脾益気養血，任脈・脾経に補法，灸法

処方例：関元・気海・中脘・三陰交・足三里

②**痰湿型**：体が重い・肥満・下肢浮腫・舌質淡胖・脈沈細か沈滑

治療指針：健脾祛湿，任脈・胃経に補法か瀉法，灸法

処方例：関元・中脘・陰陵泉・足三里・豊隆

2　発　熱

①現代医学的な考え方

①**鍼灸適応症**：風邪症候群と慢性扁桃炎

②**慢性扁桃炎**

治療指針：全身の調節と再感染の予防・患部の循環改善

処方例：肩井・腎兪・中府・人迎・合谷

②東洋医学的な考え方

①**外感発熱**：急に発病・病の経過が短い・変化が速い・発熱悪寒等の表証

②**内傷発熱**：陰虚型，気虚型，血虚型，肝火型，瘀血型がある．慢性・病の経過が長い・変化が少ない

陰虚型：五心煩熱・潮熱・午後か夜間に発熱・盗汗・手足のほてり・舌質赤・脈細数

治療指針：滋陰清熱，心経に瀉法・腎経に補法

処方例：神門・心兪・太渓・腎兪・三陰交

瘀血型：午後か夜間に発熱・刺痛・固定痛．舌質青紫・脈細濇

治療指針：活血化瘀清熱，心包経と肝経に瀉法

処方例：心兪・膈兪・太淵・内関・太衝

正解：1―②，2―③，3―④，4―③，5―④

例題

1　次の症状について東洋医学では，どの証に属するか

「食後の倦怠，四肢無力感，食欲不振，泥状便，自汗，舌歯痕，脈弱」

①心脾両虚型　②脾気虚型　③痰湿型　④腎虚型

2　次の症状について東洋医学では，どの証に属するか

「倦怠，身体が重だるい，肥満，下肢の浮腫，舌質淡胖，苔白膩，脈沈滑」

①心脾両虚型　②脾気虚型　③痰湿型　④腎虚型

3　内傷発熱の特徴でないものはどれか

①経過が長く緩慢に発病する

②臓腑の病変を伴う

③虚証や虚実挟雑証を呈するものが多い

④変化が複雑

4　外感発熱の特徴はどれか

①夜間発熱　②往来寒熱　③悪寒発熱　④面赤発熱

5　次の文で示す患者の病証はどれか

「夜間の潮熱，手足のほてり，盗汗を主症状とし，脈は細数．随伴症状として不眠や便秘がみられる」

①気虚証　②血虚証　③血瘀証　④陰虚証

ワンポイント

・外感発熱：発熱悪寒等の表証を伴う

・内傷発熱：発熱悪寒等の表証を伴わない

・陰虚内熱と瘀血型発熱の臨床特徴，治療指針と選穴

・骨蒸潮熱：自覚症状で，陰虚発熱の1つ

3 内科疾患の鍼灸治療（7）

1 のぼせと冷え

①現代医学的な考え方

①**鍼灸適応症**：更年期障害・レイノー病や軽症のバージャー病

②**更年期障害**：顔面紅潮・発汗・手足の冷え・顔面蒼白

（治療指針）：内分泌系，自律神経系の調節・局所血流の改善

（処方例）：身柱・次髎・三陰交・足三里・太衝

②東洋医学的な考え方

①**のぼせ**：主な病証—上熱下寒型（心腎不交型）

- **特徴**：頭部・顔面部ののぼせ・腰部や下肢の冷え

（治療指針）：交通心腎，心・腎経の原穴や督脈に補法

（処方例）：内関・神門・三陰交・太渓・大椎・腎兪・長強・百会・関元

②**冷え**：主な病証 — 陽虚・寒湿・瘀血型

- **特徴**：腰部・四肢及び腹部の冷え，手足厥冷，疼痛

（治療指針）：温陽散寒・行気活血，腰背部や腹部に補法，灸法

（処方例）：膈兪・腎兪・膻中・気海・関元・三陰交・陽陵泉

2 不眠症

①現代医学的な考え方：心・脾・腎と関係が深い

①**鍼灸適応症**：機会性不眠・神経症性不眠

（治療指針）：全身の調整，鎮静

（処方例）：百会・顖会・天柱・風池・完骨・肩井

②東洋医学的な考え方

①**心腎不交型**：不眠・心煩・眠りが浅い・五心煩熱・盗汗・健忘

（治療指針）：交通心腎・鎮静安眠，平補平瀉

（処方例）：大陵・太渓・神門・太衝・三陰交

②**痰熱型**：眠りが浅い・多夢・胸苦しい・心下痞・脈滑数

（治療指針）：清熱祛痰・鎮静安眠，胃の募穴・胃経・脾経に瀉法

（処方例）：中脘・豊隆・内関・厲兌・隠白

正解：1—④，2—④，3—②，4—③，5—①，6—①

例題

1「のぼせ」の鍼灸治療の適応症となるのはどれか
①重症の多血症　②上大静脈症候群
③カルチノイド症候群　④更年期障害

2「冷え症」の鍼灸治療の適応症となるのはどれか
①貧血症　②重症の四肢血管障害
③腫瘍の圧迫　④レイノー病

3「上熱下寒型のぼせ」と関係の深い臓腑はどれか
①肺と腎　②心と腎　③心と肝　④脾と腎

4　次の証について正しいのはどれか
「手足の冷え，刺痛，皮色紫暗，舌質暗赤，瘀血点」
①心腎不交型　②寒湿型　③瘀血型　④陽虚型

5　次の文で示す患者の病証に対する刺法として適切なのはどれか
「45 歳の女性．冷感が足先から膝や腰まであがり，下痢しやすい」
①陰刺　②浮刺　③報刺　④輸刺

6　次の文で示す患者の病証に対して，治療対象となる臓腑はどれか
「48 歳の男性，会社員．いつもイライラして眠れない．下肋部に圧痛がある」
①肝と胆　②心と小腸　③脾と胃　④腎と膀胱

ワンポイント

下記の症状の特徴を注意したい
・心腎不交型の冷えとのぼせ
・心脾両虚型の不眠症
・心腎不交型の不眠症

3 内科疾患の鍼灸治療（8）

1 高血圧症

①現代医学的な考え方

①**鍼灸適応症**：本態性高血圧症・二次性高血圧の症状緩和

（治療指針）：全身調整，降圧，心臓・腎臓・脳などの臓器障害への侵害を防止

（処方例）：天柱，人迎，心兪，腎兪，郄門に軽刺激

②東洋医学的な考え方

①**肝火型**：めまい・頭痛・目赤・怒りっぽい・口苦・脈弦数

（治療指針）：肝・胆経に瀉法

（処方例）：行間・太衝・百会・曲池

②**痰濁型**：めまい・頭重感・胸悶・食欲不振・舌苔膩，脈滑または濡

（治療指針）：痰濁を除去し降圧，胃・肝経に瀉法

（処方例）：風池・豊隆・足三里・太衝

③**陰虚陽亢型**：めまい・耳鳴り・五心煩熱・盗汗・腰がだるい・脈細数

（治療指針）：滋陰補腎・平肝潜陽，腎経に補法，肝胆経に瀉法

（処方例）：三陰交・太渓・風池・曲池・内関

2 低血圧症

①現代医学的な考え方：本態性低血圧症と症候性（二次性）低血圧

①**鍼灸適応症**：本態性低血圧症

（治療指針）：低血圧に伴う愁訴を軽減

（処方例）：顖会・完骨・中脘・身柱・脾兪

②東洋医学的な考え方

①**気虚型**：めまい・無力感・息切れ・顔面蒼白・自汗・舌質淡・脈沈遅

（治療指針）：補脾益気，脾・腎の背兪穴や任脈に補法

（処方例）：百会・脾兪・腎兪・関元・足三里

②**気陰両虚型**：めまい・無力感・五心煩熱・不眠・息切れ・脈細数

（治療指針）：滋陰補腎・補益気血，背兪穴，腎と任脈に補法

（処方例）：腎兪・脾兪・足三里・太渓・三陰交

正解：1―④，2―①，3―④，4―③

例題

1　高血圧症について正しくないのはどれか

①本態性と症候性（二次性）を分ける
②禁煙・禁酒，減塩，肥満等の生活指導が必要
③二次性高血圧症の症状緩和は鍼治療の適応症
④腎性高血圧症は鍼治療の適応症

2　自律神経反射を利用して高血圧の鍼治療を行う場合，最も効果的な刺激部位はどれか

①喉頭隆起の外方　②左右の乳頭を結ぶ線の中央
③乳様突起と耳垂の間　④第 7 頸椎棘突起の下

3　次の症例について正しい証はどれか

「高血圧，耳鳴り，腰がだるい，不眠，五心煩熱，舌質紅，脈細数」

①虚証　②実証　③実熱証　④陰虚陽亢証

4　次の症例の証はどれか

「本態性高血圧で降圧薬を服用している 78 歳の男性．夜間頻尿を主訴として来院．手足のほてり，腰の重だるさがみられ，舌診では舌質紅・無苔，脈診では浮で無力を呈した．随時血圧測定では収縮期血圧 148 mmHg，拡張期血圧 84 mmHg であった」

①気虚証　②血虚証　③陰虚証　④瘀血証

ワンポイント

- 高血圧と低血圧の共通症状：めまい，耳鳴り，不眠
  高血圧の証：実証や本虚標実（肝腎陰虚陽亢証）が多い
  低血圧の証：脾虚と腎陰虚などの虚証が多い
- 高血圧の養生法：禁煙・禁酒，減塩・低脂肪食，適当な運動

4 外科・整形外科疾患の鍼灸治療（1）

1 肩こり

①現代医学的な考え方：項部や肩甲部にこわばったような不快感

①**鍼灸適応症**：身体的・心理的な疲労に起因する肩こり

（治療指針）：筋緊張の調和・自律神経の調節・精神の安定

（処方例）：天柱・風池・肩井・膏肓・身柱

②東洋医学的な考え方

①**肝血虚型**：肩こり・眼精疲労・めまい・目のかすみ・目の乾き

（治療指針）：補血益気・疏筋活絡，督脈・脾経と肩の局所穴に補法

（処方例）：至陽・天柱・肩井・三陰交・血海

②**気滞血瘀型**：肩こり・刺痛・胸脇苦満・舌質暗紅・瘀点や瘀斑

（治療指針）：行気活血・祛瘀止痛，督脈・肝経と肩の局所穴に瀉法

（処方例）：至陽・肩井・膈兪・太衝・陽陵泉

2 頸肩腕痛

①現代医学的な考え方

①**鍼灸適応症**：頸椎症とVDT症候群

（治療指針）：神経根部の循環改善・圧痛点による鎮痛

（処方例）：風池・大椎・天鼎・肩貞・曲池

②東洋医学的な考え方

①**痹証型**：頸部や肩—上肢までの痛み・こり・筋力低下・知覚障害

②**肝腎不足型**：慢性の痹証，めまい・腰膝の脱力感などの肝腎陰虚証

（治療指針）：活血通絡

（処方例）：天柱・風池・完骨・大椎・阿是穴

③**経脈の流注の部位による誘導穴の処方例**

- **手陽明経脈**：曲池・手三里
- **手足太陽経**：天宗・肩中兪・肩外兪・後渓
- **手足少陽経**：天髎・天井・支溝・懸鍾・丘墟

正解：1—③，2—④，3—①，4—①，5—③，6—③

例題

1　肩甲挙筋のこりに対する適切な治療穴はどれか
①天柱　②肩髎　③肩中兪　④膏肓

2　肩こりの施術で治療対象となる筋と経穴との組み合わせで正しいのはどれか
①僧帽筋─風池　②肩甲挙筋─曲垣
③棘上筋─肩外兪　④菱形筋─大杼

3　次の病証に対する適切な治療法はどれか
「32歳女性，出産後，肩こり，目が乾燥，爪は淡，脈細」
①肝血を補う　②肝陽亢進を抑える
③風寒邪気を除く　④気滞を解消

4　頸椎症の診断に有用なテストはどれか
①スパーリングテスト　②エデンテスト
③アレンテスト　④ボンネットテスト

5　頸肩腕痛を伴う痹証で，脾胃の運化機能の改善と湿の除去を治療方針とするのはどれか
①行痹　②痛痹　③着痹　④熱痹

6　肩こりを訴える患者に対し，肩甲挙筋の緊張緩和を目的に罹患筋起始部へ刺鍼する場合，適切なのはどれか
①外後頭隆起部　②乳様突起部
③第3頸横突起部　④第6頸横突起部

ワンポイント

- 痹証の分類
  頸肩腕痛・肩関節痛・上肢痛・腰下肢痛・膝痛について東洋医学では「痹証」に分類する．痹証は行痹（風邪），着痹（湿邪），痛痹（寒邪），熱痹（熱邪）等の４つに分けられる
- 痛痹の処方例：腎兪・関元
- 着痹の処方例：陰陵泉・足三里
- 熱痹の処方例：大椎・曲池・合谷
- 肩甲挙筋─肩中兪・天髎，僧帽筋─天髎，肩中兪，風門
- 頸椎症：ジャクソンテスト・スパーリングテストが陽性

4 外科・整形外科疾患の鍼灸治療（2）

1 肩関節痛

①現代医学的な考え方

①**鍼灸適応症**：腱板炎・肩峰下滑液包炎・上腕二頭筋長頭腱炎・五十肩

②**五十肩**：肩関節の痛みと運動制限・ペインフルアークサイン陽性
ヤーガソンテスト陽性
（治療指針）：急性期：消炎鎮痛，慢性期：筋萎縮防止，血流改善
（処方例）：肩髃・肩髎・巨骨・肩貞・臂臑

②東洋医学的な考え方

①**経絡型**：内旋と外転の運動制限・強い痛み・夜間痛が著明
（処方例）：肩髃・肩貞・肩髎・曲池・外関

②**経筋型**：活動制限・筋萎縮
（処方例）：肩髃・肩貞・肩髎・条口・陽陵泉

2 上肢痛

①現代医学的な考え方

①**鍼灸適応症**：胸郭出口症候群・上肢の絞扼性神経障害

②**胸郭出口症候群とテスト法・常用穴**

- **斜角筋症候群**（斜角筋三角）
  アレンテスト陽性―天鼎・欠盆
  アドソンテスト陽性
- **過外転症候群**（小胸筋との関係が深い）
  ライトテスト陽性―天鼎・気戸
  アドソンテスト陽性―中府・屋翳
  モーリーテストと3分間挙上負荷試験陽性
- **肋鎖症候群**（肋鎖間隙部）
  エデンテスト陽性―気戸
- **頸肋症候群**（第7頸椎横突起）：肩外兪・大椎

正解：1―②，2―①，3―②，4―④，5―①

例題

1　五十肩について，陽性であるテストはどれか

①ライトテスト　②ヤーガソンテスト
③アプレーテスト　④モーリーテスト

2　肩関節外転・外旋時に痛みを訴える肩関節周囲炎の患者で罹患筋の局所治療穴として適切でないのはどれか

①中府　②臑兪　③秉風　④天宗

3　上肢痛の原因疾患と局所治療穴との組み合わせで適切でないのはどれか

①手根管症候群—大陵　②円回内筋症候群—四瀆
③肘部管症候群—小海　④橈骨神経痛—消濼

4　理学的検査と刺鍼部位との組み合わせで適切でないのはどれか

①エデンテスト陽性—気戸
②アドソンテスト陽性—欠盆
③アレンテスト陽性—天鼎
④ヤーガソンテスト陽性—臑会

5　理学検査所見と病態に対する局所治療穴との組み合わせで適切でないのはどれか

①ペインフルアークサイン陽性—天府
②中指伸展テスト陽性—曲池
③フィンケルスタインテスト陽性—陽渓
④フローマン徴候陽性—小海

ワンポイント

・胸郭出口症候群とは，斜角筋症候群，肋鎖症候群，過外転症候群，頸肋症候群などを総称したもので，斜角筋，第１肋骨，鎖骨と小胸筋あたりの部位で腕神経叢や鎖骨下動脈が機械的に圧迫されることによってみられる症候群である
・上肢痛と治療穴との組み合わせ
手根管症候群：大陵，円回内筋症候群：少海
肘部管症候群：小海，橈骨神経痛：消濼
・ジャクソンテストとは頸椎症のテスト法である

4 外科・整形外科疾患の鍼灸治療（3）

1 腰　痛

①現代医学的な考え方

①**鍼灸適応症**：筋筋膜性腰痛・椎間関節性腰痛・脊椎分離症・脊椎すべり症

- **筋筋膜性腰痛**：疼痛性の側弯・前屈動作の障害・限局性圧痛
- **椎間関節性腰痛**：椎間関節部の圧痛点・脊柱運動の障害・下位腰椎に多発
- **変形性脊椎症**：運動の開始痛・腰椎後弯の増強・階段現象

（治療指針）：局所血流の改善・筋スパズムの緩和

（処方例）：脾兪・胃兪・腎兪・志室・大腸兪

2 腰下肢痛

①現代医学的な考え方

①**鍼灸適応症**：坐骨神経痛・梨状筋症候群

- **坐骨神経痛**：放散痛としびれ・アキレス腱反射減弱，SLR 陽性
- **梨状筋症候群**：放散痛としびれ・梨状筋に圧痛・ボンネットテスト陽性

（治療指針）：障害神経根や筋の血流改善・鎮痛

（処方例）：脾兪・腎兪・志室・大腸兪・承筋・陽陵泉・足三里

②東洋医学的な考え方

①**急性（気血阻滞）型**：著明な圧痛点・筋緊張・運動制限

（治療指針）：行気活血・通絡止痛，膀胱経と阿是穴に瀉法

（処方例）：腎兪・委中・環跳・大腸兪・膈兪・阿是穴

②**慢性（腎虚）型**：鈍痛・だるさ・無力感・疲れると増悪

（治療指針）：補腎強筋・活血止痛，腎経や膀胱経に補法

（処方例）：大腸兪・環跳・委中・腎兪・命門・太渓

③**慢性（寒湿）型**：冷痛・冷え症・重だるさ・寒冷により増悪

（治療指針）：散寒祛湿・温経止痛，膀胱経や胆経に鍼灸を併用する

（処方例）：腎兪・大腸兪・命門・環跳・委中・崑崙

正解：1—②，2—③，3—②，4—③，5—④

例 題

1　次の文で示す患者の病証に対して難経 69 難に基づき補法を行う治療穴はどれか

「55 歳の男性．慢性の腰下肢痛がある．倦怠感と耳鳴りを伴う．脈は細弱」

①足三里　②復溜　③行間　④解渓

2　梨状筋症候群の診断に有用な徒手検査テストはどれか

①アキレス腱反射減弱　　②SLR 陽性
③ボンネットテスト陽性　④アレンテスト陽性

3　該当する腰下肢痛の証はどれか

「冷え感・痛み・重だるさ・寒冷により増悪」

①気血阻滞型　②寒湿型　③腎虚型　④気虚型

4　正しい組み合わせはどれか

①ニュートンテスト陽性—環跳
②パトリックテスト陽性—足三里
③ブラガード徴候陽性—殷門
④大腿神経伸展テスト陽性—浮郄

5　次の文で示す患者の病態に対して，罹患局所への治療部位として適切なのはどれか

「左殿部から大腿外側に痛みが放散する．下肢伸展挙上テスト陽性．ボンネットテスト陽性」

①腰三角部　　　　　②腰方形筋外縁部
③ L_4 ～ L_5 椎間関節部　④梨状筋部

ワンポイント

・根性坐骨神経痛：間欠性跛行がみられる
・経脈流注と下肢痛の部位
①足太陽経：殿部や下肢の後面痛
（処方例）：腎兪・大腸兪・環跳・委中・崑崙
②足少陽経：殿部や下肢の外後面痛
（処方例）：大腸兪・環跳・風市・陽陵泉・飛揚
③要注意：足太陽経の経穴は下肢痛によく用いる（共通性）

4　外科・整形外科疾患の鍼灸治療（4）

1　膝　痛

①現代医学的な考え方

①**鍼灸適応症**：変形性膝関節症・運動性膝関節痛・滑液包炎

- **変形性膝関節症**：歩行痛・正座痛・階段昇降時痛・動作開始痛・立上がり痛
  治療指針：消炎鎮痛・局所血流の改善
  処方例：梁丘・血海・委中・犢鼻・圧痛点
- **運動性膝関節痛**：スポーツ疾患の鍼灸治療を参照
- **滑液包炎**：運動時の痛み・圧痛・腫脹
  治療指針：消炎鎮痛・関連筋や靱帯の緊張の緩和
  処方例：局所の靱帯や滑液包周囲にある圧痛点に刺鍼

2　運動麻痺

①中枢性の運動麻痺

①**片麻痺**：深部反射亢進・病的反射陽性
治療指針：リハビリテーションの機能回復と鍼灸治療の併用
処方例：天柱・曲池・合谷・伏兎・足三里・中風八穴

②末梢性の運動麻痺

①**橈骨神経麻痺**：下垂手（落下手）
母指の伸展・外転運動の麻痺
処方例：曲池・手三里・合谷

②**正中神経麻痺**：猿手
母指球と小指球の筋萎縮・母指が外転位・母指と小指の対立運動が困難
処方例：郄門，内関

③**尺骨神経麻痺**：鷲手
中指に向かう他指の運動障害
処方例：小海・支正・神門

④**総腓骨神経麻痺**：鶏足・内反尖足
処方例：陽陵泉・懸鍾

⑤**脛骨神経麻痺**：外反鉤足
処方例：承筋・承山

正解：1―②，2―③，3―②，4―③，5―②，6―④

例　題

1　麻痺神経と治療穴との組み合わせで正しいのはどれか
「手の母指が外転位で母指と小指との対立が困難」
①橈骨神経麻痺—手三里　②正中神経麻痺—内関
③尺骨神経麻痺—支正　④尺骨神経麻痺—郄門

2　次の文で示す運動麻痺に対して，罹患局所への局所治療穴で適切なのはどれか
「手の母指内転運動の障害があり，骨間筋の萎縮がみられる」
①郄門　②曲池　③小海　④臂臑

3　末梢神経麻痺による症状と罹患神経を対象とした治療穴との組み合わせで正しいのはどれか
①下垂手—郄門　②鷲手—小海
③下垂足—委中　④鉤足—陽陵泉

4　正しい治療経穴はどれか
「足の底屈・内転と足趾の屈曲運動の障害（外反鉤足）」
①髀関　②陽陵泉　③承筋　④湧泉

5　「足の底屈・内反・鶏足」に対する治療穴で，正しいのはどれか
①髀関　②陽陵泉　③承筋　④湧泉

6　膝痛の局所治療経穴で正しくないのはどれか
①梁丘　②委中　③犢鼻　④梁門

ワンポイント

・変形性膝関節症治療の常用穴に要注意
・麻痺神経の特有的な症状と治療穴
橈骨神経麻痺，正中神経麻痺，尺骨神経麻痺，
総腓骨神経麻痺，脛骨神経麻痺等に要注意

5 スポーツ疾患の鍼灸治療（1）

1 野球肩

①**肩前方の障害**：肩峰下滑液包炎・三角筋下滑液包炎・上腕二頭筋長頭腱炎・棘上腱板損傷など

- **診察ポイント**：ペインフルアークサイン陽性・圧痛と夜間痛・肩関節の活動制限・筋力低下

棘上筋腱板損傷：ペインフルアークサイン陽性
肩峰下滑液包炎：肩峰下プッシュボタン徴候
三角筋下滑液包炎：ダウバーンテスト陽性
腱のテスト：ドロップアームテスト，上腕二頭筋安定性テスト，ヤーガソンテスト

②**上腕二頭筋腱の障害**：外転外旋時痛・二頭筋溝に圧痛点・ヤーガソンテスト陽性・スピードテスト陽性

③**肩後方の障害**：棘下筋腱・小円筋腱・三角筋の後部及び上腕三頭筋長頭の障害

（治療指針）：障害部位や運動の主動筋を決め，血流改善と筋の緊張緩和，止痛

④**部位別の選穴**

三角筋：臑会・臑兪・肩貞，**上腕二頭筋**：結節間溝（上腕二頭筋長頭）・天府・侠白，**棘上筋**：曲垣・秉風，**僧帽筋**：肩井・肩外兪・風門，**広背筋**：腎兪・志室，**その他**：肩関節周囲の運動痛点・圧痛部位・硬結部位

2 テニス肘

①**バックハンドテニス肘**：上腕骨外側上顆炎．中・初級者に多い

- **疼痛部位**：上腕骨外側上顆部の圧痛が多い．治療穴：曲池
- **テスト**：コーゼンテスト・ミルテスト・中指伸展テスト・トムゼンテスト・チェアーテスト

②**フォアハンドテニス肘**：上腕骨内側上顆炎．上級者に多い．治療穴：小海

- **疼痛部位**：上腕骨内側上顆部の圧痛が多い
- **テスト**：手関節掌屈テスト

（治療指針）：消炎・鎮痛・循環改善

正解：1—④，2—①，3—①，4—①，5の1)—④，5の2)—②，6—②

例 題

1 三角筋の刺激を目的とする治療穴で正しくないのはどれか
①臑会 ②臑兪 ③肩貞 ④腎兪

2 上腕二頭筋の刺激を目的とする選穴はどれか
①天府 ②曲垣 ③肩井 ④腎兪

3 正しい治療部位はどれか
「右肩痛，ペインフルアークサイン陰性，スピードテスト陽性」
①結節間溝部 ②肩甲骨棘下部 ③肩甲間部 ④上腕三頭筋部

4 テニスの初心者が障害されやすい部位はどこか
①上腕骨外側上顆 ②上腕二頭筋長頭腱
③上腕骨内側上顆 ④橈骨茎状突起部

5 次の病証に対して，問い 1)，2) に答えよ
「22 歳の男性．テニスの選手．バックハンドストロークの際に肘に痛みを自覚する」

1) 病態の確認を目的として行う理学検査で適切でないのはどれか
①トムゼンテスト ②中指伸展テスト
③チェアテスト ④ファレンテスト

2) 罹患筋への局所治療穴として適切なのはどれか
①少海 ②手三里 ③神門 ④尺沢

6 バックハンド型テニス肘の患者に対する局所治療穴で適切なのはどれか
① 尺沢 ②曲池 ③少海 ④曲沢

ワンポイント

・部位別の選穴
①上腕骨外側上顆：曲池・肘髎，上腕骨内側上顆：小海・少海
②肘頭：天井，肘窩：尺沢・曲沢
③前腕屈筋群：支正・大陵，前腕伸筋群：手三里・陽池

5 スポーツ疾患の鍼灸治療（2）

1 運動性腰痛

①**腰部捻挫（ギックリ腰）**：スポーツ運動による腰部の軟組織（筋・腱・靱帯）の損傷

②**脊椎分離症とすべり症**：スポーツ運動による脊椎関節突起間のずれ

③**椎間板ヘルニア**：スポーツ運動により下部腰椎に多く発生する

2 ジャンパー膝

①**診察ポイント**：膝蓋靱帯炎で，膝蓋骨下端に圧痛・自発痛・運動痛（なりやすい素因：膝蓋骨の過移動性，オスグッド病，外反膝，脛骨外捻，O 脚，X 脚）

②**部位別の選穴**：**膝蓋靱帯**：犢鼻・内膝眼・外膝眼，**大腿四頭筋**：血海・梁丘，**脛骨外側**：足三里・陽陵泉，**脛骨内側**：陰陵泉（鵞足部），**その他**：膝蓋骨周囲・大腿四頭筋の圧痛点

3 下腿のコンパートメント症候群

①**前方のコンパートメント**：前脛骨筋，長母指伸筋の筋力低下・深腓骨神経障害・母指底屈時痛・下腿前面に圧痛点

②**外側のコンパートメント**：長，短腓骨筋の筋力低下・浅，深腓骨神経障害・内反足・下腿外側や腓骨の上に圧痛点

③**浅後方のコンパートメント**：腓腹筋，ヒラメ筋の筋力低下・腓腹神経障害・足関節背屈時痛・ふくらはぎに圧痛点

④**深後方のコンパートメント**：後脛骨筋，長母指屈筋の筋力低下・脛骨神経障害・母指背屈時痛・下腿内側，アキレス腱と脛骨間に圧痛点

4 シンスプリント（疲労性脛骨骨膜炎）

診察ポイント：脛骨の下 1/3 近くに後内側痛・圧痛・運動時痛

（処方例）：後脛骨筋の緊張緩和（三陰交・漏谷・交信・照海）

5 アキレス腱炎

①**診察ポイント**：**初期**：歩行時に痛みがないが，ジャンプ時等に痛みがある，**中期**：運動開始痛，**後期**：歩行時も疼痛，足背屈の制限

②**部位別の選穴**：**腓腹筋**：承山・承筋，**ヒラメ筋**：飛揚・築賓，**アキレス腱**：崑崙・太渓

正解：1—③，2—①，3—②，4—①，5—④，6—④，7—④，8—③

例題

1　スポーツ障害と罹患局所への治療穴との組み合わせで適切でないのはどれか
①水泳肩—肩髃　②野球肩—肩貞
③ジャンパー膝—承筋　④シンスプリント—三陰交

2　ジャンパー膝で，大腿四頭筋を治療する経穴はどれか
①血海・梁丘　②足三里・陽陵泉
③内膝眼・外膝眼　④陰陵泉

3　下腿の慢性コンパートメント症候群の他動運動と患部への刺鍼部位との組み合わせで誤っているのはどれか
①母指の屈曲時痛—解渓　②母指の伸展時痛—太衝
③内がえし時痛—懸鍾　④足関節の伸展(背屈)時痛—承筋

4　スポーツ障害と経穴との組み合わせで正しくないのはどれか
①膝蓋靱帯—鶴頂　②大腿四頭筋—梁丘
③アキレス腱炎—承筋　④脛骨内側—陰陵泉

5　シンスプリント障害について正しくない治療経穴はどれか
①三陰交　②漏谷　③交信　④曲泉

6　スポーツ障害と患部への刺鍼部位との組合せで適切なのはどれか
①外側上顆炎—陽陵泉　②内側上顆炎—陰陵泉
③膝蓋靱帯炎—足三里　④棘上筋腱損傷—肩髃

7　スポーツ障害と罹患局所への治療穴との組合せで適切でないのはどれか
①野球肩—臑会　②ジャンパー膝—犢鼻
③アキレス腱炎—承筋　④フォアハンドテニス肘—曲池

8　次の文で示す患者の病態に対し，罹患部への局所治療穴として適切なのはどれか
「23 歳の女性．バレーボール選手．スパイクの着地時に膝前面が痛む」
①委陽　②曲泉　③犢鼻　④陽陵泉

6 婦人科・小児科疾患の鍼灸治療

1 月経異常

①現代医学的な考え方

①**鍼灸適応症**：月経前緊張症・月経困難症・稀発月経・続発無月経

- **月経前緊張症**：不快感・下腹部痛・乳房緊満・吐気・頭痛等
- **月経困難症**：痙攣性の下腹部痛・放散痛・自律神経症候群

②**部位別の選穴**：**腹部**：関元，**腰部**：腎兪・次髎，**下肢**：三陰交

②東洋医学的な考え方：経早・経遅・経乱の3つに大別する

①**気虚型経早**：経血量は多い・経色は淡・経質は稀薄・倦怠・息切れ等の気虚症

（治療指針）：補脾益気・養血調経，脾経と任脈に補法，灸法

（処方例）：関元・気海・血海・足三里・脾兪

②**うつ熱型経早**：経血量は不定・経色は紫紅・経質は粘く血塊を伴う・胸脇苦満・怒りっぽい・小腹部脹痛・目赤・舌質紅・脈弦数

（治療指針）：清肝瀉熱・調経止痛，肝・脾経・任脈に瀉法

（処方例）：関元・行間・血海・地機

③**血虚型経遅**：経血量は少ない・経色は淡・経質は稀薄・小腹部隠痛・めまい・不眠・心悸・顔面にツヤがなく黄色・舌質淡・脈虚細

（治療指針）：補血益気・調和衝任，任脈と足三陰経に補法，灸法

（処方例）：気海・気穴・三陰交・脾兪・膈兪

④**寒邪型経遅**：経血量は少ない・経色は暗紅・血塊あり・小腹部冷痛

（治療指針）：温経散寒・調経止痛，胃経・脾経・任脈に瀉法，灸法

（処方例）：気海・気穴・三陰交・帰来・天枢

⑤**腎虚型経乱**：経血量は少ない・経色は淡・経質は稀薄・耳鳴り・めまい・舌質淡・脈沈弱

（処方例）：関元・三陰交・腎兪・太渓・水泉

⑥**肝うつ型経乱**：経血量は不定・経色は紫紅・経質は粘い・肝うつ証

（治療指針）：疏肝調経，肝・任脈に瀉法

（処方例）：肝兪・期門・太衝・中極・三陰交

正解：1—①，2—①，3—②，4—②，5—①，6—④

例題

1　鍼灸治療の適応となるものはどれか

①月経前緊張症　②不正性器出血

③過長月経　④段々増強する月経痛

2　月経前緊張症に対して適切な治療経穴はどれか

①関元・腎兪・三陰交　②肺兪・膈兪・脾兪

③風池・三焦兪・大腸兪　④中極・小腸兪・天枢

3　東洋医学の「証」について正しいのはどれか

「経早・血量が不確定・血色紫紅・血塊・怒りっぽい・目赤・脈弦数」

①気虚型　②うつ熱型　③実熱型　④虚熱型

4　次の文で示す患者の病証に対して補法を行う経穴はどれか

「24 歳女性. 1 年前から月経周期が短くなり量も多くなった. 倦怠感, 小腹部の下垂感を訴える」

①太衝　②太白　③神門　④太淵

5　腎気虚による小児遺尿症に対する治療目的として適切なのはどれか

①固摂作用を高める　②疏泄作用を高める

③運化作用を高める　④宣発作用を高める

6　治療対象となる経脈で適切なのはどれか

「28 歳の女性. 1 年前から月経周期が不規則で月経量は少ない. 乳房脹痛, 月経痛がある. 月経前から月経中にかけて抑うつがある」

①足陽明経　②足太陰経　③足太陽経　④足厥陰経

ワンポイント

小児の症状

・小児神経症：睡眠障害・夜驚・チック・自律神経症候群.
（処方例）：天柱・風池

・小児夜尿症：4 歳以上になっても夜尿が続くと夜尿症と診断される. （処方例）：腎兪・次髎

・小児喘息の処方：天突・兪府・霊台

・小児扁桃炎の処方：人迎・身柱

・小児疾患の共通治療指針：小児鍼による全身皮膚の接触軽刺激

7　その他の疾患の鍼灸治療

1　発　疹

①**鍼灸適応症**：アレルギー性じんま疹・人工じんま疹

(処方例)：天柱・肩髃・曲池・足三里・膨疹部への直接刺激

②**東洋医学的な考え方**（発疹は肺や衛気との関係が深い）

証の分類：気血両虚型・胃の湿熱型・外感（風寒・風熱）型

(処方例)：風池・風門・肺兪・曲池・血海・足三里・列欠・尺沢

2　排尿障害

①**鍼灸適応症**：慢性前立腺炎・神経因性膀胱・膀胱炎

②**東洋医学的な考え方**

証の分類：腎陽虚型・肺熱型・膀胱湿熱型・肺気虚型

3　インポテンツ

①**鍼灸適応症**：心因性インポテンツ

部位別の選穴：仙骨部：次髎・中髎，腰部：腎兪，下腹部：中極

②**東洋医学的な考え方**

証の分類：命門火衰（腎陽虚）型・湿熱型・心脾両虚型・七情内傷型

4　老年医学における鍼灸療法

①**老年性疾患の五大特徴**：①複数の疾患を同時に持つ（多臓器病変），②個人差が大きい，③慢性疾患が多い，④症状が非定型化，⑤薬剤の副作用が出やすい

②**東洋医学における加齢**：加齢による老化は腎気の衰えによる

③**老年性疾患の鍼灸治療の指針**：ホメオスターシスの失調回復，生体の予備能力の強化，防御能力の強化

④**代表的な老年性疾患**：老人性認知症・骨粗鬆症・パーキンソン病・脳血管障害・糖尿病・動脈硬化症・慢性肺気腫・変形性関節症・腎硬化症・狭心症・高血圧

⑤**老年性疾患の鍼灸治療の注意事項**：①施術前に脈拍や血圧の測定や排尿，②過剰な刺激，長時間治療を避ける，③転倒事故を注意，④持続体位を長時間にさせない，⑤全体治療を重点に置く，⑥治療中，バイタルサインや意識，気分などの確認に留意，⑦老年者の健康管理は予防を主眼として行う，⑧老年者のQOLを高める

正解：1—①，2—③，3—④，4—④，5—②，6—①，7—④

例題

1　高齢の患者への施術で誤っているのはどれか
①強刺激　②施術前に排尿させる
③脈拍，血圧をはかる　④転倒に注意

2　高齢者の肺気腫に対する鍼施術で気胸を起こさないよう注意しなければならない経穴はどれか
①定喘　②天突　③膏肓　④膻中

3　老化について関係が深いのはどれか
①心　②肝　③肺　④腎

4　東洋医学の「証」について正しいのはどれか
「発疹の色は淡紅色，反復して治りにくい，精神疲労，食欲減退，寝つきが悪い，動悸，舌質淡胖，脈細弱」
①風寒型　②風熱型　③湿熱型　④気血両虚型

5　次の文で示す患者の病証に対して，適切な治療方針はどれか
「40 歳の男性．エビを食べたところ発疹が現れた．発疹は赤みを帯び膨隆もみられる．舌質は紅．舌苔は黄膩，脈は滑数」
①風寒を除く　②湿熱を除く　③血を補う　④津液を補う

6　東洋医学の「証」について正しいのはどれか
「インポテンツ，陰部冷感，腰膝無力，脈無力」
①命門火衰型　②湿熱型　③心脾両虚型　④七情内傷型

7　排尿障害について鍼灸治療の適応症となるものはどれか
①急性前立腺炎　②腎盂炎　③尿道炎　④神経因性膀胱

1 鍼の基礎知識・基本的な刺鍼方法

1 鍼の基礎知識

①鍼の長さ（鍼体長），太さ（鍼体径）の名称

①**鍼体長**：1寸—30 mm，1寸3分—40 mm，1寸6分—50 mm，2寸—60 mm

②**鍼体径**：1番—0.16 mm，2番—0.18 mm，3番—0.20 mm，4番—0.22 mm

②材質の種類と特徴

①**金鍼**　長所：柔軟性・弾力性，刺入痛が少なく腐食しがたい
　短所：高価で耐久性に劣る

②**銀鍼**　長所：金鍼と同様な特徴がありながら安価である
　短所：酸化し，腐食しやすく，耐久性に劣る

③**ステンレス鍼**　長所：刺入しやすく折れにくい．腐食しにくく，安価で高圧滅菌や通電に耐える
短所：他の鍼と比較し，柔軟性・弾力性に劣る

③古代九鍼

①**皮膚をやぶる鍼**：鋒鍼（三稜鍼の原形），鈹鍼，鑱鍼

②**刺入する鍼**：毫鍼（現在の毫鍼の原形），員利鍼，長鍼，大鍼

③**刺入しない鍼（皮膚表面を刺激する鍼）**：円鍼，鍉鍼

2 基本的な刺鍼方法

①鍼尖の形状と刺鍼の方式

①**撚鍼法**：鍼尖は柳葉形，中国鍼の刺鍼法

②**管鍼法**：鍼尖は松葉形，江戸時代に杉山和一が創案

③**打鍼法**：鍼尖はスリオロシ形，安土桃山時代に御薗意斎が創案

②前揉法と後揉法

①**前揉法の作用**：刺入予告，皮膚や筋肉を和らげる，刺激に慣らす

②**後揉法の作用**：抜鍼後遺感覚を除く，小血管出血防止や吸収促進

③押手の圧

①**左右圧（水平圧）**：鍼の進退等を円滑に行うために母指と示指で鍼体をつまむ圧

②**上下圧（垂直圧）**：母指と示指で刺鍼部位にかける圧，一定の圧を継続

③**周囲圧（固定圧）**：中指，環指，小指，母指球，小指球がかける圧

正解：1—③，2—④，3—①，4—③，5—②，6—③

例題

1　2番鍼の太さはどれか
①0.14 mm　②0.16 mm　③0.18 mm　④0.20 mm

2　ステンレス鍼の特徴はどれか
①刺入痛が強い　②曲がりやすい
③酸化しやすい　④低周波鍼通電療法に適する

3　古代九鍼のうち破る鍼に該当するのはどれか
①鈹鍼　②円鍼　③長鍼　④毫鍼

4　御園意斉が創案した刺鍼法はどれか
①撚鍼法　②管鍼法　③打鍼法　④皮内鍼法

5　撚鍼法に適した鍼尖の形状はどれか
①卵形　②柳葉形　③ノゲ形　④スリオロシ形

6　押手の周囲圧の目的はどれか
①鍼体を保持する　②刺鍼部の皮膚を圧迫する
③押手がずれないようにする　④筋肉の緊張状態をはかる

ワンポイント

・古代九鍼では，現代と同様の名称の鍼は毫鍼，三稜鍼の原形が鋒鍼，小児鍼に相当するものが円鍼と鍉鍼であることまでしっかりと暗記すること
・押手の周囲圧の目的は，患者が動いた際などに押手がずれないようにすることである

2 刺鍼中の手技・鍼の刺激量

1 刺鍼中の手技

①**単刺術**：鍼を目的の深さまで刺入しすぐに抜去．軽刺激を目的
②**雀啄術**：刺鍼時，鍼体を雀が啄むように上下に進退させる
③**屋漏術**：目的の深さまで3回に分けて雀啄刺激を与える
④**振せん術**：刺入後，鍼柄を刺手でつまみ，鍼を振動させる
⑤**旋撚術**：鍼を左右に半回転ずつ交互にひねりながら行う
⑥**回旋術**：左または右の一方向に回しながら刺入する，あるいは一定の深さで回旋を行う
⑦**細指術**：刺鍼しようとする皮膚に対し，弾入だけを何回も繰り返し行う手技
⑧**副刺激術（気拍法）**：刺鍼後，周囲の皮膚を鍼管または指頭で叩く
⑨**示指打法**：鍼を刺入し，その鍼に再び鍼管をかぶせ鍼管の上端を叩く方法
⑩**置鍼術**：鍼を刺入し，しばらくの間留めておく手技，刺激時間で刺激量を調節
⑪**間歇術**：鍼を目的の深さに達したら，半分抜いてそこに留め，また前の深さまで刺入し，しばらくそこに留めることを繰り返す
⑫**乱鍼術**：一定の方式に従わず，数種の手技を併用する方法
⑬**随鍼術**：呼気時に刺入し，吸気時に抜く方法
⑭**内調術**：刺入した鍼の鍼柄を鍼管で叩打し，鍼体に動揺を与える
⑮**管散術**：施術部位に弾入の要領で鍼管の上端を叩打するだけで鍼を使用しない
⑯**鍼尖転移法**：鍼尖を皮下にとどめ，押手・刺手とともに皮膚を縦横にまたは輪状に移動させ皮下に刺激を与える手技
⑰**刺鍼転向法**：刺入した鍼を皮下まで引き抜き，新たに方向を定める手技

2 鍼の刺激量

①**使用鍼**：長く太い鍼は強刺激，短く細い鍼は弱刺激
②**運鍼の速度**：刺入・抜去の速度が急であれば強刺激
③**刺激時間**：短時間の刺激より長時間の刺激の方が強刺激
④**手技**：鍼の動揺の小さい手技よりも動揺の大きい手技の方が，刺激量が多い

正解：1—④，2—③，3—③，4—①，5—①，6—①，7—④

例 題

1　刺入した鍼の角度を変える手技はどれか
①乱鍼術　②鍼尖転移術　③副刺激術　④刺鍼転向術

2　刺鍼手技で目的深度までを３等分し，各深度で雀啄を行うのはどれか
①間歇術　②乱鍼術　③屋漏術　④随鍼術

3　鍼の術式で刺鍼時・抜鍼時に左右交互にひねりながら行うのはどれか
①回旋術　②間歇術　③旋撚術　④乱鍼術

4　鍼の術式のうち鍼管のみを用い，弾入の要領で鍼管を叩打するのはどれか
①管散術　②細指術　③振せん術　④内調術

5　刺鍼手技で呼気時に刺入し吸気時に止めるを繰り返し，目的深度まで刺入するのはどれか
①随鍼術　②間歇術　③内調術　④乱鍼術

6　弾入だけを繰り返す刺法はどれか
①細指術　②間歇術　③雀啄術　④屋漏術

7　一定の深さに刺入した鍼に鍼管をかぶせて行う手技はどれか
①副刺激術　②管散術　③内調術　④示指打法

ワンポイント

- 例年１題出題されている
- 管散術は，十七手技のうち唯一鍼を使用しない手技であるため，最も刺激の弱い手技である
- 各手技の特徴（上下，回転等）について理解し，分類できるようにすること

3　灸の基礎知識と種類（1）

1　灸の基礎知識

①艾の主成分（これが多いほど良質）

①**毛茸**：ヨモギの葉裏にある白い毛（T字毛）

②**腺毛**：揮発性の精油（チネオールが主）を含む

②艾の鑑別

①**良質艾**：芳香や手触りが良く柔らかい．淡黄白色で繊維が細かく不純物が少ない．点火しやすい．燃焼時，煙と灰が少なく，熱感が温和

②**粗悪艾**：青臭く手触りが悪く硬い．黒褐色で繊維が粗く不純物が多い．燃焼時，煙と灰が多く，熱感が強い

③艾の種類

①**直接灸用艾**：皮膚上で直接燃焼させる．良質艾を使用

- 散艾：精製した艾．施灸時に適宜指でひねって使用する
- 切艾：精製した艾を和紙で包み，一定の太さになっている（大切艾：豌豆大，中切艾：麦粒大，小切艾：米粒大）

②**間接灸用艾**：間接的に温熱刺激をする場合，比較的粗悪な艾が適する（大切艾）

④線香：原料はタブノキの樹皮や葉・杉の葉の粉末

2　灸の基礎と種類（その1）

①灸の刺激量

- **艾炷の大きさ**：艾炷が大きいのは強刺激，小さいのは弱刺激
- **ひねりの硬軟**：ひねりが硬いのは強刺激，柔らかいのは弱刺激
- **壮数**：壮数が多いのは強刺激，少ないのは弱刺激

②有痕灸：灸痕を残す施灸法の総称．良質艾を用い，直接皮膚上に艾炷を置く

- **透熱灸**：良質艾を米粒大の大きさで円錐形に作り施灸する
- **焦灼灸**：皮膚や組織を破壊する灸法，イボやウオノメの治療に用いられる
- **打膿灸**：弘法の灸ともいう．小指頭大から母指頭大の艾炷による施灸で火傷をつくり，その上に膏薬を貼付して化膿を促す灸法．免疫力などの防衛機能を高める，強刺激で灸あたりを起こしやすいので小児や老人には不適である

正解：1—④，2—②，3—②，4—④，5—①，6—④，7—①

例題

1　ヨモギの組成のうち精油を多く含むのはどれか
①葉柄　②毛茸　③葉脈　④腺毛

2　良質艾の特徴で正しいのはどれか
①芳香が少ない　②淡黄白色である
③燃焼時の最高温度が高い　④繊維が粗い

3　散艾について正しい記述はどれか
①切艾とも呼ばれる
②施灸時にひねって用いる
③和紙で包んだものを用いる
④良質なものは腺毛の割合が少ない

4　灸療法に用いる線香の材料はどれか
①クリ　②マツ　③ヒノキ　④タブ

5　強刺激を与える目的で行う灸法で正しいのはどれか
①夾雑物が多い艾を用いる　②軟らかくひねる
③壮数を少なくする　④小さな艾炷を用いる

6　焦灼灸の目的はどれか
①灸痕の化膿　②血管収縮の持続
③第１度の熱傷　④組織の破壊

7　中指大の艾炷をすえた後に吸い出し膏を貼る灸法はどれか
①打膿灸　②焦灼灸　③透熱灸　④薬灸

ワンポイント

・夾雑物が多い（粗悪艾）と強刺激，少ない（良質艾）と弱刺激となる
・艾の精製は，乾燥（自然→火力），裁断機，石臼，長通し，唐箕の順で行われる
・有痕灸の種類とその方法，目的について確実に暗記しよう

3　灸の基礎知識と種類（2）

1　灸の基礎と種類（その2）

①**無痕灸**：主に粗悪艾を用い，有痕灸が禁忌の場合や小児や女性，虚弱者など有痕灸が不適な者に用いる施灸法

- **知熱灸**：米粒大，半米粒大の艾炷を用い，母指と示指で艾炷を包み込むように消火させる灸法．8割程度で消火させれば八分灸と呼ばれる
- **温灸**：艾を患部から離れたところで燃焼させ，輻射熱で広範な領域に温熱刺激を与える灸法．棒灸，温筒灸，温灸器などが含まれる
- **隔物灸**：艾炷と皮膚との間に物を置いて施灸する灸法．ニンニク灸，味噌灸，生姜灸，塩灸，ニラ灸，墨灸，ビワの葉灸などがある
- **艾を使用しない灸法**：艾を使用しないで各種薬物を用い，主に薬物のみの刺激を皮膚に加える灸法．紅灸，うるし灸，あぶら灸などがある
- **灸頭鍼**：置鍼した鍼の鍼柄に艾を球状に取り付け点火し，鍼の機械的刺激と灸の輻射熱による温熱刺激を同時に生体に与えようとするもの

②**感受性**

区　分	鋭敏な場合	鈍感な場合
年　齢	小児，老年	青年，壮年
性　別	女　子	男　子
体　質	虚弱な者 神経質な者	頑健な者
栄養状態	不良な者	佳良な者
鍼灸の経験	未経験者	経験者
刺激部位	顔や手足など	腰や背など

鋭敏な場合には刺激量を弱くし，頑健（鈍感）な場合には刺激を強くする

正解：1—③，2—④，3—①，4—②，5—④，6—③

例題

1 無痕灸はどれか
①焦灼灸 ②透熱灸 ③知熱灸 ④打膿灸

2 灸法で施灸部の組織を破壊しないのはどれか
①打膿灸 ②焦灼灸 ③透熱灸 ④押灸

3 艾を使用しないのはどれか
①漆灸 ②塩灸 ③味噌灸 ④ニンニク灸

4 八分灸が属する灸法はどれか
①焦灼灸 ②知熱灸 ③塩灸 ④温筒灸

5 灸の刺激量を考慮する要因でないのはどれか
①年齢 ②性別 ③体質 ④喫煙

6 患者への灸の刺激量を決める要因でないのはどれか
①施術部位 ②体格 ③飲酒の経験 ④灸治療の経験

ワンポイント

・無痕灸の種類について理解する
・免疫力の低下などで有痕灸を控えるべき患者に対し，無痕灸で代用する場合がある

4　リスク管理

1　鍼療法の過誤と副作用

①折　鍼

- 原因：低品質，オートクレーブの反復使用，直流通電による鍼体損傷，不意な体動
- 予防：オートクレーブの反復使用は避ける，ディスポーザブル鍼を使用する，鍼に過度な力を加えない，曲がった鍼は使用しない，鍼体の 1/4 ～ 1/3 は刺入しない
- 処置：体動を禁じる，鍼の先端を速やかにピンセットで引き抜く，外科的手術

②抜鍼困難（渋鍼）

- 原因：筋攣縮による鍼体の固定，過度の回旋等による周囲の筋や組織の鍼体への巻き付き，疼痛による反射的筋収縮，筋収縮による鍼体の彎曲
- 処置：一方向への回旋の場合，逆方向への回旋．安静にさせ筋肉を弛緩し，副刺激術あるいは示指打法を行う．迎え鍼を行う

③脳貧血（脳虚血）

- 原因：座位や立位にて精神的緊張や不安状態での刺鍼，不眠・疲労・空腹などの状態の患者に対して粗暴な施術を行う
- 予防：初診や神経質な患者には刺激量を少なくする，不安を取り除き信頼関係を築く
- 処置：仰臥位にて安静にする，返し鍼（合谷，足三里等）を行う

2　灸療法の過誤と副作用

①灸痕の化膿

- 原因：痂皮（または水疱）の破壊，消毒の不完全，化膿菌等に対する免疫力低下
- 予防：同一点への施灸，艾炷は大きくしない，施灸痕を掻破しない
- 対策・処置：消毒の反復，灸痕への施灸中止，市販の軟膏を塗布

②灸あたり：施灸後の倦怠感，頭重，めまい，食欲不振，悪寒，発熱，嘔気など

- 原因：総刺激量の過剰が大きな要因とみなされている
- 予防：初診・神経質・不安・恐怖感のある者などに刺激量を減少
- 対策・処置：しばらく安静にする

正解：1—①，2—④，3—②，4—②，5—④，6—①

例題

1　単回使用毫鍼の滅菌に用いられるのはどれか
①EOG　②塩化ベンザルコニウム
③ポビドンヨード　④イソプロピルアルコール

2　折鍼事故の予防対策として適切なのはどれか
①オートクレーブ滅菌し反復使用する
②曲がった鍼を伸ばして使う
③鍼通電治療に直流電流を用いる
④刺鍼中は動かないよう患者に指示する

3　抜鍼困難時に行う刺法はどれか
①乱鍼術　②示指打法　③鍼尖転移法　④刺鍼転向法

4　返し鍼の処置が適切なのはどれか
①精神緊張による過換気　②脳貧血による一過性の失神
③食中毒による下痢　④刺鍼による発熱

5　施灸部の化膿を防止する対策として最も適切なのはどれか
①壮数を重ねる際にずらして施灸する
②艾炷の底面積を広くする
③施灸部に生じた水疱の排液を行う
④施灸部の消毒を行う

6　灸あたりの症状はどれか
①めまい　②チアノーゼ　③胸痛　④しびれ

ワンポイント

・手指の消毒法：綿球やガーゼに消毒薬をしみ込ませ，手指を拭く清拭法（スワブ法）と擦式消毒薬を手指にすり込む擦式法（ラビング法）がある
・患部の消毒方法：消毒用エタノールで一方向性，遠心性渦巻きで行う
・鍼の滅菌：市販ディスポーザブル鍼はエチレンオキサイドガス（EOG）滅菌されている．一般の鍼は高圧蒸気滅菌器（オートクレーブ）により滅菌する

5 鍼・灸の治効基礎（1）

1 感覚の受容と伝導

①痛覚受容器（侵害受容器）

①高閾値機械受容器

- 機械的刺激にのみ反応
- 局在が明瞭で鋭い痛み（一次痛）を伝える
- Aδ 線維が接続

②ポリモーダル受容器

- 機械的，化学的，温熱的な侵害刺激に反応
- 局在が不明瞭で鈍い痛み（二次痛）を伝える
- C 線維が接続

②内因性発痛物質

ブラジキニン，プロスタグランジン，セロトニン，ヒスタミン，K^+，H^+

③痛覚の伝導路

侵害刺激による興奮は，外側脊髄視床路（後角→刺激対側の前外側索を上行→刺激対側の視床）を上行し，対側の体性感覚野に投射される（脊髄内での神経伝達物質はサブスタンス P と CGRP）

④関連痛

- 内臓の侵害刺激により，遠隔の体表に放散される痛み
- 内臓からの侵害受容線維（C 線維）と体表を支配する神経線維（感覚神経線維）が脊髄後角内で収束することによる

⑤温度覚

- 温覚受容器は温受容器（形態は自由神経終末）で，C 線維が接続
- 冷覚受容器は冷受容器（形態は自由神経終末）で，Aδ 線維が接続

  いずれも伝導路は外側脊髄視床路
- 分布密度：痛点＞触点＞冷点＞温点
- 無関帯：30～36℃（温覚も冷覚も起こらない）
- 矛盾冷覚：急激な加温により起こる 45℃以上での冷覚

正解：1—①，2—②，3—④，4—②，5—③，6—④，7—②

例題

1　内因性発痛物質でないのはどれか
①ダイノルフィン　②セロトニン
③プロスタグランジン　④ヒスタミン

2　二次痛を伝える際の受容器はどれか
①パチニ小体　②ポリモーダル受容器
③高閾値機械受容器　④ルフィニ終末

3　鍼の重だるい響き感覚を伝える神経線維はどれか
① Aβ　② Aδ　③ B　④ C

4　痛覚の一次ニューロンが関係するのはどれか
①脊髄前角　②脊髄後角　③内側毛帯　④後索核

5　関連痛に直接関与しないのはどれか
①侵害受容器　②広作動域ニューロン
③ Ib 群求心性線維　④外側脊髄視床路

6　皮膚面で最も少ないと考えられる受容器はどれか
①痛覚　②触覚　③冷覚　④温覚

7　灸刺激の伝導に関与するのはどれか
①Ⅱ群線維　②脊髄後角　③後索核　④赤核

ワンポイント

・出題率が高い範囲である
・痛覚と温度覚の受容器と接続する神経，伝導路は必ず覚えよう
・末梢神経の分類と感覚神経線維の分類：Aβ 線維＝Ⅱ群，Aδ 線維＝Ⅲ群，C 線維＝Ⅳ群

5　鍼・灸の治効基礎（2）

1　反　射

①自律神経反射

①内臓―体性反射

- 求心路：内臓求心性線維（C線維）
- 遠心路：運動神経（Aα線維）

（例）筋性防御，ヘーリング・ブロイエル反射

②内臓―内臓反射

- 求心路：内臓求心性線維（C線維）
- 遠心路：自律神経線維（B・C線維）

（例）圧受容器反射

③体性―内臓反射

鍼灸刺激が内臓器に作用する時のメカニズムの1つ

- 求心路：感覚神経線維（Aβ・Aδ・C線維）
- 遠心路：自律神経線維（B・C線維）

（例）対光反射，射乳反射など

②軸索反射

- 軸索末端部に発生した興奮が軸索側枝に伝導し，その側枝の末端部より伝達物質（CGRP，サブスタンスPなど）が放出される現象
- 反射中枢（シナプス）を介さないので純粋な反射ではない
- 鍼灸が体表を刺激し，同部位に発赤（血管拡張）が起こる時の根拠の1つ

2　鍼麻酔

①長所

- 患者の意識下で手術ができる
- 術後の痛みが軽く，術中の出血量も少ない
- 操作が簡単で，経済的

②短所

- 麻酔（鎮痛）効果の発現が一定せず，個人差が存在する
- 麻酔（鎮痛）の発現に時間がかかる
- 十分な筋弛緩が得られない
- 皮膚切開が知覚され，内臓牽引痛が除去しにくい

正解：1―③，2―④，3―③，4―①，5―①，6―②，7―①

例題

1　鍼刺激により誘発される反射はどれか
①内臓―体性反射　②内臓―内臓反射
③体性―内臓反射　④伸張反射

2　内臓―内臓反射における遠心路を構成する神経線維はどれか
①Aβ とB　②Aγ とB　③B　④BとC

3　鍼刺激による筋血流の増加に直接関与しないのはどれか
①サブスタンスP　②CGRP
③オピオイドペプチド　④血管作動性腸ペプチド

4　施灸局所の血流増加に関与するのはどれか
①軸索反射　②広汎性侵害抑制調節
③交感神経―アドレナリン系　④圧受容器反射

5　米粒大の艾炷の連続施灸で最初に出現する局所の変化はどれか
①発赤　②水疱　③痂皮　④潰瘍

6　知熱灸の熱刺激の伝達に関係するのはどれか
①錐体路　②外側脊髄視床路　③腹側脊髄視床路　④後索路

7　鍼麻酔の特徴について正しい記述はどれか
①患者の意識は保たれる
②鍼刺激開始直後から鎮痛効果が発現する
③Aβ 線維が関与する
④鍼刺激終了直後に鎮痛効果が消失する

ワンポイント

・刺鍼施灸局所で起こる軸索反射は神経原性炎症であり，軸索末端部にあるポリモーダル受容器からCGRP（カルシトニン遺伝子関連ペプチド）やサブスタンスPを放出し，血管拡張が起こる
・軸索反射では，刺鍼施灸局所にてフレアー現象（発赤）がみられる

5　鍼・灸の治効基礎（3）

1　内因性モルヒネ様物質（内因性オピオイド）

- エンドルフィン，エンケファリン，ダイノルフィン
- オピオイド受容体に作用する
- ナロキソンで拮抗される（鎮痛作用が消失する）

2　鍼鎮痛

①**求心路**：ポリモーダル受容器，Aδ線維，脊髄網様体路
②**中枢機序**：中脳水道周囲灰白質→下行性疼痛抑制系の作動
③**下行性疼痛抑制系**：セロトニン系とノルアドレナリン系
④**特徴**：内因性モルヒネ様物質が関与（ナロキソンで拮抗される）
個体差がある，D−フェニルアラニンは鍼鎮痛を促す

3　ゲートコントロール説

- 脊髄内における鎮痛に関する学説
- 痛みに関与する細い神経線維を伝導する興奮が，太い神経線維を伝導する興奮と脊髄内で干渉し，鎮痛を発生

4　鍼灸施術の治療的作用

①**興奮作用**：感覚麻痺・運動麻痺・内臓の機能減退に対して機能を興奮させる
②**鎮静作用**：疼痛や痙攣などに対して鎮静させる
③**誘導作用**：血管に影響を及ぼし，充血を起こし，血量を調節
④**鎮痛作用**：内因性モルヒネなどの下行性疼痛抑制系による鎮痛
⑤**防御作用**：免疫機能を高める
⑥**消炎作用**：炎症をおさえる
⑦**転調作用**：自律神経失調症やアレルギー体質を改善する
⑧**反射作用**：反射機転を介して臓器や組織の機能を調節

正解：1—③，2—④，3—①，4—②，5—①，6—①

例題

1　内因性オピオイドはどれか
①ニューロトロフィン　②GABA（ガンマアミノ酪酸）
③ダイノルフィン　④ドパミン

2　鎮痛作用を消失させるのはどれか
①D-フェニルアラニン　②エンケファリン
③セロトニン　④ナロキソン

3　鍼鎮痛の発現に関与する物質はどれか
①セロトニン　②アセチルコリン
③メラトニン　④トロポミオシン

4　鍼麻酔の鎮痛機構に関与する主な部位はどれか
①赤核　②中脳水道周囲灰白質　③尾状核　④歯状核

5　ゲートコントロール説で正しいのはどれか
①脊髄における鎮痛機序の学説
②脳内モルヒネ様物質の学説
③過剰刺激と自律神経との学説
④発痛促進物質の学説

6　筋けいれんに対する鍼治療の目的はどれか
①鎮静作用　②転調作用　③防衛作用　④矯正作用

ワンポイント

- 下行性疼痛抑制系の出題率が高いため，求心路，中枢機序，セロトニン系とノルアドレナリン系についてしっかりと覚えること
- 下行性疼痛抑制系の発現に関して，低周波鍼通電が適していることや通電時に筋収縮が得られることでより鎮痛効果を得られる可能性が高まること，鎮痛効果発現には時間を要すが刺激終了後も効果が持続することも知っておきたい

6　鍼・灸療法の治効理論

1　鍼刺激が組織・器官に及ぼす影響

- 末梢血管は一過性に収縮した後，拡張する
- 白血球数増加，心拍数減少，心電図 R-R 間隔が延長
- 血糖値・総コレステロール値は減少する
- フィブリノーゲン，コリンエステラーゼ，血中アミノ酸は増加する

2　灸刺激が組織・器官に及ぼす影響

- 白血球数は増加する
- 赤血球数は増加し，血小板は一過性に減少した後，増加する
- 血糖値が上昇，血液凝固時間は短縮する
- 末梢血管が一過性に収縮した後，拡張する
- 胃腸管の蠕動運動，心収縮力や肝機能が亢進する
- 総コレステロール値が減少する

3　その他（※現在は経絡経穴概論の出題基準に移行しています）

①**ヘッド帯**：内臓疾患時，知覚過敏帯が出現する（内臓―知覚反射）．深部組織が過敏になるのはマッケンジー帯

②**良導絡**：内臓に異常があると，対応する経絡の電気抵抗が低下．その部位を良導点という．（中谷義男）

③**皮電点**：内臓に病変があると，対応する皮膚分節に電気抵抗の低下する点が出現する．（石川太刀雄）

④**撮診点**：異常部位の皮下組織をつまむと，鋭敏（病初期）または鈍麻（慢性期）などの異常感覚が現れる．（成田夬助）

⑤**圧診点**：内臓疾患のある時，特異的に反応する圧痛点が出現，内臓―体性反射．（小野寺直助）

⑥**丘疹点**：内臓疾患時，対応する皮膚分節に皮膚変化が出現．（藤田六朗）

⑦**平田十二反応帯**：体幹・四肢は十二分節に区分でき，内臓病変は関連する分節に圧痛や知覚異常として出現する．（平田内蔵吉）

⑧**エアポケット現象**：脊椎の圧診点の分節近くに皮膚温低下が出現．（松永藤雄）

正解：1―③，2―①，3―①，4―②，5―④

例題

1 鍼刺激の作用で正しいのはどれか
①心拍数増加 ②白血球減少
③総アミノ酸増加 ④血糖値上昇

2 刺鍼時における心電図の変化で正しいのはどれか
① R-R 間隔の延長 ② PQ 間隔の短縮
③ R 波の抑制 ④陰性 T 波の出現

3 灸刺激の作用で正しいのはどれか
①白血球数の増加 ②赤血球数の減少
③血液凝固時間の延長 ④血小板数の減少

4 エアポケット現象と関連の深いのはどれか
①良導点 ②圧診点 ③撮診点 ④丘疹点

5 「内臓に異常があると対応する経絡の電気抵抗が低下」，この提唱者は誰か
①石川太刀雄 ②藤田六朗 ③小野寺直助 ④中谷義男

ワンポイント

・本分野の出題頻度はあまり高くないが，鍼・灸が及ぼす影響を優先的に暗記し，次いで，その他の項目について学習する

7　関連学説

①　サイバネティックス学説：ノーバート・ウイナー

定義：サイバネティックスとは自動制御と通信連絡の学説

- 生体内はフィードバック機構により調節

②　ホメオスタシスと緊急反応：WB キャノン

ホメオスタシス：外部環境の変化に対して内部環境（生体内）を一定に保とうとする仕組み．ネガティブフィードバックなどにより生体内を調節

緊急反応：生体に有害刺激が加えられると即時的に交感神経—副腎髄質（アドレナリン）系が働き，カテコールアミンにより交感神経亢進状態を誘発

③　ストレス学説（汎適応症候群・全身適応症候群の学説）：ハンス・セリエ

①**定義**：生体への刺激により，下垂体—副腎髄質系を介した内分泌系の反応．副腎皮質刺激ホルモンや副腎皮質ホルモン（糖質コルチコイド）が関与

②**3つの反応**：副腎皮質の肥大，胸腺・リンパ系の萎縮，胃・十二指腸潰瘍

第1期：警告反応期，ショック相と抗ショック相（交絡抵抗期）

第2期：抵抗期（交絡感作期）．第3期：疲憊期

④　レイリー現象（過剰刺激症候群の学説）：レイリー

4大特性：血管運動性障害，非特異性，非恒常性，障害の拡散

①**血管運動性障害**：過剰な刺激は，血管運動性障害（充血，浮腫など）を生じる

②**非特異性**：過剰刺激であれば刺激の種類は問わない

③**非恒常性**：刺激によって起こる反応は，常に等しくない

④**障害の拡散**：刺激を受ける部位と反応を起こす部位に相関はなく，思わぬ部位にまで影響する

特徴：病変による自律神経（特に交感神経）への過剰刺激が原因．自律神経系の反応の後に内分泌系の反応

⑤　圧発汗反射：高木健太郎

- 側臥位にて臥床すると，圧迫側にて発汗減少・皮膚温低下・血圧低下・鼻粘膜毛細血管拡張・交感神経抑制（非圧迫側は逆）

正解：1—①，2—①，3—②，4—②，5—②

例　題

1　学説と創始者との組合せで正しいのはどれか
①サイバネティックスの学説―ウイナー
②ホメオスターシスの学説―セリエ
③ストレス学説―ベルナール
④過剰刺激症候群の学説―高木健太郎

2「生体の内部環境は適当な制御機構が働いて，ほぼ一定に維持されている」と定義されるのはどれか
①ホメオスタシス　②圧自律神経反射
③汎適応症候群　④レイリー現象

3　足三里へ多壮灸をした後，患者がすぐに全身倦怠感を訴えた．この原因を説明するのに適切なのはどれか
①サイバネティックス　②ストレス学説
③レイリー現象　④圧自律神経反射

4　圧発汗反射では，側臥位のとき上になる半身の発汗はどうなるか
①減少する　②増加する　③変化しない　④一定しない

5　関連学説について正しい組合せはどれか
①レイリー現象―障害部位は限局性
②緊急反応―アドレナリン分泌
③圧発汗反射―内部環境の恒常性
④ストレス学説―副腎皮質の萎縮

ワンポイント

・ここ５年では，本分野のうちストレス学説の出題が多い
・ストレス学説における３つの反応と第１～３期の内容をしっかりと暗記
・各学説の提唱者についても覚えておくこと

はり師・きゅう師・あん摩マッサージ指圧師
国家試験快速マスター 第5版 ISBN978-4-263-24091-5

2005年12月5日 第1版第1刷発行
2009年10月20日 第2版第1刷発行
2010年9月15日 第3版第1刷発行
2013年6月15日 第4版第1刷発行
2022年1月10日 第5版第1刷発行

編著者 王 暁明
浦田 繁
発行者 白石泰夫
発行所 **医歯薬出版株式会社**

〒113-8612 東京都文京区本駒込1-7-10
TEL.(03)5395-7641(編集)・7616(販売)
FAX.(03)5395-7624(編集)・8563(販売)
https://www.ishiyaku.co.jp/
郵便振替番号 00190-5-13816

印刷・壮光舎印刷/製本・榎本製本

乱丁，落丁の際はお取り替えいたします